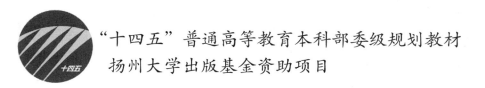

"十四五"普通高等教育本科部委级规划教材

扬州大学出版基金资助项目

中医饮食保健学

章海风　主　编

U0189808

中国纺织出版社有限公司

图书在版编目（CIP）数据

中医饮食保健学 / 章海风主编 . -- 北京 ： 中国纺织出版社有限公司， 2022.2（2024.1重印）

"十四五"普通高等教育本科部委级规划教材

ISBN 978-7-5180-9214-7

Ⅰ . ① 中… Ⅱ . ① 章… Ⅲ . ①食物养生 – 高等学校 – 教材 ②食物疗法 – 高等学校 – 教材 Ⅳ . ① R247.1

中国版本图书馆 CIP 数据核字（2021）第 262802 号

责任编辑：舒文慧 责任校对：寇晨晨 责任印制：王艳丽

中国纺织出版社有限公司出版发行

地址：北京市朝阳区百子湾东里 A407 号楼 邮政编码：100124

销售电话：010—67004422 传真：010—87155801

http：//www.c-textilep.com

中国纺织出版社天猫旗舰店

官方微博 http：//weibo.com/2119887771

三河市宏盛印刷有限公司印刷 各地新华书店经销

2024 年 1 月第 4 次印刷

开本：710×1000 1/16 印张：23.75

字数：464 千字 定价：58.00 元

　　《中医饮食保健学》作为"十四五"普通高等教育本科部委级规划教材，为适应新时期教学和人才培养的需要组织编写而成，可供烹饪与营养教育、中医养生学、中医康复学、护理学等专业使用。

　　中医学是中华文明的瑰宝，包含着中华民族几千年的健康养生理念及其实践经验，在加快建设健康中国的进程中，为增进人民健康发挥着重要作用。

　　中医饮食保健学是在中医学理论体系指导下，从"医食同源""药食同用"的思想观念出发，研究饮食与保持和增进人体健康以及防治疾病关系的理论和方法，并用这种理论和方法指导人们饮食保健活动的一门应用性学科。

　　本教材共分为上、中、下三篇。上篇为总论，分两章介绍了中医饮食保健学的概念、发展简史、基本特点、与相关学科关系、饮食保健基本原则、食物的性能、食物的炮制与烹调、配伍与禁忌等相关知识，由章海风、林冰君、陈剑编写。中篇为食物与养生，分十二章，分类介绍了补养类、温里类、理气类、理血类、消食类、祛湿类、清热类、化痰止咳平喘类、解表类、收涩类、其他类及常用食疗药膳中药材，由燕宪涛、周海燕、李春梅、章海风编写。下篇为饮食养生应用，分为五章，包括中医体质、四时与区域、妇女、小儿、老年的饮食养生与应用，由章海风、刘霞、燕宪涛编写。全书最后由章海风统稿。

　　本教材是在参编恩师路新国教授主编的普通高等教育"十一五"国家级规划教材《中医饮食保健学》的基础上，进行大幅修订编写的。编写过程中，删除了目前不允许食用的野生原料或养生基本不食用的食材，如麻雀、地龙等。补充了铁皮石斛、山柰、西红花、草果、姜黄、荜茇等所有既是食品又是中药材的物质；中医体质饮食养生与应用等。同时，根据非中医学专业学生学习的需要，拓展了中医学的阴阳五行、气血学说、七冲门等知识点，增加了入选人类非物质文化遗产代表作名录的二十四节气、中国首位诺贝尔医学奖获得者屠呦呦等介绍，丰富学习内容，提高学习效果，增强文化自信。

　　本教材在编写过程中，参考了高学敏主编的《中药学》、王建主编的《中医药学概论》、方泓主编的《中医饮食养生学》等部分著作和文献资料，在此表示衷心的感谢。限于作者的水平，本书的不足之处，恳请广大师生提出批评和建议，以便再版时进一步完善。

　　本教材得到了扬州大学出版基金和中国纺织出版社有限公司的支持，在此一并致谢。

编　者

2021 年 9 月

<h1 style="text-align:center">《中医饮食保健学》教学内容及课时安排</h1>

章／课时	课程性质／课时	节	课程内容
第一章 （6课时）	上篇　总论 （12课时）		·中医饮食保健学概论
		一	中医饮食保健学的概念和内容
		二	中医饮食保健学的发展简史
		三	中医饮食保健学基本特点
		四	中医饮食保健学研究方法
		五	中医饮食保健学与相关学科的关系
第二章 （6课时）			·中医饮食保健学基础理论
		一	饮食保健基本原则
		二	食物与保健概述
		三	食物的性能
		四	食物的炮制与烹调
		五	食物的配伍与禁忌
第三章 （12课时）	中篇　食物与养生 （38课时）		·补养类食物
		一	补气类食物
		二	补血类食物
		三	补阳类食物
		四	补阴类食物
第四章 （2课时）			·温里类食物
第五章 （2课时）			·理气类食物
第六章 （2课时）			·理血类食物
		一	止血类食物
		二	活血类食物
第七章 （2课时）			·消食类食物
第八章 （4课时）			·祛湿类食物
		一	利水渗湿类食物
		二	芳香化湿类食物
		三	祛风湿类食物
第九章 （2课时）			·清热类食物
第十章 （2课时）			·化痰止咳平喘类食物
		一	化痰类食物
		二	止咳平喘类食物

续表

章 / 课时	课程性质 / 课时	节	课程内容
第十一章 （2 课时）	中篇　食物与养生 （38 课时）		·解表类食物
		一	辛温解表类食物
		二	辛凉解表类食物
第十二章 （2 课时）			·收涩类食物
第十三章 （2 课时）			·其他类食物
第十四章 （4 课时）			·常用食疗药膳中药材
第十五章 （12 课时）	下篇　饮食养生 应用 （22 课时）		·中医体质饮食养生与应用
		一	平和质判定及饮食养生
		二	阳虚质判定及饮食养生
		三	阴虚质判定及饮食养生
		四	气虚证判定及饮食养生
		五	痰湿质判定及饮食养生
		六	湿热质判定及饮食养生
		七	血瘀质判定及饮食养生
		八	气郁质判定及饮食养生
		九	特禀质判定及饮食养生
第十六章 （2 课时）			·四时与区域饮食养生与应用
		一	四时饮食养生
		二	区域饮食养生
第十七章 （4 课时）			·妇女饮食养生与应用
		一	经期饮食养生
		二	孕期及临产饮食养生
		三	产后及哺乳期饮食养生
第十八章 （2 课时）			·小儿饮食养生与应用
		一	小儿年龄分期
		二	小儿饮食养生
		三	小儿饮食宜忌
第十九章 （2 课时）			·老年饮食养生与应用
		一	人类的天年
		二	延年益寿饮食
		三	老年人饮食宜忌
		四	饮酒与饮茶宜忌

注：各院校可根据自身的教学特色和教学计划对课程时数进行调整。对于课时数较少的专业，也可将下篇列为自学内容。

目录

中篇　食物与养生

下篇 饮食养生应用

第一章 中医饮食保健学概论

本章内容：中医饮食保健学的概念和内容

中医饮食保健学的发展简史

中医饮食保健学基本特点

中医饮食保健学研究方法

中医饮食保健学与相关学科的关系

教学时间：6课时

教学目的：通过本章的教学，使学生掌握相关的基本概念、基本特点以及中医饮食保健学与相关学科的关系，了解本学科研究的主要方法，明确本学科在相关专业的地位，提高学生对学习本学科重要性的认识，为下一步学习奠定基础。

教学要求：1. 掌握中医饮食保健学的相关基本概念。

2. 掌握中医饮食保健学的基本特点。

3. 掌握中医饮食保健学与相关学科的关系，明确本学科在相关专业的地位。

4. 了解本学科研究的主要方法。

5. 培养学生学习本学科的兴趣和积极性。

中医饮食保健学是一门既古老而又新兴的学科。说它"古老"，是指它在我国已具有数千年的发展历史，在其漫长的历史发展过程中，积累了极其丰富的实践经验和理论认识，为增进中华民族的健康与繁衍昌盛做出了杰出的贡献。说它"新兴"，是指把它作为相对独立的一门学科、建立系统的理论体系和进一步的完善研究工作却是从20世纪80年代才开始的。进入20世纪80年代以后，随着社会经济的发展，国民生活水平的提高，人民日益增长的对美好生活向往和需求，以及中国烹饪学和中医学研究的深化，特别是烹饪高等教育专业和中医学养生康复高等教育专业的建立，为中医饮食保健学的学科分化提供了可能。

第一节　中医饮食保健学的概念和内容

一、概念

"人命至重，有贵千金"是我国唐代著名医学家、养生学家孙思邈的一句至理名言。健康与长寿，自古以来就是人类的共同愿望，人类始终在努力探索通向健康长寿的途径与方法。在此过程中，进行的保养身体，增进健康，防治疾病，以及为此所采取的综合性措施，称为保健。在中医学中，保养身体，增进健康，又称为养生、摄生或摄养等。

维护生命的健康长寿是保健的落脚点和着眼点，保健的内容也十分丰富，按照所选用的方法可分为饮食保健、体育保健、精神保健、休闲保健、药物保健、针灸与推拿保健等；按照服务对象可分为妇女保健、小儿保健、老年保健、劳动保健等。

中医饮食保健学是在中医学理论指导下，从"医食同源""药食同用"的思想观念出发，研究饮食与保持和增进人体健康以及防治疾病关系的理论和方法，并用这种理论和方法指导人们饮食保健活动的一门应用性学科。

中医饮食保健学产生于中国的古代，以中国传统的医学——中医学理论为指导，以数千年的实践经验和理论认识为基础，是我国优秀传统文化的一个重要组成部分，故又可称为中国传统饮食保健学或中国饮食保健学。从研究饮食与保持和增进人体健康这一营养科学的立场出发，中医饮食保健学又是极具中国特色的营养学，它充分反映了我国优秀传统文化的若干特点，体现了中医学的特色和优势，极大地丰富了世界营养科学的内容和理论学说，并随着中医文化的传播，中医药国际化进程的推进，正在世界上产生日益扩大的影响，是对世界营养科学的一大贡献。

中医饮食保健学强调"医食同源""药食同用"这一思想观念，这对推动学科的发展起到了非常重要的作用。正是在这一观念和意识的指导下，中医饮食保健学才在漫长的历史发展过程中，十分重视饮食与增进人体健康和疾病治疗的关系，强调饮食在增进人体健康和疾病治疗中的重要作用，并由此积累了丰富的实践经验和理论上的认识，保存了大量的有关文献资料，从而为今天中医饮食保健学的研究和发展提供了实践上和理论上的基础。

中医饮食保健学在医学理论体系上，以中医学理论为指导，即它在阐明饮食与增进人体健康和疾病治疗的原理时，是以中医学理论为基础的。因此，它同针灸学、推拿学等学科一样，都是中医学的重要组成部分，无论是在养生学、临证学，还是在康复学领域中，都占有重要的地位。中医学有别于西方近代医学即西医学，它具有独特的理论体系与优势，在世界医学中具有自身的地位和影响。因此，学习和研究中医饮食保健学首先应学习和掌握中医学的理论体系。

中医饮食保健学还体现了中医学主张"治未病"、重视预防为主的思想。"治未病"是对中医预防医学思想的高度概括，在养生保健方面具有重要的指导意义。需要特别指出的是，中医饮食保健学重视预防为主的思想，不是消极地、被动地预防，而是积极地、主动地预防，即无病强身，通过饮食来积极增进健康，改善体质，提高个体的生存质量，延长生存的时间，具有更加积极的意义。这比西方近代医学从以治疗疾病为中心，到以预防疾病为中心，再到目前以积极的增进人体健康为中心的转变要早了数千年。近年来，随着"亚健康"概念的提出，处于亚健康状态的人日益增多，严重影响了人们的生活质量。在中医学"治未病"预防思想的指导下，充分发挥中医饮食保健学在防治亚健康中的作用将成为今后中医饮食保健学研究的重要内容之一。

中医饮食保健学是中国人对生命的一种实践过程，体现了中国人特有的生命观，十分强调其应用性，即实践性。只有把饮食保健的理论同饮食保健的实践相结合，才能真正发挥其应有的作用。因此，学习和研究中医饮食保健学，仅有理论是不够的，还必须应用于实践，在实践中发挥作用。为此，在掌握一定的理论和方法的同时，还要有灵活运用这些知识与技能的技巧和诀窍，要加强实践应用能力的学习和培养。

中医饮食保健学不仅在历史上曾为增进中华民族的健康与繁衍昌盛做出了重要的贡献，而且由于其自身所具有的特色和优势，其应用价值和重要意义将随着社会的发展、医学模式的改变、老龄化的到来、疾病谱的变化、社会竞争的日趋激烈及人们健康理念的转变等得到进一步的加强。可以说，越是社会发展，人们越是追求健康，中医饮食保健学就越发显示出其重要意义。展望未来，中医饮食保健学将成为21世纪中医学发展的重要支撑学科。

中医饮食保健学源远流长，是实践和历史的产物，是对前人饮食保健实践经验与理论总结的扬弃和发展，是随着社会经济发展、科学研究的深入与学科分工而形成的。

此外，关于"中医饮食保健学"这一学科名称，由于学科的新兴性和研究者所处的立场不同,还存在着其他一些提法,如"中医营养学""中医饮食养生学""中国食疗学""中医食疗学""中医药膳学""中医食疗营养学""中医饮食营养学"等,但其研究的内容基本相同。今后,随着学科研究的不断深入,对学科名称的认识问题将会逐步得到统一。

二、内容

中医饮食保健学研究的内容十分丰富,但根据人体的健康与疾病两种状态来看,可主要概括为食养和食疗两大部分,并可在此基础上进一步形成两门相对独立的分支学科,即中医饮食养生学和中医饮食治疗学。

食养,即饮食养生,它是以正常人体为研究对象,包括不同体质、不同年龄、不同性别的饮食养生,不同季节、不同区域的饮食养生,不同职业人群的饮食养生,提高人体适应外部特殊环境能力的饮食养生等,进而达到预防疾病、强身健体、延年益寿的目的。食养的内容不仅十分丰富,而且应用性也很强,如聪耳、明目、固齿、乌发、养颜、益智、安神、壮阳、益寿等,这对提高人体的健康素质和生存质量都具有十分重要意义。食养的原理,归纳起来主要是通过调整人体的气血阴阳和脏腑功能来实现的。《素问·五常政大论》中提出:"大毒治病,十去其六……谷肉果菜,食养尽之;无使过之,伤其正也。"最早记载了"食养"的概念。《素问·上古天真论》谓:"其知道者,法于阴阳,和于术数,食饮有节,不妄作劳,故能形与神俱,而尽终其天年。"认为在饮食、起居、劳作(包括房劳)等方面应符合一定的养生规律,强调了饮食、起居、劳作等在人体养生中的重要作用。其中,又将"饮食有节"放在了第一位,体现了饮食养生在养中的重要意义,是最根本、最重要的养生手段,是人体养生之本,其他诸如运动保健、精神调养、气功健身、休闲娱乐等各种养生方法都是建立在饮食养生这一基础之上的。正如《备急千金要方》所指出的:"安身之本,必资于食,……不知食宜者,不足以存生也。"

食疗,又称食治,即饮食治疗,它是以疾病为研究对象,包括不同疾病的饮食治疗,具有安全无毒、不良反应小、简便易行、行之有效、易为人们认识和接受的特点。特别是在一些慢性疾病、孕期疾病、小儿疾病及老年性疾病等方面更是具有不可替代的治疗作用。即使是在那些以药物治疗为主的疾病,也需要食疗的配合和支持。食疗的内容也同样十分广泛,在历史上它更多的是融合在本草学、方剂学和临证各科之中,成为中医学治疗疾病的重要手段和特色之一。食疗的原理,归纳起来主要是通过扶正祛邪来实现的。受"医食同源""药食同用"观念的影响,食疗作为中医学治疗疾病的重要手段,备受历代医家的推崇和重视,强调疾病的治疗应首先选用食疗,并把食疗水平的高低作为衡量一个医生水平的重要条件。《备急千金要方》指出:"凡欲治疗,先以食疗,既食疗不愈,后乃用药尔""食能排邪而安脏腑，……若能用食平疴，释情遣疾者，可谓良工。……夫为医者，当须先洞晓病源，知其所犯，以食治之，食疗不愈，然后命药。"认为用食疗病，在于"食能排邪而安脏腑"，强调了食疗在疾病治疗中的重要地位。《医学衷中参西录》在阐述食疗的优点时则更进一步指出："病人服之，不但疗病，并可充饥，不但充饥，更可适口。用之对证，病自渐愈，即不对证，亦无他患，诚为至稳至善之方也。"《寿亲养老新书》则从老年人的生理特点出发，指出："高年之人，真气耗竭，五脏衰弱，……若有疾患，且先详食医之法，审其症状，以食疗之，食疗未愈，然后命药，贵不伤其脏腑也""此养老人之法也。"强调了食疗在老年性疾病治疗中的重要意义。此外，在当代，虽然西方近代医学进步很快，但也带来了很多其他问题，因而人们又提出了"返回大自然，以天然品治疗疾病"的口号，对食疗的认识和研究也正在日益深入。

食养与食疗虽然其研究对象不同，但由于其在食物性能的基本认识上在很多方面又是相同的，如食物的性味、归经及作用等，再加上在实际生活中人体的病与不病在很多情况下又是难以截然区别的。因此，食养与食疗在实际应用过程中，在很多情况下又是紧密结合在一起的，所以我们从食养与食疗的目的都是保持与增进人体健康这一立场出发，把传统的食养与食疗的内容结合在一起，统称为中医饮食保健学。

三、相关概念

在中医饮食保健学中，除了上述的"食养"与"食疗"两个主要的概念外，还有"食补"与"食忌"两个基本概念。

所谓"食补"，是指利用饮食物补益人体的气血阴阳以及津液和肾精，扶助正气，主要用于正常人的日常饮食养生和虚弱病证的饮食治疗，是食养和食疗的重要内容之一。在食养上，主要是通过食补来扶助正气，进而达到增强体质、延年益寿的目的。但在具体应用时还应考虑到每个人个体体质存在着的气、血、阴、阳以及津液和肾精偏虚的不同情况，采用相应的食补方法。如气虚体质的人在平衡膳食的基础上，主要选用补气的方法等，应避免食补在日常养生上的盲目和滥用。此外，食补的方法还有峻补、缓补、平补、清补、温补等的不同，应根据个体的具体情况加以确定。在食疗上，食补还应区别正虚与邪实的不同情况进行选用。

"食忌"，亦称饮食禁忌，俗称"忌口""禁口""食禁"，是指根据养生或食疗的需要，避免或禁止食用某些与养生或食疗不利的饮食物，是食养和食疗的一个重要内容。食忌是中医饮食保健学的一个特点，具有十分丰富的内容，是历代养生与食疗保健实践经验的总结。它强调了对饮食物认识的两点论，即既重视各种饮食物对人体的养生保健作用，又注意到各种饮食物对人体养生或食疗不利的一面，也就是饮食物的宜与忌。正如《金匮要略》所指出的那样："所食之味，有与病相宜，有与身为害。若得宜则益体，害则成疾。"《备急千金要方》更进一步指出："安生之本，必资于食。不知食宜者，不足以存在也。"由此，中医饮食保健学在强调选择适宜的饮食物进行食养或食疗的同时，还重视避免或禁止食用某些与养生或食疗不利的饮食物，中医饮食保健学这种对饮食物与增进人体健康关系的宜忌观充分反映了该学科的先进性与实践性，是对世界营养科学的一个重要贡献。另外，应该强调的是，食忌是有条件的。就一般而言，即是饮食物就具有可食性，它只是在一定的条件下才构成了食忌。如只有在阴虚内热体质或阳盛体质的条件下，羊肉等属于热性的饮食物才构成了阴虚内热体质或阳盛体质人的食忌。再如疮疡病人与发物禁忌等。中医饮食保健学中关于食忌的内容很多，概括起来主要有发物禁忌、体质禁忌、疾病禁忌、食物配伍禁忌、服药食忌、妊娠禁忌、时令禁忌等。

此外，关于食物的外用，如牛乳外用能美容，醋洗能治疗烫火伤、含漱能治疗牙齿疼痛，鳝鱼血外敷能祛风活血，治疗口眼㖞斜（颜面神经麻痹），蛋黄油外敷能治疗烧伤、皮肤湿疹、麻风溃疡等，虽然内容也十分丰富，属于食物疗法的范畴，但不属于饮食保健学研究的内容。因此，在本教材的中篇食物与保健部分，不介绍食物的外用功效。

还有，中医饮食保健学在历史的发展过程中，受其条件的限制，还存在着一些需要扬弃的内容。因此，我们在充分挖掘和总结的同时，还应认识到它存在着时代局限性的一面，这对继承和发展中医饮食保健学也同样是非常重要的。

第二节　中医饮食保健学的发展简史

饮食保健活动源远流长，自古即有，在其漫长的历史发展过程中，积累了十分丰富的实践经验，并逐步上升为理论上的认识，从而为今天中医饮食保健学的建立和发展提供了实践上和理论上的基础。学习和了解饮食保健起源、形成及历代发展的概况，了解历代的主要文献以及实践活动的演变，探讨其学术渊源、思想和理论的形成、学科特点及应用规律，知古鉴今，将对继承和发展中医饮食保健学起到十分积极的作用。

一、饮食保健的起源

（一）自从有了人类，就有了饮食保健活动

《淮南子·修务训》谓："古者民茹草饮水，采树木之实，食蠃蚌之肉……。"饮食是人类赖以生存的物质基础，也是人类保健的第一需要。从历史上来看，饮食保健活动是随着人类的诞生而产生的。即自从有了人类，人们的活动就离不开

饮食，就有了人类的饮食保健活动。尽管最初的人类饮食保健活动主要表现为"茹毛饮血"和"生吞活剥"，但从其根本意义上来看，仍然属于养生保健活动，在于维持生存的需要，在于"疗饥"，由此产生了最初的"食疗"，并在"疗饥"的基础上发展到"疗病"。从某种意义上来说，这与近代利用饮食物来治疗营养不良性疾病是相一致的，只不过最初的饮食保健活动是最原始的饮食保健活动而已。正如巴甫洛夫所说："有了人类，就有了医疗活动。"而人类最初的医疗活动就包括了饮食保健活动。所谓的"医食同源"，一方面，从某种意义上来说，医学的起源在很大程度上是与饮食保健活动分不开的，即"医源于食"；另一方面，人类的饮食活动又是与养生保健这一医学活动分不开的，即"食源于医"，并由此构成了"医食同源"的"医食互源说"与早期的"医即食、食即医说"。

（二）用火熟食是人类饮食保健史上的一大飞跃

恩格斯在《反杜林论》中指出："摩擦生火第一次使人支配了一种自然力，从而最终把人同动物界分开。"《周礼》说："遂人氏始钻木取火，炮生为熟，令人无腹疾。"在上古时代，火的发明和在烹饪上的利用，是人类进化和发展史上的一个里程碑。在饮食保健上，用火熟食增进了人们的食欲，缩短了食物的消化过程，提高了食物的利用率，加速了脑髓的发达，增强了体质，促进了人类的进化。同时，由于燔生为熟，还起到了消毒灭虫、防止胃肠道疾病和寄生虫病的作用。不仅如此，火的使用，还产生了烹饪，扩大了食物的来源，促进了饮食保健的发展，以及对中药炮制及剂型发展所产生的重要意义。

（三）酒的发明是对饮食保健的一大贡献

《战国策》载："帝女令仪狄造酒，进之于禹。"早在公元前 21 世纪的夏代，我国就已能人工造酒。酒的发明是对饮食保健的一大贡献。酒既是一种饮料，又对人体具有多种医疗保健作用，也可作为一种食疗药物，是食药兼用之品。它能通血脉、行药势、御寒气。同时，酒作为一种溶剂，还产生了以酒为剂型的药酒或保健用酒。将各种中药放入酒中浸制，可借助酒的通行血脉之性，以增强药势，使药力能迅速通达全身，故又有"酒为百药之长"之称。药酒的出现，进一步丰富了饮食保健的内容和手段，是中国古代的一大发明创造。由于酒对医疗保健的重大贡献，故又有"醫"字从酉，即"医"字由酒而来之说。

二、历代中医饮食保健学的发展概况

如上所述，自从有了人类，就有了饮食保健的活动。有了这种实践活动，也就有了对这种实践活动的研究和探索。饮食保健学在漫长的历史发展的实践经验的积累上，又先后经历了西周至秦汉时期——理论体系初步形成时期，晋唐时期——食养食疗广泛实践和经验的积累、食疗水平的提高时期，宋元时期——理论到实践的进一步丰富和完善时期，明清时期——食疗本草学的发展和饮食保健学日渐成熟时期。现以历代有关主要文献为线索，对历代饮食保健学的发展概况作一探讨。

（一）西周至秦汉时期

随着社会的发展，到了西周至秦汉时期，由于社会生产力有了较大的提高，促进了科学文化的发展。饮食保健也在长期实践经验的积累上，逐步开始从理论上加以总结。这一时期，随着本草学的发展、中医理论体系的初步形成和辨证施治医疗实践原则的确立等，中医饮食保健学理论体系的雏形也初步显现，从而为此后中医饮食保健学的发展奠定了基础，是中医饮食保健学发展史上一个质的飞跃，是非常重要的一个时期。此外，在当时的医政制度上还出现了专门的"食医"，对推动饮食保健学的发展起到了积极的作用。这一时期的代表性著作主要有《黄帝内经》《神农本草经》和《伤寒杂病论》。

据《周礼·天官》记载，在当时的官方医政制度上，已设有专门的"食医"，与"疾医""疡医""兽医"一起构成了周代医政制度的四大分科，并排在诸医之首。其中，食医"掌和王之六食、六饮、六膳，百羞、百酱、八珍之齐"，系专事饮食养生保健的医生，并被作为世界上最早的"营养师"，载入世界营养学发展史。"食医"作为一种专门职业的出现，不仅反映了当时饮食保健发展的水平，而且有利于饮食保健经验的积累、整理、交流与学术水平的提高，对于推动中医饮食保健学的发展起到了非常重要的作用。如元代的饮膳太医忽思慧在前人的基础上，结合自己的专业实践，撰写了《饮膳正要》这一在中医饮食保健学发展史上具有重要影响的著作。

《黄帝内经》简称《内经》，包括《素问》和《灵枢》两部分，各九卷、八十一篇，合计一百六十二篇，约成书于战国至秦汉时期，是我国现存最早的一部医学经典巨著，在中医学的发展史上占有十分重要的地位。它不仅奠定了中医学发展的理论基础，也奠定了中医饮食保健学发展的理论基础，在世界上也享有很高的声誉。《黄帝内经》对中医饮食保健学理论体系的贡献，归纳起来主要有以下几个方面。第一，它强调了饮食是人体养生之本，谓"人以水谷为本，故人绝水谷则死"（《素问·平人气象论》）。第二，在消化生理上提出了"脾胃学说"。如"胃者，水谷之海也"（《素问·五脏别论》），"胃为仓廪之官，五味出焉"（《素问·刺法论》），"脾胃者，仓廪之官，五味出焉"（《素问·灵兰秘典论》）等。第三，在食物性能的认识上提出了"四气五味学说"。如《素问·宣明五气篇》的"酸入肝，苦入心，甘入脾，辛入肺，咸入肾"的"五味所入"等。第四，在膳食结构上提出了"五谷为养，五果为助，五畜为益，五菜为充，气味和而服之，以补精益气"（《素问·脏气法时论》），"谷肉果菜，食养尽之"（《素问·五常政大论》）的平衡膳食模式。这种"谷养、果助、畜益、菜充"的膳食模式不仅是世界营养学史上最早根据食物的营养作用对食物进行的分类，是我国古代营养学领域的一大发现，也是世界上最早而又最全面的膳食指南，即使是在今天对于指导人们保持合理的平衡膳食仍然具有现实指导意义。第五，在饮食养生上提出了"五味调和说""饮食有节说""因时制宜说""因地制宜说"等。如《素问·生气通天论》说"阴之所生，本在五味；阴之五宫，伤在五味。是故味过于酸，肝气以津，脾气乃绝；味过于咸，大骨气劳，短肌，心气抑；味过于甘，心气喘满，色黑，肾气不衡；味过于苦，脾气不濡，胃气乃厚；味过于辛，筋脉沮弛，精神乃央。是故谨和五味，骨正筋柔，气血以流，腠理以密，如是则骨气以精。谨道如法，长有天命"，认为饮食五味可以养生，但饮食五味太过又能损伤人体，故应"谨和五味"，才能享有天赋的寿命。又如"春夏养阳，秋冬养阴"（《素问·四气调神大论》）等，饮食应顺应四时的养生原则。第六，强调"治未病"，以预防为主的原则。第七，在食疗上记载了利用食物治疗疾病的经验，如五脏病的"五宜说"（《灵枢·五味》）等。第八，在疾病的恢复期，提出了"食复学说"。如《素问·热论》说"病热少愈，食肉则复，多食则遗，此其禁也"，强调应重视急性热病恢复期的饮食调养。第九，在饮食宜忌上，提出了"饮食禁忌学说"。如《灵枢·五味》"肝病禁辛，心病禁咸，脾病禁酸，肾病禁甘，肺病禁苦"的"五味所禁"等。所有这些都为中医饮食保健学的发展奠定了理论上的基础。

拓展知识点：
中国居民膳食指南

　　《神农本草经》简称《本经》《本草经》，约成书于秦汉时期，是我国现存最早的一部药物学著作。作为中药的重要组成部分，该书也收载了许多食疗食物，如大枣、枸杞子、赤小豆、龙眼肉等，对食疗食物的功效、主治、用法、服食法等都有一定的论述，对促进食疗本草学的发展起到了重要的作用。全书根据药物性能功效的不同，分药物为上、中、下三品。其中，"上药一百二十种为君，主养命以应天"，是毒性小或无毒的，多属补养一类的药物或食疗食物。此外，书中还概括地记述了药物的配伍关系、四气五味等药物学理论，对后世药物学的发展有着重要的影响。

　　《伤寒杂病论》为东汉张机（张仲景）所撰，现由《伤寒论》和《金匮要略》两部分组成。它作为传统医学发展史上影响最大的经典著作之一，其伟大的贡献在于确立了辨证施治的原则，从而使中医学的基础理论与医疗实践紧密地结合起来，并一直指导着中医学的临证实践。辨证施治作为中医学的主要特点之一，也同样确立了中医饮食保健学辨体施膳的饮食养生原则和辨证施膳的饮食治疗原则，是辨证施治原则在饮食保健学中的具体运用。《伤寒杂病论》作为一部临证医学著作，它还记载了"甘麦大枣汤""当归生姜羊肉汤""猪肤汤"等著名的食疗药膳。同时，它还非常重视饮食对于治疗的辅助作用，如服桂枝汤后应啜热稀粥以利发汗；重视食养和食疗的饮食宜忌，认为："所食之味，有与病相宜，有于身为害，若得益则益体，害则成疾，以此致危，例皆难疗""凡饮食滋味，以养于生，食之有妨，反能为害。"等。

这一时期，除了以上内容以外，还有大量散见于其他文献的有关记载。如《山海经》中"何罗之鱼……食之已痈"和"有鸟焉……名曰青耕，可以御疫"等关于食物治病的记载；《吕氏春秋·本味》中"调和之事，必以甘、酸、苦、辛、咸，先多后少，其齐甚微，皆由自起"等有关饮食保健的记载；《论语》中"食不厌精，脍不厌细""食饐而餲，鱼馁而肉败则不食；色恶不食；失饪不食；不时不食"等关于饮食养生及饮食卫生的论述；《管子》的"起居时，饮食节，寒暑适，则身利而寿命益；起居不时，饮食不节，寒暑不适，则形累而寿命损"的"饮食有节"的养生原则等。

（二）晋唐时期

晋唐时期，中医饮食保健学在前代初步形成的理论认识的指导下，食养食疗实践和经验的积累更为广泛和丰富，特别是对一些营养缺乏性疾病的认识和治疗取得了较大的成就，进一步丰富了中医饮食保健学的内容。与此同时，在理论总结上，食疗开始逐渐从各门学科中分化出来，出现了专门论述食疗的专卷，以及在本草学中出现了系统总结食疗食物的专门著作，反映了对食疗的研究已达到了相当的水平，并标志着食疗专门研究的开始。这一时期的主要著作有《备急千金要方》《食疗本草》《食医心鉴》等。

《备急千金要方》简称《千金方》，为唐代著名医学专家孙思邈所撰，被后人称为我国最早的一部临证实用百科全书。孙思邈认为"人命至重，有贵千金"，故取"千金"为书名。全书共三十卷，其中第二十六卷为"食治"专篇，是我国最早的"食治"专论。它对中医饮食保健学的贡献，第一，首设"食治"专篇，强调以食治病。认为："夫为医者，当须先洞晓病源，知其所犯，以食治之，食疗不愈，然后命药。"并认为"食能排邪而安脏腑，悦神爽志以资气血。若能用食平痾，释情遣疾者，可谓良工。"把食疗水平作为评估医生水平的重要条件。"食治"专卷的问世对其后食疗保健的发展产生了很大的影响。第二，汇集食疗食物 162 种，分"果实、菜蔬、谷米、鸟兽虫鱼"四类，阐明其性味和作用。第三，是对营养缺乏性疾病防治的突出成就。如瘿病（甲状腺肿大），认为是与人们久居山区、长期饮用不良的水质有关，劝告人们不要久居这些地方，并用海带、海藻、羊靥（羊的甲状腺）等治疗瘿病。又如雀盲（夜盲症），选用猪肝（含维生素 A）进行治疗等，这也是"以脏补脏"或"脏器疗法"的典范。不仅如此，《备急千金要方》虽然是一部临床医学著作，但十分重视疾病的预防，指出"上医医未病之病，下医医已病之病""消未起之患，治未病之病，医之于无事之前"，发扬了中医学"治未病"的预防医学思想。因此，它对饮食养生也非常重视，认为"安身之本，必资于食，不知食宜者，不足以存生也"。又如"每食必忌于杂，杂者或有所犯"等。强调饮食有节，五味贵和，五味不可偏胜等。老年养生、妇幼养生、四时养生等，也多有论述。

《食疗本草》为唐代孟诜所撰，全书共三卷，"皆说食药治病之效"，为我国较早的一部食物本草学专著。原书已佚，其佚文散见于以后《证类本草》《医心方》等文献中。现有 1981 年人民卫生出版社出版的辑本。虽说是辑本，但也大体可观其主要内容。该书对于中医饮食保健学的主要贡献，一是我国较早的一部以"食疗本草"命名的食物本草学专著，不仅反映了当时食疗食物研究的水平，还标志着在本草学中食物本草学分支的出现，这对以后的食物本草学的发展产生了很大的影响。二是补充了唐初以前本草学书中所未收录的食疗食物，进一步丰富了本草学的内容。三是记述了南、北方不同的饮食习惯、孕产妇及小儿饮食宜忌等内容。

《食医心鉴》为唐代咎殷所撰，是一部食疗方剂方面的专著。书中以食疗食物为主组成食疗方剂，用于各种疾病的治疗，可作为研究食疗药膳的参考文献。但书中也包括了以药物为主，加工制作成粥等膳食形式食用的方剂，严格地讲这一类药方已不属于食疗药膳研究的内容了。

这一时期，其他的有关专门文献还有南唐陈士良所著的《食性本草》等。此外，在这一时期的其他著作中，也记载有许多有关食养或食疗的内容，如晋代葛洪的《肘后方》、梁代陶弘景的《本草经集注》、隋代巢元方等的《诸病源候论》、唐代王涛的《外台秘要》等。

（三）宋元时期

这一时期，中医饮食保健学得到进一步发展和完善，相继出现了一些学术水平较高、影响较大的代表性著作，主要著作有《寿亲养老新书》《饮膳正要》等。

《寿亲养老新书》为宋代陈直原撰，名《养老奉亲书》，后经元代邹铉续增，改名为《寿亲养老新书》。全书共四卷，是一部老年保健学著作。在饮食保健方面，一是强调老年人尤应注重饮食养生，认为"高年之人，真气耗竭，五脏衰弱，全仰饮食以资气血。若生冷无节，饥饱失宜，调停无度，动成疾患"，并提倡"老人饮食，大抵宜其温热熟软，忌其粘硬生冷"。二是强调以食治病为养老人之大法，提出"凡老人有患，宜先以食治，食治未愈，然后命药，此养老人之大法也"，认为以食治病，"贵不伤脏腑也"。三是汇集老人食治诸方百余首，且大都具有较高的实用价值，是对老年病食疗的重要贡献。如食治老人补虚益气牛乳方，谓牛乳最宜老人；食治老人肝脏虚弱，远视无力，补肝猪肝羹方；食治老人虚损赢瘦，助阳壮筋骨，羊肉粥方等。此外，书中还汇集了部分用于妇女和小儿诸病的食治方。如鲤鱼粥治妊娠安胎，鲍鱼羹治产妇乳汁不下，扁豆粥治小儿霍乱等。

《饮膳正要》为元代忽思慧（音译，蒙古族人）所撰。全书共三卷，主要内容为食疗食谱、饮食制作、饮食宜忌、食疗食物等，是我国古代第一部真正意义上的饮食保健学专著。忽思慧为蒙古族人，为元代的饮膳太医，专司"补养调护之术，饮食百味之宜"，由此积累了丰富的饮食保健实践经验，并有条件查阅了大量的有关文献，从而撰写了该书。该书对中医饮食保健学的贡献主要表现在以下几方面。一是注重医、食结合，以食论医，是我国第一部实用性较强的饮食保健学方面的专著。二是注重食疗食谱的烹饪加工，详述烹调细则，所用汤、羹、粥、饼、包子等，皆为寻常食谱，既美味可口，又能养生疗病。因此，它又是一部有价值的保健食谱。三是记述了少数民族的食品，丰富了食药资源。四是在饮食禁忌上，强调妊娠食忌、乳母食忌、饮酒避忌等。五是重视饮食卫生。如"善养性者，先饥而食，食勿令饱；先渴而饮，饮勿令过。食欲数而少，不欲顿而多"等。此外，全书附有插图20多幅，图文并茂，也是该书的特点之一。由于该书特殊的科学价值，因此在国际上都产生了一定的影响。如英国科技史专家李约瑟就曾给予该书以较高的评价。

这一时期，有关食疗的大量内容还散见于其他有关文献中，如北宋王怀隐等的《太平圣惠方》《圣济总录》《日用本草》等。

（四）明清时期

中医饮食保健学发展到明清时期，较唐宋以前又有了明显的提高，特别是在丰富食养和食疗实践经验、野生食物资源的开发以及重视饮食保健的普及等方面，都大大超过了前代。至此，中医饮食保健学的发展已日渐成熟，建立饮食保健学学科的基础已经初步形成。这一时期的有关饮食保健方面的文献，特别是在食物本草方面，有许多专著刊行。如《食物本草》《随息居饮食谱》《调疾饮食辩》等。此外，在临证食疗实践和老年饮食保健方面，在《医学衷中参西录》《老老恒言》等著作中都有较多的论述。

《食物本草》旧题《李东垣食物本草》，为明代末年的一部食疗本草集大成的著作。全书共收载食疗食物1689种，是我国现存部头最大、内容最全面的食物本草学著作。该书的作者原题李杲（东垣）编辑、李时珍参订，现多认为是纯属托名，并比较倾向于姚可成是该书的编辑者。现有1990年中国医药科技出版社出版的该书校本。该书详细介绍了各种饮食物的产地、种类、名特产品、食疗作用及加工方法等，内容十分丰富。此外，对食物的烹饪用途该书也有介绍。

《随息居饮食谱》为清代王士雄所撰。全书共一卷，收录食疗食物330种，分水饮、谷食、调和、蔬菜、果实、毛羽、鳞介七大类，对每种食疗食物的性能、应用及食疗配方均有较详细的说明。此外，书中对烹调加工也有论述，是一部实用性较强的食疗保健著作。

《调疾饮食辩》又名《饮食辩录》，简称《饮食辩》，为清代章穆所撰。全书共六卷，分总类（包括水、火、油、茶及代茶诸品、部分香料等）、谷类（包括饭类、粥类、酒类、米面食品类、豆及豆制品类）、菜类（包括各种食用菌）、果类（包括食用花类）、鸟兽类及鱼虫类六大类，收载食疗食物六百余种。作者在引用众多文献的基础上（特别是李时珍的《本草纲目》），结合自己丰富的临证经验加以评述。作者称："书中所录诸方，皆极平稳，且极应验"。书中全面系统地介绍了各种食疗食物的名物古训、产地、性味、功用和宜忌，尤其是考订评述部分，不乏真知灼见，多有独到之处，是一部价值较高的食物本草学著作。

《医学衷中参西录》又名《衷中参西录》，为清末民初张锡纯所撰。全书共三十卷，是作者多年临床实践经验和学术思想的总结。张锡纯在长期的临证实践中，力倡饮食治疗，认为以食治病，"病人服之，不但疗病，并可充饥，不但充饥，更可适口。用之对证，病自渐愈，即不对证，亦无他患"，是极为稳妥的一种治疗方法。并针对一些人认为以食治病皆是"寻常服食之物，不能治大病"之说，列举大量自己以食疗病治愈危重病证的实例予以反驳，告诫人们"志在救人者，甚勿以为寻常服食之物，而忽之也"。正是由于张锡纯十分重视饮食治疗，所以才在多年的医疗临证实践中积累了丰富的食疗经验，并创制出许多著名的食疗方剂。其中，仅以薯蓣（山药）为例，就有一味薯蓣饮、珠玉二宝粥（山药、薏米、柿霜饼）、薯蓣粥（山药粉）、薯蓣鸡子黄粥（山药粉、鸡蛋黄）等，每个方剂之后并附有治愈的病案，以指导人们的食疗实践。除上述山药或山药与食疗食物为主组成的食疗方剂以外，以山药为主的配方还有薯蓣纳气汤、薯蓣半夏粥等，但因其配方使用的均是药物，已不属于食疗的范畴。

《老老恒言》为清代曹庭栋所撰。全书共五卷，是作者在参考三百余家有关养生著作的基础上，结合自己的养生实践经验而写成，内容涉及老人日常起居、安寝、饮食等各个方面，是继《寿亲养老新书》之后又一部重要的老年养生保健著作，也是一部老年养生保健的百科全书。其中，在老年饮食保健方面，强调老年饮食养生应重视保护脾胃的功能，认为"少食以安脾""粥食应养脾""凡食总以少为益，脾易磨运，乃化精液""食物有三化。一火化，烂煮也；一口化，细嚼也；一腹化，入胃自化也。老人惟藉火化，磨运易即输精多。"其次，老年人饮食养生尤以粥养为最佳，认为"粥能宜人，老年尤宜"，并引陆放翁《食粥》诗："世人个个学长年，不悟长年在眼前，我得宛丘平易法，只将食粥致神仙。"书中并记载粥谱100余种，从择米、择水、火候到食候等都有论述，如莲肉粥、藕粥、胡桃粥、杏仁粥等，均可供老年人食养或食疗选用。

这一时期的有关食物本草的著作还有明代卢和的《食物本草》、明代汪颖的《食物本草》、明代宁源的《食鉴本草》、清代柴裔的《食鉴本草》、清代费伯雄的《食鉴本草》、清代沈李龙的《食物本草会纂》等。此外，明代朱橚（周定王）等的《救荒本草》、明代鲍山的《野菜博录》、明代王磐的《野菜谱》等著作，虽然主要是讨论可供食用的野生植物，未涉及这些植物的食疗内容，但却收栽了一般食物本草著作中所未收栽的野菜，这对于扩大食物资源，促进食疗本草学的发展起到了一定的作用。此外，在这一时期的《本草纲目》中，也记载了大量的食疗食物。除了上述食物本草方面的著作以外，有关饮食保健方面的著作还有明代胡文焕的《养生食忌》等。

这一时期，传统的养生学也有进一步的发展，有关著述甚多。其中，也大都涉及到饮食养生的内容。如明代高濂的《遵生八笺》、明代万全的《养生四要》、清代尤乘的《寿世青编》等。

除此之外，在历代有关烹饪和饮食文献中，也有有关饮食保健学方面内容的记载。如宋代林洪的《山家清供》、元代贾铭的《饮食须知》、清代黄云鹄的《粥谱》、清代朱本中的《饮食须知》等。

三、现代中医饮食保健学的发展

进入 20 世纪 80 年代以后，随着我国社会经济的发展和国民生活水平的提高，中医饮食保健学的发展步入了一个新的时期。它集中地表现在三个方面：一是国家政策的进一步扶持，二是中医饮食保健学研究和普及的兴起，三是高等教育中中医饮食保健学课程的确立。

（一）国家政策的扶持

中医药是中华民族的瑰宝，是中华民族在几千年的社会实践中不断形成发展的医学科学，尽管它曾经历过数次的存废之争，面临着西方医学和文化的冲击，却依旧在党和国家的支持下逐渐发展向好。

中华人民共和国成立初期，把"团结中西医"作为三大卫生工作方针之一，确立了中医药应有的地位和作用。1978 年，中共中央转发卫生部《关于认真贯彻党的中医政策，解决中医队伍后继乏人问题的报告》，并在人、财、物等方面给予了大力支持，有力地推动了中医药事业的发展。中华人民共和国宪法指出，发展现代医药和我国传统医药，保护人民健康。1986 年，国务院成立相对独立的中医药管理部门。各省、自治区、直辖市也相继成立中医药管理机构，为中医药发展提供了组织保障。第七届全国人民代表大会第四次会议将"中西医并重"列为新时期中国卫生工作五大方针之一。2003 年，国务院颁布实施《中华人民共和国中医药条例》；2009 年，国务院颁布实施《关于扶持和促进中医药事业发展的若干意见》，逐步形成了相对完善的中医药政策体系。

中国共产党第十八次全国代表大会以来，党和政府把发展中医药提到了更加重要的位置，作出一系列重大决策部署。在全国卫生与健康大会上，习近平总书记强调，要"着力推动中医药振兴发展"。中国共产党第十八次全国代表大会和十八届五中全会提出"坚持中西医并重"和"扶持中医药和民族医药事业发展"。2015 年，国务院常务会议通过《中医药法（草案）》，并提请全国人大常委会审议，为中医药事业发展提供良好的政策环境和法制保障。2016 年，中共中央、国务院印发《"健康中国 2030"规划纲要》，作为今后 15 年推进健康中国建设的行动纲领，提出了一系列振兴中医药发展、服务健康中国建设的任务和举措。国务院印发《中医药发展战略规划纲要（2016—2030 年）》，把中医药发展上升为国家战略，对新时期推进中医药事业发展作出系统部署。2017 年，党的十九大报告确立了"坚持中西医并重，传承发展中医药事业"的中医药事业发展道路。2019 年，中共中央国务院《关于促进中医药传承创新发展的意见》（以下简称《意见》）指出："传承创新发展中医药是新时代中国特色社会主义事业的重要内容，是中华民族伟大复兴的大事。"《意见》强调："坚持中西医并重、打造中医药和西医药相互补充协调发展的中国特色卫生健康发展模式，发挥中医药原创优势、推动我国生命科学实现创新突破，弘扬中华优秀传统文化、增强民族自信和文化自信，促进文明互鉴和民心相通、推动构建人类命运共同体具有重要意义。" 2021 年，国家中医药管理局、中央宣传部、教育部、国家卫生健康委员会、国家广电总局印发《中医药文化传播行动实施方案（2021—2025 年）》，指出实施中医药文化传播行动，把中医药文化贯穿国民教育始终，使中医药成为群众促进健康的文化自觉。

此外，在新型冠状病毒肺炎疫情阻击战中，中医药发挥了重要作用，尤其为救治轻症患者、防止病情进一步恶化发挥了巨大作用。2020 年，国家卫生健康委员会、国家中医药管理局发布了《关于推荐在中西医结合救治新型冠状病毒感染的肺炎中使用"清肺排毒汤"的通知》，清肺排毒汤是由汉代张仲景所著《伤寒杂病论》中的多个治疗由寒邪引起的外感热病的经典方剂优化组合而成的，为麻黄汤、五苓散巧妙相合，既祛寒闭又利小便祛湿，麻黄可增五苓散祛湿，五苓散控制麻桂发汗之峻，桂枝甘草辛甘化阳扶正，苓桂术甘又有健脾化饮之用。因新型冠状病毒肺炎胸憋气短，虽无明显喘，其实肺闭不宣，比有喘咳更为严重，又合用射干麻黄汤及橘枳姜汤，小柴胡汤为少阳病，半表半里，又可通利三焦，既防疫邪入里，又调肝和胃，顾护消化功能，加藿香为芳香化湿，用石膏防郁而化热。此方对治疗新型冠状病毒肺炎具有良好的临床疗效和救治前景。同时，2020 年，国家卫生健康委员会办公厅、国家中医药管理局办公室印发的《新型冠状病毒肺炎恢复期中医康复指导建议（试行）》的通知，根据患者肺脾气虚证、气阴两虚证等证候类型，进行了中药处方的推荐，提出了膳食平衡、食物多样、注重饮水、通利二便，并注重开胃、利肺、安神、通便的膳食指导。

实践再次充分证明，中医药留下来的宝贵财富屡经考验，历久弥新，值得珍惜，是"以人为本"的生动体现。这些决策部署，描绘了全面振兴中医药、加快医药卫生体制改革、构建中国特色医药卫生体系、推进健康中国建设的宏伟蓝图，中医药事业进入新的历史发展时期。

（二）饮食保健学研究和普及的兴起

健康长寿是全球大众的共同追求。随着国民生活水平的提高、疾病谱的变化及人口老龄化的到来等诸多因素影响，医学由"疾病时代"进入了"健康时代""共建共享、全民健康"，是建设健康中国的战略主题。《"健康中国 2030"规划纲要》中提出"引导合理膳食""发展中医养生保健治未病服务"，因此，作为中医养生学重要分支的中医饮食保健学，顺应新时代需求，又迎来了一个新的发展时期。在短短的几年间，在有关食养、食疗、药膳等方面的普及性书籍大量出版的同时，有关理论研究也得到了加强，冠以"学"的学术性专著也相继问世，如"中医饮食营养学""中医饮食保健学""中医食疗学""中医食疗营养学""中国药膳学""中国食疗学"和"中医药膳学"等，学科分化的条件已经基本成熟。中医饮食保健学在历代实践经验和理论认识的基础上，在新的社会发展的背景下，开始了以一门独立的学科进行研究的热潮。

（三）高等教育中中医饮食保健学课程的确立

社会的发展也推动了烹饪教育和中医学教育的发展。特别是在高等教育方面，1982 年国家正式批准设置中国烹饪高等教育专业，1983 年开始在全国招生，并在全国作为专业必修课程首先开设了"中医饮食保健学"。此后，全国先后有许多高等院校陆续开办了烹饪高等教育专业。1987 年，国家又正式批准成立中医养生康复高等教育专业。2017 年，经教育部批准，中医养生学五年制本科专业正式设立，并在专业课程设置中作为专业主干课程开设了"中医饮食营养学"。接着，又有中医院校开始开办中医学营养与食疗本科专业，标志着中医饮食保健学作为一门独立的新学科，进入了中国的高等教育。近年来多家中医药院校新增了中医养生学博士专业，其中饮食养生是重中之重。这标志着中医饮食保健学进入了一个更高的新的历史发展时期。

第三节　中医饮食保健学基本特点

中医饮食保健学以中医学理论为指导，具有自身独特的理论体系。这一理论体系具有三个方面的特点，一是整体饮食保健观，二是辨体与辨证施膳饮食保健观，三是脾胃为本饮食保健观。这三个特点都贯穿于中医饮食保健学的理论体系中，并对中医饮食保健学的实践应用具有重要的指导作用。

一、整体饮食保健观

人体是以五脏为中心的有机整体以及人与自然界相统一的整体观，是中医学的基本特点之一。它贯穿于中医饮食保健学的理论体系中，又赋予了它新的内涵，是中医学整体观念在中医饮食保健学中的具体体现。中医饮食保健学中的整体饮食保健观是将中医学的整体观念贯串于自身的理论体系中，并用于指导饮食保健的实践，从而形成了中医饮食保健学的一个特点。

1. 人体是以五脏为中心的有机整体

人体是由脏腑、经络、五官、五体、九窍等组织器官所组成的。这些组织器官虽各有其不同的功能，但它们都不是孤立存在的。作为人体整个生命活动的一个组成部分，脏与脏之间、脏与腑之间、脏与五官之间等，在生理上是相互联系的，在病理情况下又是相互影响的，从而构成了机体的完整性。而在机体的这种完整性中，又是以五脏为中心，并通过经络系统把六腑、五官、五体、九窍等全身组织器官联系为一个有机的整体而实现的。

在饮食保健学上，这种整体观对于指导饮食养生和饮食治疗具有重要的意义。如补肝以明目、补肾以壮骨、养心以安神、补肾以乌发等，都是人体整体观在饮食保健学中的具体体现。

拓展知识点：
七冲门

2. 人与自然界的统一性

《素问·宝命全形论》指出："人以天地之气生，四时之法成。"人类生活在自然界中，自然界存在着人类赖以生存的物质条件。同时，自然界的各种变化又可在不同程度上直接或间接地影响到人体的生理或病理变化，如四时气候的变化、地域环境差别等对人体的影响。这种强调人与自然界的密切联系，强调人的机能活动受自然环境影响，人体机能与自然界的变化相对应的关系，又称"天人相应"或"天人观"。正如《灵枢·岁露》所说："人与天地相参也，与日月相应也。"

拓展知识点：
中医五行理论

"天人相应"是中医学对人的生命活动与自然环境关系的高度概括。中医学在认识到"天人相应"关系的同时，并不是消极或被动的，而是积极主动地适应自然界，以提高机体的健康水平，减少疾病的发生。在人对自然界的能动作用上，饮食保健发挥着重要的作用。这不仅是指饮食是人类赖以生存的物质基础，更是指通过发展饮食保健的能动作用，进一步增进人体的健康，提高人类适应自然界的能力。

《素问·四气调神大论》指出："夫阴阳四时者，万物之终始也，逆之则灾害生，从之则苛疾不起，是谓得道。"根据"天人相应"的观点，在饮食保健上必须顺应自然，根据四时变化和地域的环境差别采用相应的食养或食疗的方法，并由此构成了饮食保健学的一个基本法则，在饮食养生上也就有了"四时食养"和"区域食养"。如以人参为例，冬季阴气偏盛，养生宜于温补，可服用人参；夏季阳气偏盛，养生宜于清补，人参性属温热，则不宜服用，可选用性质偏凉的西洋参。北方寒冷干燥，养生宜于温补和滋润；南方炎热多雨，以湿热为主，故养生宜于清热利湿等。再如，中医认为"心主夏，心苦缓，急食酸以收之。"立夏时节饮食原则是增酸减苦、补肾肝气、调养胃气。

二、辨体与辨证施膳饮食保健观

中医饮食保健学作为中医学的重要组成部分，辨体与辨证施膳是中医学辨证施治这一基本原则在饮食保健学中的具体体现。其中，辨体施膳是饮食养生的基本原则；辨证施膳是饮食治疗的基本原则。辨体与辨证施膳是中医饮食保健学的一种独特的研究和应用方法，也是中医饮食保健学的特点之一。

1. 辨体施膳

体，即体质，是指人体由于受到先天禀赋和后天各种因素的影响，在其生、长、壮、老过程中所表现出来的机体在形态结构、生理机能和适应能力上综合的、相对稳定的特殊性。从中医学的立场出发，这种特殊性包含了人体正气的盛衰、抗邪能力和适应外界能力的强弱等。体质不仅反映了人体的健康水平，而且不同的体质对各种致病因素的易感性、患病后的病变类型及其发展规律也会带来一定的影响。

所谓辨体，就是指根据个体的生理表现和体征，并结合先天禀赋、年龄、性别、饮食起居及天时地理、社会环境等方面的因素，通过分析和综合，概括、判断为某种类型的体质。施膳，则是根据辨体的结果，确定相应的食养原则，并依据其原则选择相应的食物，再按照配方的原则，制定相应的食谱，以达到改善体质、增进健康的目的。辨体是确定饮食养生的前提和依据，施膳是制定养生的原则，并具体实施的过程。辨体和施膳就是认识个体体质和通过饮食达到增进健康目的的过程。它强调了个体体质的特殊性，增强了饮食养生的个体针对性，因而也就提高了饮食养生的效果，是中医学理论在饮食养生中的具体应用，也是指导饮食养生的基本原则。

2. 辨证施膳

证，即证候，是指机体在疾病发展过程中的某一阶段的病理概况。它包括了病变的部位、原因、性质以及邪正之间的关系，反映了疾病发展过程中某一阶段病理变化的本质，因而它也就成为中医学认识疾病的一种独特的方法。

所谓辨证，就是根据疾病的病理表现和体征，通过分析和综合，概括、判断为某种性质的证。施膳，则是根据辨证的结果，确定相应的食疗方法及食疗食物和配方。它与辨体施膳一样，辨证施膳的过程，就是食疗上认识疾病和治疗疾病的过程，是中医学理论在饮食治疗中的具体应用，也是指导饮食治疗的基本原则。

综上所述，中医饮食保健学在食养上以辨别个体的体质为前提，在食疗上以辨别疾病的证候为前提，食养或食疗只有在辨别清楚体质或证候的基础上，才能确定相应的食养或食疗原则。因此，辨体和辨证在饮食保健上占有十分重要的地位。又由于食疗以"证"为依据，故又有了"同病异治""异病同治"之说。所谓"同病异治"，是指同一种疾病，由于患者机体的反应不同，或处于不同的发病阶段，所表现的"证"也就不同，因而食治的方法也不一样。如感冒，由于致病因素和机体反应的不同，常表现为风寒和风热两种不同的证，故在食疗上就要分别采用辛温解表或辛凉解表的方法。所谓"异病同治"，是指不同的疾病，由于其致病因素相同，或在其发展过程中出现了相同的病机，因而也就可以采用同一种食疗方法进行治疗。如胃下垂、子宫下垂、久痢脱肛等，虽属不同的疾病，但如果都表现为中气下陷证，就都可以采用升提中气的食疗方法进行治疗。由此可见，传统的食疗主要着眼于"证"，即"证同治亦同，证异治亦异"，这是传统食疗的特点和核心。

三、脾胃为本饮食保健观

中医饮食保健学十分重视脾胃在饮食保健中的重要作用，认为脾胃为饮食营养之本，并由此产生了"脾胃为后天之本"的观点。因此，饮食保健应首先重视调理脾胃，并将这种观念贯串于饮食保健的理论体系中，从而形成了中医饮食保健学的又一个特点。

1. 脾胃为饮食营养之本

《素问·灵兰秘典论》指出："脾胃者，仓廪之官，五味出焉。"中医学认为，脾和胃同属于消化系统的主要脏器，并把脾胃对饮食物消化吸收的功能概括为"脾主运化水谷"与"胃主受纳和腐熟水谷"。合理的膳食必须依赖于脾胃的运化功能，才能将饮食物转化为人体可以直接利用的"精微物质"，并进一步转化为精、气、血、津液，为人体的生命活动提供足够的养料。因此，脾胃的功能对于整个人体的生命活动也就至关重要，是人体对食物利用的关键所在，是不可或缺的重要脏器，是连接外界饮食物与营养保健机体的桥梁。机体生命活动的持续、气血津液的生化都有赖于脾胃运化饮食物的"精微物质"，故称脾胃为"饮食营养之本，气血生化之源"。这实际上是对中医学中脾胃为"后天之本"认识的深化，是对脾胃在饮食营养上消化吸收这一重要生理意义的高度概括。这种在饮食营养上重视人体的内因，强调脾胃的作用，以脾胃为饮食营养之本的观点是中医饮食保健学理论体系的一个重要特征。

2. 饮食保健应首先重视调理脾胃

金代著名医学家李东垣在《脾胃论·脾胃盛衰论》中说："百病皆由脾胃衰而生也。"脾胃为人体"饮食营养之本"，在食养和食疗上都具有重要的意义。首先，在饮食养生上，不能单一地考虑饮食物对人体的营养保健作用，单一地注重膳食的营养平衡，从人体脾胃功能这一内因和根本所在出发，更应重视人体内部的脾胃功能状况，重视通过饮食调理来增强脾胃的功能，保护饮食营养之本。中医饮食保健学这种重视调理脾胃为先的特点，在现实饮食生活中具有重要的指导意义。其次，由于饮食不节，又容易损伤脾胃，包括饮食生活没有规律、饥饱无度、偏嗜太过、生冷不洁等，如李东垣在《脾胃论》中所说："饮食失节，寒温不适，脾胃乃伤。"因此，饮食保健学非常强调"饮食有节"，强调在日常饮食生活中，应重视保护脾胃的功能，养成科学的饮食习惯，并构成了饮食保健学的重要内容之一。如《素问·生气通天论》说："食饮有节，谨和五味。"关于"饮食有节"，在历代有关文献中都有较多的论述，内容也极为丰富，体现了"饮食有节"在保护脾胃功能，进而增进机体健康上的重要意义。再次，重视饮食宜忌在保护脾胃功能方面的重要作用。如避免过食寒性的食物，特别是对于脾胃虚弱的人，更应注意，以免损伤脾胃的阳气。最后，重视烹调加工在保护脾胃功能方面的作用。如在烹调方法上，应尽量选择炖、焖、煨、煮等以水为传热媒介的加热方法，以利于脾胃的消化吸收等。在食疗方面，食疗食物疗效的发挥，也必须首先经过脾胃的消化和吸收才能发挥其应有的作用。因此，也应重视和加强保护脾胃的功能，包括食疗食物的选择、食疗配方的组成、烹调加工方法的选择及饮食禁忌等。

第四节　中医饮食保健学研究方法

中医饮食保健学是一门既古老而又新兴的学科，需要通过进一步的研究来完善和发展。作为中医学的重要组成部分，中医饮食保健学具有自身的学科特殊性，需要采用相应的研究方法来进行研究。概括起来主要有文献研究、实验研究和实践研究三种方法。

一、文献研究

中国传统医学具有两千多年的历史，源远流长，博大精深。中医文献是中国传统医学伟大宝库的主要载体，是中医基本理论的基础，是对历代医家理论研究与临床实践的总结。因此，对中医文献的研讨，对中医学术的发展与提高，具有重要的历史意义与现实意义。文献研究包括对中医古代文献研究和当代中医养生经验的研究。

文献研究既是对中医学术的继承与挖掘，也是达到古为今用的目的。2020年国家中医药管理局以感冒、咳嗽、心悸、胸痹、不寐、头痛、眩晕、胃痛、泄泻、便秘、消渴、水肿、淋证、哮喘、中风、腹痛、黄疸、痹症、郁证、虚劳、痿证、痫证、癫狂、血证、痰饮25个中医优势病种作为研究对象，按照中医药古籍文献专家与重点病种临床专家"双牵头"的工作机制，对春秋战国时期到民国时期的相关古籍文献，从源到流对"理、法、方、药"进行梳理和挖掘，从而出版相应临床专病专题系列著作，为临床实践提供借鉴指导。在救治新型冠状病毒感染的肺炎中使用的"清肺排毒汤"，就是在东汉名医张仲景所著《伤寒杂病论》书中的麻杏石甘汤、射干麻黄汤、小柴胡汤、五苓散等四个经典方剂为主组合而成。实践表明，在学习古人理论与经验基础上，融合新的认识传承创新，在战胜新型冠状病毒感染的肺炎疫情中发挥了巨大作用。

中医饮食保健学在中医学的理论指导下，在数千年的发展过程中，同样积累了十分丰富的实践经验和理论上的认识，从而为今天中医饮食保健学的建立和发展提供了实践上和理论上的基础。而这些丰富的实践经验和理论上的认识都保存在大量的历史文献资料中，需要全面地、系统地发掘、整理和总结，以建立并完善中医饮食保健学学科的理论体系，丰富学科的内涵。

二、实验研究

随着科学技术的进步，中医饮食保健学的研究也需要与时俱进，需要吸收现代科学研究的成果，运用现代科学技术和传统中医药研究方法，深化中医基础理论、辨证论治方法研究，探究中医饮食保健学的原理和实质，以及借鉴近代营养学研究的成果，发展中医饮食保健学。实验研究包括动物实验、临床实验、调查研究、实地考察等。

通过建立动物和人的心肌细胞培养方法，用于中医药效研究，制定了我国第一个中药药效学评价标准与技术规范。诺贝尔生理学或医学奖获得者屠呦呦在《肘后备急方》中"青蒿一握，以水二升渍，绞取汁，尽服之"的灵感启发下，经过长期的实验室研究，为人类带来了一种全新结构的抗疟新药——青蒿素，这是中国对世界医学所作的重要贡献。因此，在文献研究的基础之上，根据中医药学的基本理论和研究方法，借助现代科学技

拓展知识点：
屠呦呦——中国首位诺贝尔医学奖获得者、药学家

术，开展食材功效理论、配方理论、复方养生功效物质基础和作用机理等研究，建立概念明确、结构合理的理论框架体系，将会对我国传统医学的发展起到巨大的促进作用。

三、实践研究

中医饮食保健学是数千年来医疗保健实践经验的总结，是建立在生活实践研究基础之上的。如《伤寒杂病论》问世后，经过两千多年的重复实践，后世相继有700多种围绕该书的著作问世，历代的实践无不证明其正确性。中医饮食保健学的实践性是其先进性的体现。

目前食养实践干预主要是对体质偏颇人群、亚健康人群、慢病高危人群及特殊人群等。在心血管疾病、糖尿病、便秘、肿瘤术后放化疗等患者仍有着较多的食疗干预实践应用研究。因此，作为中医饮食保健学传统和固有的研究方法，仍然需要加强医疗保健实践与应用的研究，并根据社会发展对中医饮食保健学提出的新要求，创新理论与方法，在实践中进一步丰富和发展中医饮食保健学，把中医饮食保健学提高到一个新的水平，为增进人类健康作出更大的贡献。

第五节　中医饮食保健学与相关学科的关系

学习和探讨中医饮食保健学与相关学科的关系，可以进一步加深对中医饮食保健学的理解，为学习和研究中医饮食保健学提供帮助。

一、中医饮食保健学与西方近代营养学

中医饮食保健学与西方近代营养学都是以研究饮食与增进人体健康为主要内容和目的的学科，但受各自不同文化背景的影响，分属两个不同的医学范畴，即中医学与西医学，各自具有独自的理论体系。

中医饮食保健学作为中医学的重要组成部分，其形成和发展受到中国传统文化的自然观和方法论等影响，体现了中医学的特色和优势，属于东方传统科学的范畴。它以中医学理论为指导，从宏观出发，从整体着眼，以实践研究为基础，以人为本，以脾胃为饮食保健之本，注重饮食保健的个体针对性，强调无病强身，既病首重食疗，具有独特的东方色彩和民族风格，是我国优秀传统文化的重要组成部分，也是具有中国特色的营养学科。它较之于西方近代营养学，内涵更为丰富，应用性和实践性更强，有着许多独到之处，具有自身的特色和优势，是我国对世界营养科学的一大贡献。另外，中医饮食保健学在其发展过程中，由于受到历史条件的限制，在定量研究、确立量化指标和实验研究等方面还存在着不足。

西方近代营养学作为西医学的重要组成部分，其形成和发展受到西方文化的影响，体现了西医学的特色和优势，属于西方近代科学的范畴。它以西医学理论为指导，从微观出发，从局部着眼，以实验研究为基础，以食物营养素为本，以平衡膳食为核心，注重不同群体营养素的供给，强调营养素对人体健康和疾病治疗的作用，在世界上具有广泛的影响。同样，西方近代营养学在应用性、实践性等方面也存在着某些局限性。

中医饮食保健学与西方近代营养学除了在医学模式等方面存在着显著的差异外，在医学观、方法学等方面也有着明显的不同，具有各自的优势与不足。由于东西方人的身体素质与人文观念的不同，发源于中国的中医饮食保健学更适合中国的国情。今后，随着两个学科研究的不断深入，更应以开放包容、互学互鉴的心态，了解中西医各自的特点，才能更好地促进双方的发展，促进传统医学与现代医学的融合，进而建立一个全新的饮食营养保健学科将是未来努力的方向。

二、中医饮食保健学与中国烹饪学

中医饮食保健学与中国烹饪学同属中国传统饮食文化的重要组成部分，在传统的"医食同源""药食同用"的思想观念指导下，在各自长期的发展过程中，又相互交叉、相互渗透，从而形成了一种十分密切的关系。

1. 中医饮食保健学是中国烹饪理论的基础和重要组成部分

（1）烹饪以养生保健为基础。

中国烹饪以养生为基础，以味为核心。因此，它必须研究作为其发展基础的饮食养生保健的理论。烹饪是为人类饮食活动服务的，而饮食则是人类赖以生存的物质基础。人们往往用"民以食为天"来概括饮食对于人类生存的重要意义。如果说，在人类诞生之初的饮食活动还仅仅是为了维持生存的需要的话，那么，随着社会的发展，烹饪的产生，在促进了饮食养生这一根本目的的同时，又派生出了"美食"，又赋予饮食活动以新的意义，从而使人们通过饮食活动，在达到养生保健目的的同时，又获取"美食"的享受。应该说，这是历史的进步和发展。尽管如此，饮食活动中的美食仍然是建立在饮食养生保健基础之上的。换言之，烹饪（饮食）的根本目的仍然在于养生保健，其次才是美食的享受，而且美食也必须是建立在养生保健基础上的美食，是为养生保健服务的美食。因此，从烹饪（饮食）对人体健康的重要性出发，在日本等一些国家，烹饪教育及其厨师资格证书等业务是归属于卫生行政部门进行管理的。

（2）中医饮食保健学是中国烹饪理论的重要组成部分。

如前所述，既然烹饪（饮食）以养生为基础，那么，中国烹饪理论的建立也必须是建立在养生保健理论基础之上。近年来，随着社会生活水平的不断提高，人们的饮食生活在从"温饱型"向"保健型"转变以后，传统的饮食保健理论作为中国烹饪理论的基础和重要组成部分，其作用越来越显得突出。各种养生膳、保健膳、长寿膳、食疗药膳、功能性保健食品等已在中国烹饪中占有越来越重要的地位。有关烹饪理论的研究，也越来越注重传统饮食保健理论的研究，注重从"医食同源""药食同用"的观念出发，用传统的养生保健理论去研究和发展中国烹饪。有关传统饮食养生保健的文献，如《黄帝内经》《食疗本草》《饮膳正要》《食物本草》《随息居饮食谱》《调疾饮食辩》等，已构成中国烹饪文献的重要组成部分，甚至连《中药大辞典》也被越来越多的烹饪工作者加以利用。他（她）们在研究烹饪原料、设计菜单等的时候往往首先要参考该辞典中有关食物性能、养生保健作用等的内容。传统饮食保健理论与烹饪理论的紧密结合，在很多情况下，已很难明确划分其饮食保健学或烹饪学的属性，如各种养生保健食谱、食疗药膳食谱等。不仅国内如此，国外有关研究中国烹饪理论的工作者，也越来越关注中国烹饪中养生保健理论的研究。可以说，作为一名中国烹饪工作者，不了解和掌握中国烹饪中传统饮食保健的理论，很难说是一名合格的中国烹饪工作者。

（3）中医饮食保健理论反映了中国烹饪最根本的特点。

中国烹饪的特征或特点是什么？除了传统上的饮食文化、民俗礼仪外，应该说在理论上最具特色的也就是中医饮食保健理论。如前所述，烹饪（饮食）的根本目的在于养生保健。而有关养生保健的理论，从目前来看，概括起来主要有中医饮食保健学（中医学）与西方近代营养学（西医学）两大体系。两个体系虽然研究的内容和目的是一致的，但各有其独自的理论体系和优势。西方近代营养学传入我国也只有百年的历史，与中国数千年的烹饪发展史相比，它不是我国烹饪固有的特色和研究的强项。而我国传统的饮食保健理论已经过了数千年的发展，并在"医食同源""药食同用"思想观念的影响下，与中国烹饪紧密结合，形成了中国烹饪理论上的最大特色。在烹饪界经常可以听到中国烹饪以"色、香、味、形"著称于世，在世界上号称"烹饪王国"。近年来，随着人们对烹饪研究的不断深入，又在前述的基础上，增加了一个"养（养生保健）"字来进一步概括中国烹饪的特点，合称为"色、香、味、形、养"。其实，"色、香、味、形"不是哪一个国家烹饪的特征，而是世界各国烹饪的共性所在。法国烹饪、日本料理等都具有其各自的"色、香、味、形"特征，甚至在某些方面，其"色、香、味、形"较之于中国烹饪表现的更为突出。正如中国的"四大菜系"，很难说哪一个菜系以"色、香、味、形"而著称。而真正能反映出中国烹饪特色的还在于"养（养生保健）"字。这不仅可以从我国参加烹饪（饮食）国际性学术会议交流的有关养生保健论文的数量体现出来，还可从举办中国烹饪国际留学生班所开设的进修课程中体现出来。他（她）们要学习的、能反映出中国烹饪特色的理论课程也主要是中医饮食保健理论。许多来华的留学生都对极其丰富、极具特色的中医饮食保健理论表现出了极大的兴趣，甚至认为是一门全新的课程，是中国烹饪理论中极具吸引力的部分，也是其他各国烹饪理论中所没有的、具有中国特色的饮食保健理论，是中国在营养科学领域中研究的强项所在。

（4）社会的发展对烹饪饮食保健理论的研究提出了更高的要求。

今后，随着社会生活水平的进一步提高，饮食生活质量在生活质量方面将占有更加重要的地位。它要求烹饪理论的研究在学习和吸收西方近代营养学的同时，还对能反映中国烹饪特色和适合中国国情的中医饮食保健理论提出了更高的要求。比起过去和现在，中医饮食保健学在中国烹饪学中将处于更加重要的地位。

2. 中医饮食保健学必须与中国烹饪相结合，才能发挥其应有的作用

烹饪是实现饮食保健的主要途径。中医饮食保健学是一门应用性和实践性都很强的学科。它的实践性和应用性决定了它必须与中国烹饪相结合，通过日常的饮食活动才能真正发挥其应有的作用。中国烹饪精湛的技艺不仅为中国烹饪在世界上赢得了很高的声誉，同时，将中医饮食保健理论与中国烹饪技艺相结合，又为中医饮食保健理论的应用和实践提供了非常有利的条件和广阔的天地。因此，研究和普及饮食保健还必须重视和加强对中国烹饪的研究和在饮食保健实践中的应用，如各种烹饪原料的特性、烹饪原料的配伍习惯、菜单或食谱的设计、加热与调味方法、民间小吃、地方特色菜肴以及各地区的饮食习俗，特别是不同的烹饪加工方法与调味品的使用对饮食保健作用的影响等。

综上所述，受中国传统"医食同源""药食同用"思想观念的影响，将中医饮食保健学的理论用于指导中国烹饪的实践，促进了中国烹饪学的发展，并构成了中国烹饪的最大特征；将中国烹饪与中医饮食保健的理论相结合，又为中医饮食保健理论的应用和实践提供了条件和途径。两者相互结合、相互交叉、相互渗透，又相互影响、相互促进，从而使中医饮食保健学与中国烹饪学都得到了长足的发展和提高。

拓展知识点：
药膳学

✔ 总结

1. 中医饮食保健学是在中医学理论指导下，研究饮食与保持和增进人体健康以及防治疾病关系的一门应用性学科，是具有中国特色的营养学。

2. 中医饮食保健学研究的主要内容可概括为食养和食疗两大部分。

3. "食补"与"食忌"是中医饮食保健学两个重要的基本概念。

4. 整体饮食保健观是中医学整体观念在中医饮食保健学中的具体体现。

5. 辨体施食是饮食养生的基本原则；辨证施膳是饮食治疗的基本原则。

6. 脾胃为本饮食保健观强调了脾胃在饮食保健中的重要作用。

7. 中医饮食保健学是中国烹饪理论的基础和重要组成部分。

8. 中医饮食保健学与西方近代营养学虽然研究的目的相同，但分属两个不同的医学范畴，即中医学与西医学，各自具有独自的理论体系。

✔ 思考题

1. 如何理解中医饮食保健学的概念?

2. 如何理解食养、食疗、食补、食忌的概念?

3. 如何理解整体饮食保健观?

4. 试述辨体与辨证施膳饮食保健观的内涵及其意义。

5. 如何理解脾胃为本饮食保健观?

6. 试述中医饮食保健学与中国烹饪学的关系。

7. 如何理解中医饮食保健学与西方近代营养学的关系? 它们各自具有哪些特点与不足?

第二章 中医饮食保健学基础理论

本章内容： 饮食保健基本原则

食物与保健概述

食物的性能

食物的炮制与烹调

食物的配伍与禁忌

教学时间： 6 课时

教学目的： 通过本章的教学，使学生了解食物与保健的一般知识。掌握饮食保健基本原则、食物性能、配伍与禁忌等相关理论知识，为进一步学习食物的各论奠定基础。

教学要求： 1. 掌握饮食保健基本原则、食物性能理论、食物配伍与禁忌等相关内容。

2. 了解食物与保健、食物的炮制与烹调等一般知识。

第一节　饮食保健基本原则

一、调和阴阳

《素问·生气通天论》谓："阴平阳秘，精神乃治。"《素问·至真要大论》又谓："谨察阴阳所在而调之，以平为期。"人体健康从根本上来说是阴阳保持相对平衡的结果，而阴阳的相对平衡遭到破坏又是导致疾病发生的主要原因。因此，调整阴阳亦是食养和食疗的基本法则。

拓展知识点：
中医对阴阳的认识

在正常情况下，调整阴阳的目的在于保持或促进阴阳的平衡。在疾病发生后，调整阴阳的目的则在于恢复阴阳的相对平衡。调整阴阳的方法根据阴阳出现偏盛、偏衰的情况，分别采用泻其偏盛、补其偏衰的方法。

1. 泻其偏盛

泻其偏盛根据阳偏盛或阴偏盛的不同，又有清泻阳热和温散阴寒两种方法。如对于阳热偏盛所引起的热性体质或热性病证，宜用寒性的食物以清泻阳热；对于阴寒偏盛所引起的寒性体质或寒性病证，宜用热性食物以温散阴寒。前人并将这种方法概括为"热者寒之，寒者热之。"

2. 补其偏衰

补其偏衰根据阴偏衰、阳偏衰和阴阳俱衰的不同，有滋补养阴、温补助阳和阴阳并补三种方法。如对于阴偏衰所引起的阴虚体质或阴虚病证，宜用滋补养阴的食物以补其阴衰不足；对于阳偏衰所引起的阳虚体质或阳虚病证，宜用温补助阳的食物以补其阳衰不足；对于阴阳俱衰所引起的阴阳俱虚体质或阴阳俱虚病证，则宜用补阴和补阳的食物以补其阴阳俱衰。此外，由于阴阳是互根互用的，阴偏衰或阳偏衰又可引起另一方的偏衰，故在补其偏衰时，还往往注意到"阴中求阳"或"阳中求阴"，也即在补阴时适当配用补阳的食物，在补阳时适当配用补阴的食物。还应指出的是，泻其偏盛与补其偏衰在许多情况下又是相互兼顾或配合使用的。这是因为人体的阴与阳之间是相互对立的。阴或阳一方的偏盛可导致另一方的偏衰，故在泻其偏盛时，应兼顾到另一方，配合补其不足的方法。

二、扶正祛邪

扶正祛邪是指扶助正气，祛除邪气。人体健康和疾病都关系到正气与邪气两个方面。若正气充盛，能抵御邪气侵犯，则身体健康；若正气不足，不能抵御邪气侵犯，则导致疾病的发生。既病之后，正气与邪气之间的对立和斗争，又决定着疾病的进退。扶助正气有助于祛邪；祛除邪气，能使邪去正安，有利于正气的恢复；正邪兼顾，能够调整正虚邪恋引起的复杂情况。所以，扶正祛邪是指导食养和食疗的一个重要法则。

1. 扶助正气

《素问·刺法论》谓："正气存内，邪不可干。"《素问·评热病论》又谓："邪之所凑，其气必虚。"在正常情况下，对于体质虚弱者，扶助正气能够增强体质，提高抗邪能力。对于体质壮实者，则可进一步提高健康水平。在疾病情况下，扶助正气还有助于机体抗御和祛除病邪，促使机体早日康复。故扶助正气对于食养和食疗都具有重要意义。

扶助正气在饮食保健上是通过食补来实现的。根据人体气、血、阴、阳的构成不同，食补主要包括了补气、补血、补阴、补阳四个方面的内容，也即食补的四大要素。这四大要素的内容十分丰富。如补气包括补益元气、补益脾气、补益肺气等；补血包括补养精血、补养心血、补养肝血等；补阴包括滋补肾阴、滋补肺阴、滋补心阴等；补阳包括补肾壮阳、温补脾阳、补助心阳等。

2. 祛除邪气

祛除邪气能使邪去正安，疾病康复。因此，祛除邪气是食疗的又一重要内容。

在食疗上，祛邪的方法很多，应根据邪气的性质和病变部位的不同，而采取相应的方法。如表邪宜用汗法，热邪宜用清法，寒邪宜用温法，食积宜用消法等。

3. 正邪兼顾

根据正虚为主、邪实为主、正虚邪实等不同情况，辨清正邪的消长盛衰，或先扶正后祛邪，或先祛邪后扶正，从而达到扶正祛邪的目的。

三、三因制宜

由于季节气候、地理区域对机体生理和病理的影响，以及个体体质差异、性别差异、年龄差异等，在饮食养生上还必须考虑上述不同情况，区别对待，采取相应的食养方法，才能进一步提高养生的效果，并把这种观点概括为"三因制宜"。

"三因制宜"包括因时制宜、因地制宜和因人制宜三个方面的内容。

1. 因时制宜

《素问·宝命全形论》谓："人以天地之气生，四时之法成。"人类生活在自然界，自然界四时气候的变化，对人体的生理和病理可产生一定的影响。因时制宜就是指根据四时不同季节气候的特点，来制定适宜的食养和食疗方法，以适应四时季节的变化，食养上又称四季食养或四时食养。四季食养的主要内容包括春季饮食养生、夏季饮食养生、秋季饮食养生和冬季饮食养生。

2. 因地制宜

《素问·五常政大论》谓："地有高下，气有温凉，高者气寒，下者气热。"

不同地区，由于自然环境及生活习惯各异，对人体生理功能的影响也不尽相同，病理特点也有差异。因地制宜就是指根据不同地区的自然环境特点，来制定适宜的食养和食疗方法，以适应不同地区的自然环境特点。就我国区域来说，大体可划分为南、北两大区域。

3. 因人制宜

不同的年龄、不同的性别及不同的体质，其生理特点和病理特点各有不同。因人制宜就是指根据不同年龄、不同性别及个体体质特点，制定适宜的食养和食疗方法，以适应不同人养生保健的需要，提高食养和食疗的效果。从饮食养生来看，其主要内容有体质饮食养生、老年饮食养生、妇女饮食养生及小儿饮食养生等。

拓展知识点：
二十四节气

第二节　食物与保健概述

一、食物与保健食物

食物是指各种可供人们食用的物品。食物主要分为动物和植物两大类。有关资料表明，自然界里存在着可供人们食用的食物多达数千种以上，而且随着人们对食物认识的不断深入，新食物资源的不断开发，食物的品种还将不断增加。不同的国家和不同的民族，由于受传统文化的影响和饮食习惯的不同，对食物又有不同的认识和选择，进而形成了各自的传统食物。

食物对人体都具有一定的保健作用，故又称保健食物。食物对人体的保健作用是多方面的，从对正常人养生和疾病治疗的不同医学作用来看，食物的保健作用可概括为食养和食疗两个方面。一种食物同时兼有养生和治疗两种作用，是因为食物大多为动物和植物，属于天然物品，其组成成分具有多样性和复杂性。其中，不仅含有能够维持人体生命活动、增进人体健康的各种营养物质，同时还含有许多具有治疗作用的有效成分，这种组成成分的多样性和复杂性就构成了食物养生和食物疗病的物质基础。又由于这类食物的应用是以中医药学的理论为指导，有着独特的理论体系和应用形式，充分反映了我国自然资源及历史、文化等方面的若干特点，故又将这类既可食用又可药用、既能养生又能治病的食物称为"食物中药"。如生姜作为一种日常蔬菜和调味品，对人体具有一定的养生作用；同时，它又具有发散风寒、温中止呕、解毒等功效，是一种常用的中药。明代伟大的医药学家

拓展知识点：
既是食品又是中药
材的物质目录

李时珍在阐述生姜的作用时就指出："可蔬可茹，可果可药，其利溥矣。"其他如山药、大枣、蜂蜜、胡桃仁、羊肉、狗肉、海参、龙眼肉、银耳、薏苡仁等，无一不是食、药两用的保健佳品。目前，我国已经颁布的按照传统既是食品又是中药材的物质达92种，按照传统既是食品又是中药材来管理试点的物质有9种，这些物质的颁布为食养和食疗时原材料的选择指明了方向。

二、食物的保健学分类

食物的分类依其研究领域的不同而有多种方法。在我国以往有关食疗文献中，多按其来源进行划分。如《黄帝内经》把食物分为谷、果、畜、菜四类，这是有关食物的最早分类方法；《备急千金要方·食治篇》分食物为果实、菜蔬、谷米、鸟兽（附虫、鱼）四类；《调疾饮食辩》分食物为总类、谷类、菜类、果类、鸟兽类及鱼虫类；《随息居饮食谱》分食物为水饮、谷食、调和、蔬食、果食、毛羽、鳞介等七类。这种分类方法虽有其优点，但从饮食保健学的学习和研究的角度出发，它不利于系统掌握食物保健作用的规律和特点。

不同的食物具有不同的保健作用。因此，根据食物的保健作用进行分类不仅是可能的，也是必要的。采用这种分类方法有利于学习和研究他们的共同点，掌握其规律，而且也便于比较他们的不同点，从而能够更好地指导人们的养生和食疗实践。作为饮食保健学的食物分类，根据其主要作用，一般可从补益、温里、理气、理血、消食、祛湿、清热、化痰、止咳平喘、解表、收涩等方面进行划分和归类。

第三节　食物的性能

食物的性能古代又简称为食性、食气、食味等，是指食物具有的性质和功能，是认识和使用食物的重要依据。各种食物由于所含的成分及含量多少的不同，因此对人体的保健作用也不同，从而表现出各自的性能。食物的性能理论是前人在漫长的医疗保健实践中对各种食物的保健作用用中医学的理论加以总结，并通过反复实践，不断充实和发展，逐渐形成的一整套独特的理论体系。受"药食同用"思想观念的影响，食物作为中药的重要组成部分，其性能理论在许多方面又与中药性能理论相一致。

食物性能理论的主要内容有四气、五味、升降浮沉、归经、以脏补脏等。

一、食物的四气与作用

四气，又称四性，故四气和五味通常简称为气味或性味。性味是构成食物性能理论的主要内容，历代有关饮食保健的文献在论述每一种食物效用时，都要首先标明其性味，这对于认识各种食物养生保健的作用及其具体应用都具有实际指导意义。

四气或四性，是指食物所具有的寒、热、温、凉四种不同的性质和作用。其中，寒和凉为同一性质，属阴；温和热为同一性质，属阳。而寒与凉、温与热只是程度上的不同，即凉次于寒，温次于热。因此，食物的四性理论实质上是说明食物寒凉和温热两种对立的性质。另外，对于某些食物，有的还标以大寒、大热、微寒、微热等，则是更进一步区别其寒或热的程度。除此之外，在四性理论上，还有一种介于寒凉与温热之间，即寒热之性不明显的，称为平性，但习惯上仍归属于四性。

凡属于寒凉性质的食物，多具有滋阴、清热、泻火、解毒等作用，能够保护人体阴液，纠正热性体质，或治疗热性病证，主要用于热性体质和热性病证；凡属温热性质的食物，多具有助阳、温里、散寒等作用，能够扶助人体阳气，纠正寒性体质，或治疗寒性病证，主要用于寒性体质和寒性病证。至于属于平性类的食物，由于其寒热之性不明显，性质平和，适合于一般体质，不仅在养生上多用，而且在养生和食疗上还可根据不同的情况，通过与寒性或热性的食物配伍而广泛应用。

食物的寒凉性质和温热性质不是人为规定的，而是从食物作用于机体所发生的反应，并经反复验证后归纳起来的，是对食物作用的一种概括，而且这种概括是与人体或疾病的寒热性质相对而言的。如发热、口渴、小便短赤等属于热性的病人，在食用西瓜、黄瓜、香蕉等食物以后，病人的热性表现得以减轻或消除，从而表明这种食物属于寒凉性质；反之，一个因寒凉引起脘腹冷痛、泻下稀水、小便清长等属于寒性的病人，在食用生姜、花椒、大葱等食物以后，病人的寒性表现得到缓解或消除，从而表明这种食物具有温热性质。所谓"以寒治热，以热治寒"的医疗保健原则，就是在这个基础上建立起来的。食养或食疗首先必须辨明食物的寒热性质，才能根据养生或治疗的不同要求进行选择。综上所述，四性理论实际上是把食物分为寒凉、温热及平性三大类。在日常食物中，平性食物居多，温热性食物次之，寒凉性食物再次之。

二、食物的五味与作用

《金匮要略》指出："所食之味，有与病相宜，有与身为害，若得宜则益体，害则成疾。"所谓五味，是指食物所具有的辛、甘、酸、苦、咸五味不同的性质和作用。此外，五味理论还包括了淡味和涩味，但习惯上仍称为五味。食物性能理论中味的概念与烹调中味的概念不同，尽管它最早是与口感之味联系在一起的，但随着对食物性能认识的不断深入，已由最初的口感之味逐步发展成为一种对食物的作用进行概括的抽象概念，即性能之味，以味来代表食物的某种性质和作用。

据此，食物的味不同其作用也就不同；反之，味相同的食物其作用也相近似或有共同之处。食物的五味和四性一样，不是人为规定或通过品尝得来的，它同样是食物作用于人体所发生的反应并经反复验证后归纳出来的。

辛味食物具有发散、行气、行血、健胃等作用，多用于表证，如生姜、胡荽等；用于气血运行不畅，如陈皮、薤白等；用于增进食欲，如辣椒、胡椒等，都属于辛味。

甘味食物具有滋养、补脾、缓急、润燥等作用，多用于体质虚弱或虚证，如山药、大枣等；用于脾胃虚弱，如粳米、鸡肉等；用于拘急腹痛，如饴糖、甘草等；用于润肠通便，如蜂蜜、甜杏仁等，都是甘味。

酸味食物具有收敛固涩和生津的作用，多用于虚汗、久泻、遗精、带下等由于体虚所引起的体液或精液外泄的病证，如乌梅能收敛固涩以涩肠止泻，可用于久泻；乌梅属于酸味，用于津伤口渴。

苦味食物具有清热、泄降、燥湿、健胃等作用，多用于热性体质或热性病证，如苦瓜等；用于壅塞气逆的病证，如桔梗等；用于湿性病证，如陈皮；用于胃弱不食，如苦瓜等，皆为苦味。

咸味食物具有软坚、润下、补肾、养血等作用，多用于瘰疬、痰核、瘿瘤等病证，如海带；用于大便燥结，如海蜇等；用于补肾，如淡菜、海参等；用于养血，如乌贼、猪蹄等，皆为咸味。

除此之外，淡味食物具有渗湿、利尿的作用，多用于水肿、小便不利等病证，如茯苓、薏苡仁、冬瓜等，皆为淡味。涩味食物具有收敛的作用，与酸味食物的作用基本相同，如莲子能收敛固精止遗，可用于遗精、滑精，为涩味。上述辛、甘、酸、苦、咸、淡、涩七种味的作用，前人多归纳为辛散、甘补、酸（涩）收、苦降、咸软、淡渗。五味之外，尚有芳香嗅味。芳香性食物大多具有醒脾、开胃、行气、化湿、化浊、爽神等作用，如胡荽、茴香等，皆为芳香性食物。各种食物所具有的味可以是一种，也可以兼有几种，这表明了食物作用的多样性。至于五味的阴阳属性，则辛、甘、淡属阳，酸、苦、咸属阴。在日常生活中，甘味食物最多，咸味和酸味食物次之，辛味食物再次之，苦味食物最少。

性和味是从两个方面来说明食物性能的。每一种食物都具有性和味，各显示了食物的部分性能或作用。因此，对于食物的性和味必须综合起来考虑，才能全面而准确地认识和使用各种食物。

三、食物的升降浮沉与作用

升降浮沉是指食物所具有的升、降、浮、沉四种作用趋向。在正常情况下，人体的功能活动有升有降，有浮有沉，升与降、浮与沉的相互协调平衡就构成了机体的正常生理过程。反之，升与降、浮与沉的相互失调和不平衡又导致了机体的病理变化。如当升不升，则可表现为泄泻、脱肛等下陷的病证；当降不降，则可表现为呕吐、喘咳等气逆的病证；当沉不沉，则可表为多汗等向外的病证；当浮不浮，则可表现为肌闭无汗等向内的病证。而能够协调机体升降浮沉的生理活动，或具有改善、消除升降浮沉失调病证的食物，就相对地分别具有升、降、浮、沉的作用。不仅如此，利用食物升降浮沉的作用，还可因势利导，有利于驱邪外出。

升与降、浮与沉是两种相对的作用。其中升是指上升或升提，前者多用于病邪在上的病证，如涌吐以祛邪外出，后者多用于病势下陷的病证，如补气升阳以止泻止痢，补气升提以治内脏下垂等。降是指下降或降逆，多用于病势上逆的病证，如降逆以止呕。浮是指外浮或发散，多用于外闭在表的病证，如发汗以解表。沉是指收敛或泻利，前者多用于外脱的病证，如补气固表以止虚汗，后者多用于内积不泄的病证，如泻利以去里邪。总之，凡性属升浮的食物主上升而向外，为阳；性属沉降的食物主下行而向内，为阴。升降浮沉的作用并不是所有的食物都具有的。此外，还有少数食物具有双向调节作用，如生姜既能发汗以解表，又能降逆以止呕。

食物升降浮沉的作用与其本身的性和味有着密切的关系。凡具有升浮作用的食物，大多性属温热，味属辛甘，如葱、姜、花椒等；凡具有沉降作用的食物，大多性属寒凉，味属涩咸酸苦，如杏子、莲子、冬瓜等。李时珍更明确指出："酸咸无升，辛甘无降，寒无浮，热无沉"。在日常食物中，有沉降作用的食物多于有升浮作用的食物。

此外，食物升降浮沉的作用趋向还与炮制加工和烹调有关。如酒炒则升，姜汁炒则散，醋炒则收敛，盐多则下行等。这说明食物升降浮沉的作用在一定的条件下是可以转变的，这在食养或食疗时都应加以注意和利用。

四、食物的归经与作用

食物对人体脏腑经络的作用是有一定范围或选择性的。如同属寒性的食物虽都具有清热的作用，但其作用范围不同，有的偏于清肺热，有的偏于清肝热，有的偏于清心火等；又如同属补益类食物，也有补肺、补肾、补脾等的不同。因此，把各种食物对机体作用的范围或选择性作进一步的归纳和概括，使之系统化是十分必要的。归经就是把食物的作用范围或选择性与人体脏腑经络联系起来，以明确指出食物对于机体某些脏腑经络所起的主要作用或特殊作用。根据食物作用的范围或选择性的不同，有主要对某一脏腑经络起作用的；有对几个脏腑经络均起作用的；还有主要作用于某一脏腑经络，同时兼有对其他脏腑经络起作用的。

食物归经理论同样是前人在漫长的医疗保健实践中，根据食物作用于机体脏腑经络的反应而总结出来的。如梨能止咳，故归肺经；山药能止泻，故归脾经。

由此可见，食物归经理论是具体指出食物对人体的效用所在，是人们对食物选择性作用的认识。

食物的归经还与食物的五味理论有关，即五味入五脏。其中辛能入肺，甘能入脾，酸能入肝，苦能入心，咸能入肾。如生姜、芫荽等辛味食物能治疗肺气不宣的咳喘；苦瓜、绿茶等苦味食物能治疗心火上炎或移热小肠证；乌梅、山楂等酸味食物能治疗肝胆疾病；甲鱼、鸭肉等咸味食物能滋补肾阴等，都说明了食物归经与五味的关系。

食物归经理论加强了食物选择的针对性，进一步完善了食物性能理论，对指导养生和食疗都具重要的意义。但是，食物归经作为食物性能理论的一个方面，在具体应用时，还必须联系食物的四性、五味、升降浮沉等性能。因为同一脏腑经络发生的情况，可有寒、热、虚、实等的不同，而归入同一脏腑经络的食物其作用也有温、清、补、泻等的区别。因此，只有将食物的各种性能综合考虑，才能达到理想的养生和食疗效果。

拓展知识点：
食物归经举例

五、以脏补脏

以脏补脏是指用动物的脏器来补养人体相应的脏腑器官，或治疗人体相应脏腑器官的病变，又称以形治形、以形补形、以脏治脏、脏器疗法等，是我国传统饮食保健学的一种独特的理论认识。如以猪心来补养心血，安神定志；以猪肝来补肝明目；以猪肾来补肾益肾；以鹿筋来强壮筋骨；以鹿鞭来补肾壮阳等。

以脏补脏理论与其他性能理论一样，也是前人在漫长的医疗保健实践中，根据许多动物的脏器不仅在外部形状和解剖结构上与人体相应的脏器形似，而且在功能上也与人体相应脏器相近，并通过反复观察而总结出来的。近代研究还证明了动物脏器在生化特性和成分构成上也有许多与人体相似之处，这不仅为传统的以脏补脏理论提供了现代科学依据，而且还在提取各种动物脏器有效成分的基础上，进一步制成多达数百种的生化药品，使传统的脏器疗法得到了进一步的发展。

动物脏器都属血肉有情之品，其以脏补脏的作用都在草木之品之上，因此在食养和食疗上应用十分广泛。应当注意的是，各种动物脏器虽对人体相应脏腑器官具有保健作用，但各有其特点。如有的偏于补气，有的偏于补血，有的偏于补阳，有的偏于补阴。因此，以脏补脏理论在具体应用时，还应根据其特点和人体相应脏腑的具体情况来考虑。此外，也并非所有动物脏器都可用

拓展知识点：
食物的产地与采集

来补养人体相应的脏腑器官，特别是一些动物的腺体和淋巴组织，如猪的肾上腺（俗称小腰子）、甲状腺（俗称栗子肉）等，或对人体有明显的损害作用，或有较严格的剂量限制，均不可作为食物使用。若食用不当，极易引起中毒，严重者还可危及生命。因此，以脏补脏理论的具体应用，应以我国传统食疗文献的记载为基础。

第四节　食物的炮制与烹调

在自然界提供的众多食物中，除少部分可供直接食用（生食）外，更多的则需通过一定的加工或烹调制作后才能食用。有的食物还需根据养生或食疗的需要，在烹调制作前进行专门的加工，这种为了饮食保健的需要而进行的专门加工处理技术，传统上称为炮制，古代又称为炮炙、修事、修治。

食物的炮制加工与烹调方法很多。不同的炮制加工与烹调方法对食物的性能可产生不同的影响。如《本草蒙筌》中指出："酒制升提，姜利发散，入盐走肾脏仍仗软坚，用醋注肝经且资住痛，童便制除劣性降下，米泔制去燥性和中，乳制滋润回枯助生阴血，蜜炙甘缓难化增益元阳……"。此外，《本草蒙筌》还强调火候的重要性，认为"凡药制造，贵在适中，不及则功效难求，太过则气味反失"。炮制技术的差别，对食物的性味、归经、功效和毒副作用等都有影响。如盐制杜仲引经入肾，可增强杜仲补益肝肾的功效。把金银花置于锅内，用文火将花炒至深黄色为止，其味甘微苦，性寒偏平，清热解毒之功善走中焦和气分，多用于温病中期。若把金银花武火清炒至焦黄或焦黑，其味甘微苦涩，性微寒，重在清解下焦及血分之热毒。相反，食物的炮制加工与烹调方法不当，则可对食物的性能产生不利的影响，甚或产生对人体有害的物质。如食物经油炸或熏烤以后，不仅对食物本身的性能产生不利影响，并且使食物产生燥热之性，进而影响到养生和食疗的效果。因此，饮食保健必须重视食物的炮制加工与烹调。

一、炮制与烹调的目的

炮制与烹调在饮食保健学上的目的主要有以下几个方面。

（1）变生为熟，有利于脾胃的消化吸收，提高了食物的利用率，缩短了食物的消化吸收过程。

（2）灭菌消毒，降低或消除某些食物的毒性或副作用，保证人体食用的安全。如芋头生则有毒，须经煮制后方可食用。

（3）改变食物的性能，使之适应养生或食疗的需要。如生姜煨制以后，其发汗之力减弱，温暖脾胃之力增强，以适应脾胃虚寒的需要。

（4）提高食物的效用，如茯苓粉经乳制后可增强其滋补的作用。

（5）增进食物的色、香、味、形，促进食欲，便于食用。

二、常用炮制方法

食物的炮制与烹饪学中的原料初加工有着密切的联系。它的内容除了应符合烹饪加工的一般要求以外，如净处理、干料涨发、漂洗、刀工处理等，在饮食保健学上还有以下几种常用的特殊炮制方法，即炒、炙、煨、煮、蒸。

炒：是将洗净或切制的食物直接放置于锅内加热，不断翻动，直至所需程度的方法，以达到降低毒性、提高效用、矫正口味的目的。炒法分清炒和加辅料炒两类。清炒有炒香、炒黄、炒焦等的不同，加辅料炒常用麸炒、米炒、盐炒等方法。如山药炒黄后烹食，可增强其健脾止泻的效用；薏苡仁炒微黄且有香气，然后煮食可增强醒脾健胃的效用；山楂炒焦后烹食，可增强消积止泻的效用；山药加麦麸炒后烹食，可增强补气益脾的效用。

炙：是将洗净或切制后的食物拌以液体辅料置于锅内加热，使辅料逐渐渗入食物内部的方法，可增强或改变食性，减少不良反应。由于所加的液体辅料不同，炙法又分酒炙、醋炙、盐炙、姜炙、蜜炙、油炙等方法。如百合蜜炙后烹食，可增强其润肺止咳的效用；陈皮醋炙后烹食，可增强其疏肝止痛的效用。

煨：是将食物用湿纸或湿面团包裹后置于热火灰中加热的方法，以缓和食性，降低不良反应，增强效用。如栗子煨制后烹食，可增强其健脾止泻的效用。

煮：是将食物或配以辅料放入水锅中加热的方法，可去除异味，改变食性，减少不良反应。如藕，生者甘寒，主要用于清热凉血，煮熟后则性属甘温，主要用于补益强壮。再如菠菜，原品中含有较多的草酸，能降低人体对钙质的吸收，经煮后则可去除过多的草酸。

蒸：是将洗净后的食物或配以辅料置于容器中利用水蒸气加热的方法，可改变食性，减少不良反应。如何首乌生品通便、解毒，若配黑豆反复蒸制（九蒸九晒）后，则可变通便作用为滋补效用。再如黄精，配黄酒蒸制后烹食，可增强其补脾、润肺、益肾的作用，并可去除麻味，滋补而不腻，故古代黄精有九蒸九曝之说。

三、烹调基本原则

烹调是在食物初步加工或炮制的基础上，按照一定的工艺要求，进一步加热和调味，制作成菜肴的过程。我国烹调方法种类繁多，内容十分丰富，其选用的基本原则除了应符合烹饪色、香、味、形的一般要求以外，还应注意以下几个方面。

首先，在烹调方法上应以炖、焖、煮、蒸、煨等以水为传热媒介的加热方法为主。这不仅可以保护食物的性能，提高食物的保健效用，而且有利于脾胃的消化吸收，特别是补养类食物，更应文火久炖。而熏、炸、烤、煎类烹调方法则应少用或不用，以免破坏食物性能，增加食物的燥热之性，甚或产生有害物质。

其次，在制作形式上应以汤、羹、粥为主，这不仅便于制作，且有利于提高食物效用和脾胃的消化吸收，故中医治病多以汤液为主。

最后，在调味上以和为主，尽量保持食物的原汁原味，以充分发挥食物自身的效用。正如朱丹溪在《茹淡论》中所说："天之所赋者，若谷菽菜果，自然冲和之味，有食人补阴之功。……人之所为者，皆烹饪调和偏厚之味，有致疾伐命之毒"。对于食物本身含有异味或淡而无味的则可适当矫味或增味。

食物除了通过烹调制作成菜肴以外，还可以加工成膏剂、酒剂和饮料等。在食品工业中，还有各种保健饮料、糕点、糖果、蜜饯、口服液等。

第五节　食物的配伍与禁忌

一、食物的配伍

各种食物都有其各自的性能，它们在配合食用时，会产生各种变化。前人在总结配伍关系时提出了"七情"学说。在"七情"中，除"单行"是指用单味食物烹制以外，其余六个方面都是谈配伍关系的，它是组方配膳的基础。食物经过配伍以后，可以满足饮食养生的多种要求，可以适应复杂的病情，扩大食疗范围，提高食疗效果，还可消除或减轻某些食物的不良反应。

食物与食物之间的配伍关系主要有相须、相使、相畏（相杀）、相恶、相反等。

相须：相须是指性能作用相类似的两种食物配合应用，可以起到协同作用，增强其效用。如人参与母鸡配伍食用，能明显地增强其补益强壮的作用；百合和梨同时食用，可奏清肺热、养肺阴的功效。

相使：相使是指两种食物配合使用，而以一种食物为主，另一种食物为辅，以提高主要食物的保健作用。配伍的两种食物之间的性能，可以不同。如黄芪炖鲤鱼，黄芪补气利水，可增强鲤鱼利水消肿的功效；姜糖饮中，红糖温中和胃，能加强生姜温中散寒的作用。

相畏（相杀）：相畏或相杀是指两种食物配伍使用时，一种食物能减轻或消除另一种食物的不良反应。如食用螃蟹常配用生姜，主要是以生姜减轻螃蟹的寒性，并解蟹毒。相畏和相杀属于同一配伍关系，只是不同角度的两种说法。

相恶：相恶是指两种食物配伍使用时，一种食物能降低另一种食物的作用，甚至相互抵消。如人参恶萝卜，因萝卜耗气，能降低人参补气的作用。

相反：相反是指两种食物配伍使用时，能产生不良反应或毒性反应，属配伍禁忌。

在上述配伍关系中，相须、相使、相畏（相杀）是在配膳时应加以利用的，相恶、相反则属于配伍禁忌。此外，在前人已总结出的一些具体食物配伍关系时，有的尚需进一步通过实践和研究，以阐明其配伍原理，如柿子忌螃蟹、茯苓忌米醋等。

二、保健食谱的配方原则

配方，是指在食疗保健理论的指导下，将两种以上的食物按照一定的配方原则加以组合，并确定一定的分量比例。各种养生食谱或食疗食谱就是在此基础上经过烹调制作而成的。

各种养生或食疗食谱不是简单的几种食物的相加，而是按照一定的原则进行组合的。它与中医学中方剂学的配方原则相一致，并与烹饪学中的配菜过程密切联系，是通过配菜来实现的。有关保健食谱的配方原则，前人多以"君、臣、佐、使"来概括，这是根据《素问·至真要大论》："主病之谓君，佐君之谓臣，应臣之谓使"的理论而提出的。它可与配菜中的主料、辅料和佐料相联系，概括为主料、辅助料和佐助料。

主料（君）：是根据养生或食疗的需要而起主要作用的食物，可由一种或两种以上的食物所组成。由两种以上食物组成的主料，大多选用相须或相使的配伍方法组成。

辅助料（臣）：是辅助主料以加强养生或食疗的效用，或兼顾到养生的其他方面，或治疗兼证的食物。主料和辅料的配伍关系也多选用相须或相使的配伍方法来组成。

佐助料（佐、使）：是消除主料的不良反应或毒性，或调味增色，或引导主、辅料归入机体某脏腑经络的食物。其中用于消除主料的毒性或不良反应的佐助料多选用相畏（相杀）的配伍方法组成。此外，部分佐助料还可起到养生或食疗以及食品防腐的作用。

各种保健食谱的配方如何，是衡量养生食谱或食疗食谱质量的一个重要标准。它除应符合以上原则外，同时还应适当兼顾到膳食的色、香、味、形，做到养生或食疗与色、香、味、形的统一。

三、饮食禁忌

由于不同的食物具有不同的性能和适用范围，以及不同的人和不同的疾病对食养和食疗的要求不同。因此，大多数食物在具体使用时，既有其适宜于养生和食疗的一面，同时又有其不适宜的一面，有其一定的禁忌，这就是饮食禁忌。概言之，饮食禁忌是指根据养生或食疗的需要，避免或禁止食用某些食物。饮食禁忌的主要内容有配伍禁忌、发物禁忌、妊娠禁忌、药食禁忌、疾病禁忌等。此外，还有忌生冷，忌暴饮暴食等养生禁忌的内容。

1. 配伍禁忌

配伍禁忌是指两种食物在配伍使用时，可降低食物的养生或食疗效果，或对人体产生有害的影响，也即俗称的"食物相克"。食物的配伍禁忌主要有相恶和相反两种情况，它是前人在漫长的饮食保健实践中观察和总结出来的，对指导膳食配方具有重要意义。

有关食物配伍禁忌的内容在历代有关文献中有较多的论述。例如：猪肉反乌梅、桔梗（《本草纲目》）；狗肉恶葱（《本草备要》）；羊肉忌南瓜（《随息居饮食谱》）；鳖肉忌苋菜、鸡蛋（《本草备要》）；螃蟹忌柿、荆芥（《本草纲目》）；茯苓忌蜡（《药性论》）；葱忌蜂蜜（《千金方·食治》）；人参恶黑豆（《药对》）、忌山楂（《得配本草》）、忌萝卜、茶叶等。以上配伍禁忌在膳食配方时应避免或禁止同用。

虽然有关食物配伍禁忌的内容在历代有关文献中有较多的论述，但由于历史的原因，历代文献中个别食物配伍禁忌的内容还带有偶然性或片面性，需要进一步地实践和研究。

2. 发物禁忌

所谓发物，是指特别容易诱发某些疾病，尤其是旧病宿疾，或加重已发疾病的食物。发物禁忌在饮食养生和饮食治疗中都具有重要意义。在通常情况下，发物也是食物，适量食用对大多数人不会产生不良反应或引起不适，只是对具有特殊体质以及与其相关的某些疾病才会诱使发病。

发物的范围很广，在我们的日常生活中，属于发物类的食物按其来源可分为以下几类。

海腥类：主要有带鱼、黄鱼、鲥鱼、鲳鱼、蚌肉、虾、螃蟹等水产品。这类食品大多咸寒而腥，对于体质过敏者，易诱导过敏性疾病发作，如哮喘、荨麻疹等。同时，也易催发疮疡肿毒等皮肤疾病。

食用菌类：主要有蘑菇、香菇等。这类食物多为高蛋白食品，过食易致动风升阳，触发肝阳头痛、肝风眩晕等宿疾。此外，有皮肤宿疾者，食之也多易复发。

蔬菜类：主要有竹笋、芥菜、南瓜、菠菜等。这类食物易诱发皮肤疮疡肿毒。

禽畜类：主要有公鸡、鸡头、猪头肉、鹅肉、鸡翅、鸡爪等。这类食物主动而性升浮，食之易动风升阳，触发肝阳头痛、肝风眩晕等宿疾。此外，还易诱发或加重皮肤疮疡肿毒。

果品类：主要有桃子、杏等。前人曾指出，桃多食生热，发痈、疮、疟、痢、虫疳诸患；杏多食生痈疖、伤筋骨。

此外，属于发物类的还有獐肉、腐乳、酒酿及葱、椒、韭等。现代临床研究还证实，忌食发物在外科手术后减少创口感染和促进创口愈合上也具有重要意义。

发物能诱发或加重某些疾病，但另一方面，由于发物具有的催发或透发作用，食疗上还用于治疗某些疾病。如麻疹初期，疹透不畅，食用蘑菇、竹笋等发物，可起到助其透发，缩短病程的作用。又如多食海腥发物以催发牛痘等，都是利用了发物具有的透发作用。

除配伍禁忌、发物禁忌外，有关妊娠禁忌、疾病禁忌等内容将在以后有关章节叙述。

✓ 总结

1. 饮食保健的基本原则主要有调和阴阳、扶正祛邪和三因制宜等。
2. 食物性能理论的主要内容有四气、五味、升降浮沉、归经、以脏补脏等。
3. 炮制与烹调的5个作用；常用的5种炮制方法；烹调的3个基本原则。
4. 食物配伍5种关系；保健食谱的主、辅、佐3原则；配伍禁忌与发物禁忌。

✓ 思考题

1. 如何理解扶正祛邪？
2. 试述调整阴阳的方法。
3. 试述三因制宜的主要内容。
4. 如何理解四气、五味、归经、配伍禁忌、发物禁忌的概念？
5. 试述四气与五味的主要内容。
6. 炮制与烹调的作用是什么？
7. 试述常用炮制方法的概念与作用。
8. 从饮食保健学的立场出发，烹调的基本原则是什么？
9. 如何理解食物的配伍关系？
10. 如何理解保健食谱的配方原则？

中篇　食物与养生

第三章　补养类食物

本章内容： 补气类食物：山药、大枣、鸡肉、牛肉等

补血类食物：龙眼肉、阿胶、猪肝、猪蹄等

补阳类食物：冬虫夏草、海参、核桃仁、羊肉等

补阴类食物：黄精、枸杞子、松子、桑葚等

教学时间： 12课时

教学目的： 本章内容是中篇的重点部分，通过本章的教学，使学生了解相关的概念，掌握重点食物的作用与应用，了解一般常见食物的作用与应用。

教学要求： 1.掌握重点食物的养生作用、食疗功效、应用范围、常用配方及其使用上的宜忌。

2.了解一般常见食物的养生和食疗功效。

　　补养类食物是指以补益人体气、血、阴、阳，扶助正气，养生壮体，提高抗病能力，以及治疗虚弱证候为主要作用的一类食物，又称补益类食物或补虚类食物。补养类食物在食物中占有很大比重，是最基本的食物，应用十分广泛。补养类食物按其作用和应用范围的不同，又可进一步分为补气类食物、补血类食物、补阳类食物和补阴类食物。

　　在选用时，第一，应根据人体气血阴阳的不同情况而选用相应的补养类食物，不可滥用或盲目进补。第二，由于机体气血阴阳之间是相互依存和相互为用的，所以，各类补养食物在使用时又常同时并用。第三，在疾病的情况下，还应区别邪气的盛衰。若邪气未除，不可单用补养类食物，否则，反会加重病情。第四，补养类食物大多味甘质腻，虽能滋补，但易碍胃。因此，在使用补养类食物时，可适当配伍健脾助运的食物，以利于补养类食物的消化吸收。

拓展知识点：
中医对气、血的认识

第一节　补气类食物

　　补气类食物是指以补益人体之气，增强脏腑功能和机体的活动能力，以及治疗气虚证候为主要作用的一类食物，又称益气类食物。

　　补气类食物能增强脏腑的功能活动，重在肺、脾、心、肾，主要用于补气强壮，或治疗脾气虚、肺气虚、心气虚、肾气虚等病证。又由于气旺可以生血，气能统摄血行，故在补血、止血时也常配伍补气类食物同用。

　　补气类食物在使用时，有的易致气机壅滞，出现胸闷、腹胀、食欲不振等现象，可适当配伍行气类的食物同用，如陈皮、砂仁等。

一、山药（附：番薯）

　　山药又名薯蓣、薯药、怀山药，为薯蓣科植物薯蓣的根茎，主产于河南、山西、河北、陕西等地，作蔬菜或粮食供食，是药食兼用的佳品。

　　【品质】以质坚实、粉性足、色洁白者为佳。产于河南沁阳县（旧属怀庆）者品质最优，故又称怀山药。

　　【食性】甘，平。归脾、肺、肾经。

　　【养生】为补气养阴养生佳品。日常食之可补气养阴、健脑益智、聪耳明目、滋养肌肤、延年益寿。适于气阴亏虚体质、瘵病后补养、用脑过度、形体瘦弱、老年人体衰，以及无病强身者食用。常用养生方如山药鸭羹、山药核桃羹等。

【食疗】补气健脾，养阴益肺，补肾固精。

【应用】

（1）用于脾气虚弱，食少便溏或慢性久泻。可单用山药粉煮粥食，以增强山药涩肠止泻的作用，或配伍粳米、茯苓霜、莲子、鸡蛋黄等同用。

（2）用于肺虚久病咳喘。可单用煮食，或配伍甘蔗汁、薏苡仁、柿霜饼等同用。

（3）用于肾虚遗精、尿频、妇女白带过多。常配伍莲子、芡实等同用。

（4）用于消渴。可单用煮汤代茶饮。

此外，还可用于虚劳羸瘦。

近代用于慢性肾炎，小儿遗尿，神经衰弱。

【选方】

（1）薯蓣粥：山药 50 克研末，煮粥食。用于脾虚泄泻。小儿可调以白糖食，为小儿泄泻食疗佳品（《医学衷中参西录》）。

（2）薯蓣鸡蛋黄粥：山药 50 克研末，熟鸡蛋黄 1 枚，先以山药煮粥，再将鸡蛋黄打碎，加入粥内进食。用于泄泻日久，肠滑不固（同上）。

（3）一味山药散：山药适量，一半炒黄，一半生用，共研细末，米汤调食。用于噤口痢（《百一选方》）。

（4）一味薯蓣饮：山药 500 克，煮汤代茶频饮。用于阴虚发热，虚劳喘嗽及一切阴虚亏损之证（《医学衷中参西录》）。

（5）珠玉二宝粥：山药 30 克，柿霜饼 1 个，薏仁米 30 克，煮粥食。用于肺脾阴虚，饮食减少，虚热劳嗽及一切阴虚之证（《医学衷中参西录》）。

（6）山药甘蔗汁：山药适量捣烂，甘蔗汁适量，和匀热饮。用于痰气喘息（《简便单方》）。

（7）山药莲子羹：山药 30 克，莲子 10 个，调味作羹食。用于遗精，带下。

（8）山药茯苓粥：山药、茯苓各半，粳米适量，煮粥食。用于小便多，滑数不禁（《儒门事亲》）。

（9）山药羊肉羹：山药 50 克，羊肉适量，调味作羹食。用于妇女带下。

（10）山药炖猪胰：山药 50 克，猪胰 1 条，调味炖食。用于消渴。

（11）山药粥：山药 30 克，粳米适量，煮粥食。用于小儿盗汗。

（12）山药参枣炖肉：山药 50 克，人参 5 克，大枣 5 枚，猪肉适量，调味炖食。用于再生障碍性贫血。

【食法】可煮食或研粉调食。

【宜忌】

（1）健脾止泻宜炒黄后研末煮粥食；养阴宜用生品煮食。

（2）有湿盛中满及积滞者不宜食用。

附：

番薯：又名山芋、甘薯、红薯、地瓜，为旋花科植物番薯的块根，各地均有栽培，作代粮品供食。《随息居饮食谱》谓："种类不一，以皮赤、无筋、味纯甘者良。亦可生啖。凡渡海注船者，不论生熟，食少许即安。瘠薄之地，种亦番滋，不劳培植，大可救饥。切可蒸晒，久藏不坏。切碎同米煮粥食，味美益人。惟性大补，凡时疫、疟、痢、肿胀、便秘等证，皆忌之。"以味甘皮赤而无筋者为佳。食性甘平，归脾、肾经。为补益强壮养生食品。日常食之可起到补脾胃、益气力、肥五脏、益肺气、和血脉、御风寒、益颜色的作用，适于脾胃虚弱、疲劳过度、形体瘦弱、妇女产后、渡海晕船，以及无病强身者食用，又为产妇保健食品。常用养生方如甘薯鳢鱼汤、甘薯乌贼鱼汤等。食疗能补中和血，益气生津。主要用于中虚食少、产后瘀血、津伤口渴等证。此外，还可用于浮肿、泄泻、黄疸、遗精、产后乳少等。可生食、煮食或研粉调食。选方如《随息居饮食谱》以本品切碎，配伍大米煮粥食，用于中虚食少；《金薯传习录》以本品煨熟食，用于酒湿入脾，因而飧泄者；以本品煮食，用于湿热黄疸，其黄自退；以本品研粉调食，用于调养心脾，治遗精淋浊；以本品配伍狗肉煮食，用于产后乳少；《岭南采药录》以本品用醋煮食，用于全身浮肿。本品多食壅气，有脘腹胀满者不宜食用。

二、大枣（附：酸枣、黑枣）

大枣又名红枣、美枣、良枣，为鼠李科植物枣的成熟果实，主产于河北、河南、山东、四川等地，作果品供食，为五果之一。《随息居饮食谱》谓："食之耐饥，亦可浸酒。取瓤作馅，荤素皆宜。"

【品质】以北产肉厚味甜而核小者为佳。

【食性】甘，温。归脾、胃经。

【养生】为益气养血养生佳品。日常食之可补气血、养心神、悦颜色、抗衰老，并可预防输血反应。适于气血虚弱体质、病后或产后体虚，以及无病强身和老年人食用。常用养生方如大枣桂圆汤、大枣桃仁粥等。

【食疗】补益脾胃，养血安神。

【应用】

（1）用于脾胃虚弱，食少便溏、体倦乏力。多配伍山药、茯苓、粳米等同用。大枣有"脾之果"之称，脾病者食之最宜。

（2）用于心血不足，面色萎黄、心悸怔忡、妇女脏燥等。可配伍桂圆、猪心、小麦等同用。

此外，还可用于缓和食性，消除或减轻食物的不良反应，保护胃肠功能，以及脱肛、盗汗。

近代用于过敏性紫癜，急、慢性肝炎，肝硬化和再生障碍性贫血。

【选方】

（1）大枣粥：大枣 10 枚去核，粳米适量，煮粥食，用于脾胃虚弱；又方以大枣 7 枚去核，配伍青粱粟米煮粥食，用于中风惊恐虚悸，四肢沉重（《圣济总录》补益大枣粥）。

（2）枣心汤：大枣 20 枚去核，猪心 1 具，煮汤分次食。用于心血不足，心悸，失眠，精神恍惚。

（3）甘麦大枣汤：大枣 10 枚，甘草 15 克，小麦适量，煮汤食。用于妇人脏燥，喜悲伤欲哭，数欠伸（《金匮要略》）。

（4）大枣葱白汤：大枣 20 枚，葱白 7 茎，煮汤食。用于虚劳烦闷不得眠（《千金方》）。

（5）醋煮枣：大枣 15 枚，加醋煮至醋干食。用于脱肛日久不愈。

（6）大枣浮麦饮：大枣 10 枚，浮小麦 20 克，煮汤代茶饮。用于盗汗，小儿虚汗。

（7）红枣花生冰糖汤：大枣、花生、冰糖各 30 克，先煮花生，后加大枣、冰糖同煮，睡前进食，每日 1 次，30 天为一疗程。用于急、慢性肝炎和肝硬化血清转氨酶高者。

（8）大枣羊骨粥：大枣 15 枚去核，羊骨、粳米各适量，煮粥食。用于再生障碍性贫血。

（9）大枣芹菜汤：大枣、芹菜根各适量，煮汤常食。用于高胆固醇血症。

【食法】可生食、煮食或制糕点食。

【宜忌】本品为大甘之物，多食易致助湿生热，令人中满。有湿热内蕴、痰热咳嗽及小儿疳积者不宜食用。

附：

酸枣：又名棘、棘子、野枣、山枣、葛针等，原产中国华北，中南各省亦有分布。味酸性平，用于心腹寒热，邪结气聚，四肢酸痛，湿痹。久服，安五脏，轻身延年，烦心不得眠，脐上下痛，虚汗烦渴，补中，益肝气，坚筋骨，助阴气，能令人肥健（《别录》）。

黑枣：学名君迁子，属柿树科、柿属，别名软枣、牛奶枣、野柿子、丁香枣、圆脑子等，仅分布于中国北方地区，主要分为有核和无核两种，主要的品种有大核黑枣、牛奶枣和葡萄黑枣等。黑枣性味甘、涩、平，能补中益气，养胃健脾，养血壮神，润心肺，调和百药等功效。食疗可止消渴、去烦热。黑枣 50 克，去核，同糯米 100 克煮成粥，可加糖，经常吃可滋阴补益，适于盗汗。

三、栗子

栗子又名板栗、撰子、大栗，为壳斗科植物栗的种仁，作果品供食，为著名干果之一。《随息居饮食谱》谓："辟谷济荒，生熟皆佳，点肴并用。"

【品质】以饱满甘甜者为佳。

【食性】甘，温。归脾、胃、肾经。

【养生】有"肾之果"之称，为补肾强壮养生佳品。日常食之可补肾壮腰、强健筋骨、益气厚肠。适于肾虚体质、小儿、老年人，以及无病强身者食用。常用养生方如栗子炖鸡、栗子烧肉、栗子茯苓粥等。

【食疗】健脾止泻，补肾强筋，活血止血。

【应用】

（1）用于脾虚泄泻、痢疾。健脾止泻宜熟食。可单用或配伍茯苓霜、大枣、粳米等同用。

（2）用于肾虚腰脚软弱、筋骨无力、齿根浮动。补肾强筋宜生食。可单用或配伍猪腰子、猪肉等同用。

（3）用于吐血、衄血、便血等出血症，可单用生食。

此外，还可用于咳嗽、瘰疬。

近代用于慢性气管炎。

【选方】

（1）煨栗子：煨栗子20枚顿食。用于内寒暴泻如注（《本草纲目》）。

（2）栗子柿饼粥：栗子5枚，柿饼1枚，粳米适量，煮粥食。用于小儿泄泻。

（3）栗子扁豆羹：栗子、扁豆各适量，煮熟捣糊，调以糖食。用于脾虚泄泻。

（4）风干栗子：每日空腹进食7枚，佐食猪肾粥，用于肾虚腰膝无力（《经验方》）；又方以生栗子每日进食，用于小儿脚弱无力，三四岁尚不能行步（姚可成《食物本草》）。

（5）板栗烧肉：栗子6枚，瘦猪肉适量，炖食。用于气管炎（江西《草药手册》）。

【食法】可生食、煮食或研粉供食。

【宜忌】

（1）健脾止泻宜煮食；补肾强筋、活血止血宜生食。可加工制成栗粉，不仅有利于消化吸收，而且也可备不时之需。

（2）本品多食易致气滞。有湿热内蕴、小儿便秘及风湿腰腿痛者不宜食用。

四、鸡肉

鸡肉为雉科动物家鸡的肉，各地均有饲养，作禽类供食。

【品质】以细皮肥大而嫩者为佳。

【食性】甘，温。归脾、胃经。

【养生】有"食补之王"之称，为补气益精养生佳品。日常食之可补益五脏、滋养强壮。适于形体瘦弱、病后或术后体虚不复、产后虚弱、气血虚弱体质、老年体衰及无病强身者食用。常用养生方如五子炖鸡（枸杞子、栗子、松子、莲子等）、虫草炖鸡等。

【食疗】补中益气，补精添髓。

【应用】

（1）用于脾胃虚弱，体倦乏力、纳呆食少、久泻久痢、肢体水肿。可单用炖食，或配伍人参、怀山药、栗子等同用。

（2）用于虚劳羸瘦、产后乳少、小便频数、崩漏带下等。多配伍枸杞子、松子、冬虫夏草等同用。

此外，还可用于咳嗽，消渴。

近代用于神经衰弱。

【选方】

（1）鸡肉馄饨：用鸡肉馅包馄饨食。用于脾胃亏虚，人萎黄瘦（《寿亲养老新书》）。

（2）鸡肉羹：鸡肉作羹及馄饨，每日空腹进食。用于赤白久痢（《食医心镜》）。

（3）鸡肉赤豆汤：净鸡1只，赤小豆100克，炖汤食。用于水气浮肿（《肘后方》）。

（4）陈皮鸡：净鸡1只，陈皮、生姜、葱白各适量，炖食。用于脾胃虚弱，脘腹疼痛。

（5）生地饴糖蒸鸡：净乌雌鸡1只，生地50克，饴糖100克，将生地、饴糖塞入鸡腹内捆紧，放入铜器盛具内，蒸制，食肉喝汤，勿放盐。用于积劳虚损，或大病后不复，并止盗汗（《姚僧坦集验方》）。

（6）虫草炖鸡：净鸡1只，冬虫夏草10克，调味炖汤，分次服食。用于虚劳羸瘦。

（7）陈皮炖鸡：净乌雄鸡1只，陈皮、良姜、胡椒、草果各适量，调以葱、醋、酱，炖熟，空腹进食。用于虚弱劳伤，心腹邪气（《饮膳正要》）。

（8）乌雌鸡羹：净乌雌鸡1只，煮熟，用豉汁、姜、椒、葱调作羹，空腹进食。用于中风湿痹，五缓六急，骨中疼痛，不能踏地（《圣惠方》）。

（9）酒煮乌雄鸡：净乌雄鸡1只，用无灰酒煮熟，乘热进食。用于肾虚耳聋，三五只见效（《本草纲目》）。

（10）银杏莲子鸡：净鸡1只，银杏、莲子各适量，炖汤食。用于小便频数，妇女带下。

（11）醋煮鸡：净鸡1只，食醋适量，煮食，用于治咳嗽（《圣惠方》）；又方以本品醋煮空腹进食，用于久赤白痢（《食疗本草》）。

（12）枸杞山药炖鸡：净鸡 1 只，山药、枸杞子各适量，炖食。用于肺痨病。

（13）桂圆童子鸡：童子鸡 1 只（约 1000 克），桂圆肉（龙眼肉）30 克，调味炖食。可补气血，安心神。适用于贫血、失眠、心悸。健康人食用能使精力更加充沛。

【食法】宜炖食或隔水蒸汁饮服。

【宜忌】热性体质及实证、热证、疮疡后、痘疹后不宜食用。

五、蜂蜜（附：蜂乳）

蜂蜜又名石蜜、白蜜、蜜糖、蜂糖，大部分地区均产，作糖类或调味品供食。《随息居饮食谱》谓："若果饵肴撰，精制得宜，味皆甘美，洵神品哉。"

【品质】以质地浓厚起沙、味甜气芳香者为佳。

【食性】甘，平。归脾、肺、大肠经。

【养生】为滋补养生佳品。本品味甘性平，柔而润泽，不冷不燥，日常食之可补益五脏、养心安神、润肺泽肤、聪耳明目、抗衰延年、强壮身体。适于虚弱体质、病后体虚、肌肤枯燥、大便干结以及老年人食用。常用养生方如蜂蜜牛乳饮、蜂蜜莲子羹、蜂蜜桂圆羹等。

【食疗】补中缓急，润肺止咳，滑肠通便。

【应用】

（1）用于脾胃虚弱，胃脘疼痛。可单用或配伍应用。此外，还能缓和食性，故在制作滋补食品时多配以蜂蜜，以增强滋补作用，并可缓和食性，改善食品风味。

（2）用于肺虚久咳或肺燥干咳。可单用冲食，或配伍梨等同用。

（3）用于肠燥便秘。本品滋润以滑肠通便，尤宜于老年、孕妇、小儿、病后等体虚津枯之肠燥便秘。可单用，每晚睡前冲食。

此外，还能解乌头中毒，胎干难产，瘾疹瘙痒。

近代用于胃、十二指肠溃疡，高血压病，神经衰弱，贫血，肺结核，心脏病，肝脏病，急性细菌性痢疾。

【选方】

（1）蜂蜜蒸梨：蜂蜜 30 克，白梨 1 个，蒸熟食。用于阴虚肺燥，久咳咽干。

（2）琼玉膏：人参、茯苓研末，生地取汁，加蜂蜜制膏食，能养阴润肺。用于虚劳干咳，咽燥咯血（《洪氏集验方》）。

（3）蜂蜜麻油饮：蜂蜜、麻油 1 小碗，煮数沸进食。用于胎干难产（《海上方》）。

（4）蜂蜜酒饮：熟蜜和酒饮。用于瘾疹瘙痒（《食医心镜》）。

（5）蜂蜜饮：蜂蜜 30 克，每日 3 次，饭前温开水冲食。用于胃、十二指肠溃疡。

（6）蜂蜜芝麻泥：蜂蜜60克，黑芝麻60克，将黑芝麻蒸熟捣如泥，搅入蜂蜜，每日分2次热开水冲食。用于高血压，慢性便秘（《现代实用中药》）。

（7）白术蜂蜜水：生白术50克，加水800毫升煎煮取汁，加蜂蜜60克，摇匀即可饮用。用于健脾益气、养血润燥、养阴增液、润肠通便，可治疗老年性便秘。

【食法】可冲食或配制各种膏剂。

【宜忌】

（1）不宜与葱、莴苣同食。

（2）本品为大甘之品，能助湿满中，积生内热。故湿热痰盛、中满痞胀、呕吐及便溏者不宜食用。

附：

蜂乳：为蜜蜂工蜂咽腺分泌的乳糜（王浆）和蜂蜜配制而成的液体。食性甘酸平，为滋补强壮养生佳品。日常食之可滋补五脏、养胃润肠、抗衰延年。适于虚弱体质、大便干燥、肌肤枯燥，以及小儿和老年人食用。食疗能滋补强壮，益肝健脾。主要用于老年体衰、病后虚弱、小儿营养不良、慢性肝炎、十二指肠溃疡、高血压病、心血管功能不全、糖尿病和风湿性关节炎等。常用温开水冲服3～5毫升。

六、白扁豆（附：扁豆衣、白扁豆花）

白扁豆又名藊豆、沿篱豆、蛾扁豆、茶豆，为豆科植物扁豆开白花植株的种子，各地均有栽培，作蔬菜或充粮供食。

【品质】以饱满色白者为佳。

【食性】甘，微温。归脾、胃经。

【养生】为健脾化湿养生佳品。日常食之可健脾胃、化水湿、解酒毒、补五脏、强身体。适于痰湿体质、平素嗜食肥腻、嗜酒、妊娠呕逆，以及小儿和老年人食用。常用养生方为扁豆粥、扁豆山药粥等。

【食疗】健脾化湿，消暑和中。

【应用】

（1）用于脾虚湿盛，体倦乏力、食少便溏、泄泻，以及水肿、妇女带下过多。可单用煮食，或配伍茯苓、薏仁米等同用。

（2）用于暑湿吐泻。本品健脾化湿，消暑和中，升清降浊，以止吐泻，故适于夏伤暑湿、脾胃失和之吐泻。可单用或配伍应用。

此外，还可用于小儿疳积，妊娠安胎，解鱼、酒、药毒。

【选方】

（1）扁豆粥：扁豆、粳米各适量，煮粥食。用于脾虚泄泻。

（2）炒扁豆散：扁豆炒后研末，米汤调食。用于妇女赤白带下（《永类钤方》）。

（3）扁豆散：扁豆研末，以醋调食，用于霍乱转筋（《普济方》）；又方扁豆研末，每次 30 克，米汤调食，或煮浓汤饮，用于服药后胎动不安。

（4）扁豆荷叶粥：扁豆、荷叶、粳米，煮粥食。用于夏季暑湿泄泻。

【食法】宜煮粥食。

【宜忌】

（1）应煮熟后食用。

（2）多食易致气滞腹胀，有气滞胀满及患疟者不宜食用。

附：

（1）白扁豆衣：又名扁豆皮。为扁豆的干燥种皮。食性甘微寒。为健脾化湿养生食品。适于湿盛体质，以及无病强身者食用。常用养生方如扁豆衣汤。食疗能健脾化湿，主要用于脾虚泄泻、痢疾、水肿。虽力不及扁豆，但无壅滞之弊。此外，还可用于脚气浮肿、食物中毒。可煮食。诸病不忌。

（2）白扁豆花：又名南豆花。为扁豆未全开放的花。食性甘平。为健脾化湿养生食品。适于痰湿体质以及无病强身者食用。常用养生方如扁豆花粥。食疗能消暑化湿，健脾和胃。主要用于暑湿泻痢、妇女赤白带下。近代用于细菌性痢疾。可煮汤或研末调食。选方如《奇效良方》以本品焙干研末，炒米煮饮入烧盐，空腹进食，用于妇人崩带；《必用食治方》以本品配伍猪肉，调以葱、胡椒、酱汁，作馄饨食，用于一切泄痢。诸病不忌。

七、猪肚（附：牛肚、羊肚）

猪肚又名猪胃，各地均有，作畜类供食。《随息居饮食谱》谓："肉厚者良。须治洁煨糜，颇有补益。"

【品质】以肉厚洁净者为佳。

【食性】甘，温。归脾、胃经。

【养生】为补脾胃之要品。日常食之可补脾胃、益不足、肥健体。适于脾胃虚弱体质、瘵病体虚，以及小儿、妇女胎前产后和老年人食用。常用养生方如猪肚粥。

【食疗】健脾益胃，补益虚损。

【应用】

（1）用于脾胃虚弱，泄泻、下痢，以及消渴、小便频数、小儿疳积、胃下垂等。常配伍山药、粳米等同用。

（2）用于虚劳羸瘦。本品为血肉有情之品，补益虚损作用甚佳。可配伍人参等补品同用。

此外，还可用于虚弱遗精，妇女带下，赤白癜风。

近代用于胃及十二指肠溃疡。

【选方】

（1）山药猪肚粥：猪肚洗净切片，山药、粳米各适量，调以葱、蒜、盐，煮粥食。用于脾虚泄泻（《本草经疏》）。

（2）大蒜猪肚粥：猪肚1具，大蒜、粳米各适量，煮成粥糜进食。用于中虚久泄（《随息居饮食谱》）。

（3）炖猪肚：猪肚175克，生姜50克，肉桂25克，放碗内加水，隔水炖食，用以胃脘隐痛，喜热畏寒，吐清水（《本草经疏》）；又方以猪肚1具，调以蒜、椒、酱、醋炖食，用于老人脚气，亦治热痨（《养老方》）。

（4）枳壳砂仁炖猪肚：猪肚1具，炒枳壳10克，砂仁5克，炖食。用于胃下垂。

（5）猪肚粥：猪肚1具，粳米适量，调以五味，煮粥食。用于消渴，日夜饮水数斗，小便频数，瘦弱（《食医心镜》）。

（6）莲子炖猪肚：猪肚1具，莲子50克，调以淡盐，炖食。用于虚弱遗精（《随息居饮食谱》）。

（7）火腿煨猪肚：猪肚，火腿，煨糜频食。用于胎气不足，或屡患半产及娩后虚羸（同上）。

（8）清煮猪肚：猪肚1具，淡煮食。用于赤白癜风（《外台秘要》）。

（9）猪肚散：猪肚焙干研末，每日早晨空腹米汤调食。用于胃及十二指肠溃疡。

【食法】宜煮食。

【宜忌】诸养生食疗不忌。

附：

（1）牛肚：又名牛百叶，为牛科动物黄牛或水牛的胃，各地均有，为补益脾胃养生佳品。日常食之可益脾胃、补五脏。适于脾胃虚弱体质、气血虚弱体质、形体瘦弱、病后体虚，以及无病强身者食用。常用养生方如牛肚粥。食疗能补气血，益脾胃。主要用于病后虚羸、气血虚弱、消渴、目眩、消化不良。宜煮食。选方如《食疗本草》以本品配醋煮食，用于消渴，目眩，补五脏；单用本品煮汤食，用于调理小儿肠胃积滞或消化不良；以本品配伍烧酒煮食，用于妇人头晕头风。诸养生食疗不忌。

（2）羊肚：又名羊胃，为牛科动物山羊或绵羊的胃，食性甘温，为补益强壮养生佳品。日常食之可补虚羸、益脾胃。适于形体瘦弱、动则出汗、脾胃虚弱体质或无病强身者食用。常用养生方如羊肚粥。食疗同牛肚，并治盗汗、尿频。宜煮食。选方如《古今录验方》以本品烂煮，空腹进食。用于胃虚消渴。诸养生食疗不忌。

八、猪肾（附：牛肾、羊肾）

猪肾又名猪腰子，为猪科动物猪的肾脏，各地均有。

【品质】以鲜嫩者为佳。

【食性】咸，平。归肾经。

【养生】为补肾强壮养生食品。日常食之可补肾气、强肾府、密腠理。适于肾虚体质、体虚易汗以及无病强身者食用。常用养生方如炒虾腰、猪肾粥等。

【食疗】补肾。

【应用】主要用于肾虚腰痛、身面水肿、久泻、遗精、带下，以及盗汗、老人耳聋。本品以脏补脏，并能利小便，止遗泻，益虚损。可配伍应用。

此外，还可用于脚气，产后虚汗。

【选方】

（1）煨猪腰：猪腰1枚切片，杜仲末10克，用荷叶包裹煨熟食，佐以酒下，用于肾虚腰痛（《本草权度》）；又方以猪肾1枚批开，入骨碎补末，煨熟食，用于久泻不止（《濒湖集简方》）。

（2）猪肾粥：猪肾、香豉、白粳米、葱白，煮粥食，用于产后虚羸，喘乏，乍寒乍热，病如疟状，名为蓐劳，不瘥更作（《千金方》猪肾汤）；又方以猪肾、粳米、草果、陈皮、缩砂煮粥，空腹进食，用于肾虚劳损，腰脊无力疼痛（《饮膳正要》），又方以猪肾、粳米、葱白煮粥，下五味、椒、姜，空腹进食，每日一服，用于老人脚气烦痹，缓弱不随，行履不能（《养老奉亲书》）；此方用于一切肾虚之证（《调疾饮食辩》）；又方以猪肾、党参、防风、葱白、薤白、糯米煮粥食，用于老人耳聋（《四川中药志》）。

（3）猪肾馄饨：猪肾、陈皮、椒、酱，作馄饨空腹进食。用于赤白下痢，腰痛（《食医心镜》）。

（4）猪肾羹：猪肾、枸杞叶、椒、盐、葱，作羹，空腹进食。用于肾虚阴痿羸瘦（《经验方》）。

（5）附子煨猪肾：净猪肾1具，以刀切开，入附子末6克，用湿纸包裹煨熟，空腹稍热进食，佐酒饮。用于男子水脏虚惫，遗精盗汗（同上）。

【食法】宜煮食。

【宜忌】虚寒及小儿不宜食用。

附：

（1）牛肾：养生同猪肾。食疗能补肾益精，并去湿痹。宜煮食。选方如牛肾粥，以本品细切，配伍粳米煮粥食，用于补肾益精。

（2）羊肾：又名羊腰子、羊肾子、羊内肾，为牛科动物山羊或绵羊的肾脏，食性甘温，为补肾益精养生食品。日常食之可补肾益精、益气壮阳、强健腰膝、聪耳缩泉、密腠固表。适于肾虚体质、阳事减弱、腰膝无力、耳鸣不止、小便频多、体虚易汗、久病体弱，以及老年人和无病强身者食用。常用养生方如羊肾粥。食疗能补肾气，益精髓。主要用于肾虚劳损、腰脊疼痛、足膝痿弱、耳聋、消渴、阳痿、尿频、遗尿等。此外，还可用于虚损盗汗。宜煮食。选方如《饮膳正要》以本品切片，配伍粳米煮粥，调味进食，用于肾虚阳痿，足膝痿弱；以本品用湿纸包裹煨熟，调以油盐进食，用于小儿遗尿，老人夜间尿频，以及妇女腰腹寒冷。诸养生食疗不忌。

九、牛肉（附：霞天膏）

各地均有饲养。

【品质】以肥大而肉嫩者为佳。

【食性】甘，平。归脾、胃经。

【养生】有"补气功同黄芪"之称，为补益气血养生佳品。日常食之可益气血、健脾胃、补虚弱、肥健体。适于气血虚弱体质、脾胃虚弱体质、形瘦体弱、病后体虚、术后调养、妇女产后，以及无病强身者食用。常用养生方如牛肉粥、马铃薯烧牛肉等。

【食疗】补脾胃，益气血，强筋骨。

【应用】

（1）用于脾胃虚弱，食少便溏、肢体浮肿，以及中气下陷、久泻脱肛等。可单用或配伍应用。

（2）用于气血虚弱、虚损羸瘦。可配伍人参、山药、大枣等同用。

（3）用于腰膝酸软。可单用煮食，或配伍枸杞子等同用。

此外，还可用于消渴。

近代用于贫血。

【选方】

（1）牛肉脯：牛肉2500克，胡椒、荜茇、陈皮、草果、砂仁、良姜各适量研末，生姜汁、葱汁、盐，同肉拌匀，腌数日，焙干作脯食。用于脾胃久冷，不思饮食（《饮膳正要》）。

（2）返本汤：黄牛肉、山药、莲肉、白茯苓、小茴香、红枣，煮食。用于补诸虚百损（《乾坤生意》返本丸）。

（3）牛肉粥：牛肉切细，粳米适量，调以五香粉煮粥食。用于补脾胃，强筋骨。

（4）牛肉汤：牛肉炖汤饮。用于脾虚食欲不振。

【食法】宜煮食。

【宜忌】

（1）黄牛肉性质偏温，补气作用较好；水牛肉性质偏凉，以补血见长，且能安胎。

（2）诸养生食疗不忌。

附：

霞天膏：为黄牛肉熬炼而制成的膏剂，食性甘温，为补益气血养生佳品。日常食之可补气血、益脾胃、强身体。适于气血虚弱体质、脾胃虚弱体质及无病强身者食用。食疗能补气养血，健脾益胃。主要用于虚劳羸瘦、中风偏废、脾虚痞积、消渴。宜溶化后冲食。

十、鳜鱼

鳜鱼又名石桂鱼、桂鱼、鳌花鱼，为鮨科动物鳜鱼的肉，各江河湖泊中均有，作水产品供食，为高级淡水食用鱼类。

【品质】 以肉质鲜嫩者为佳。

【食性】 甘，平。归脾、胃经。

【养生】 有"鱼中上品"之称，为补益强壮养生佳品。日常食之可补五脏、益脾胃、补气血、肥健体。适于气血虚弱体质、形体瘦弱、病后体虚，以及无病强身者食用。常用养生方如鳜鱼汤、山药炒鱼片等。

【食疗】 补气血，益脾胃。

【应用】 主要用于气血不足、虚劳羸瘦、食欲不振、肠风泻血等。本品补气血，益脾胃，尤宜于虚劳羸瘦，为虚劳食疗佳品。

【选方】

（1）人参鳜鱼汤：鳜鱼1条，人参6克，调以姜、葱，煮汤食。用于久病虚劳。

（2）香菇鳜鱼汤：鳜鱼1条，香菇20克，调以葱、盐，煮汤食。用于脾胃虚弱，食欲不振。

【食法】 宜作汤、羹食。

【宜忌】 本品性禀寒湿，入馔宜配伍姜、葱同用，以制寒湿之性。

十一、鳝鱼

鳝鱼又名黄鳝、长鱼、海蛇，为合鳃科动物黄鳝的肉，除西部高原外均有分布，作水产品供食，为普通淡水食用鱼类之一。《本草拾遗》谓："鳝鱼，夏月于浅水中作窟，如蛇，冬蛰夏出，宜作臛食之。"

【品质】 以肥大鲜活者为佳。

【食性】 甘，温。归肝、脾、肾经。

【养生】为补益气血养生佳品。日常食之可补五脏、益气血、添精髓、壮筋骨。适于气血虚弱体质、形体瘦弱、病后体虚、产后虚弱，以及老年衰弱者食用，又为妇女和老年人常用保健食品。常用养生方如鳝鱼烧肉、炒鳝糊等。

【食疗】补虚损，强筋骨，祛风湿。

【应用】

（1）用于劳伤羸瘦、体衰乏力、血虚萎黄、产后淋沥、久痢脓血、痔疮下血等。可单用煮食，或配伍猪肉、人参等同用。

（2）用于足痿无力。可单用或配伍同用。

（3）用于风寒湿痹。可配伍酒、姜、葱等同用。

此外，还可用于脱肛，子宫下垂，产后腹中冷痛。

近代用于贫血和结核病。

【选方】

（1）鳝鱼炖肉：鳝鱼、五花肉各半，调味炖食。用于痨伤羸瘦。

（2）黄鳝红糖散：黄鳝1条焙干，红糖15克，共研细末，温水调食，用于久痢虚证；此方又可用于老人虚痢（《云南中医验方》）。

（3）鳝鱼汤：鳝鱼煮汤食。用于内痔出血（《便民食疗》）。

（4）鳝鱼金针菜汤：鳝鱼、金针菜各适量，调味煮汤食。用于足痿无力（《山民方食》）。

（5）酒炖黄鳝：黄缮1条，加酒炖食。用于风寒湿痹，并治耳聋。

（6）黄鳝羹：黄鳝作羹食。用于脱肛，子宫脱垂。

（7）虫草炖黄鳝：鳝鱼250克，冬虫夏草15克，调味炖食。用于虚劳咳嗽。

【食法】宜煮食。

【宜忌】患时病者不宜食用。

十二、泥鳅

泥鳅又名鳛、和鰌、鰍，为鳅科动物泥鳅的肉，在我国除西部高原地区外均有分布，作水产品供食，为常见的小型食用鱼类。

【品质】以春季捕捉肥大者为佳。

【食性】甘，平。归脾、肺经。

【养生】为补气强壮养生佳品。日常食之可益气强身、通利小便。适于气虚体质、小便不利，以及妇女胎前产后、儿童和老年人食用。常用养生方如清炖泥鳅、花生煲泥鳅等。

【食疗】补中益气，利水祛湿。

【应用】

（1）用于中气不足，泄泻、痔疮、脱肛、消渴。可单用或配伍应用。

（2）用于水肿，淋病，湿热黄疸。多配伍应用。

此外，还可用于阳痿，盗汗，皮肤湿热，水土不服。

近代用于传染性肝炎，糖尿病，泌尿系感染。

【选方】

（1）清炖泥鳅：泥鳅，调以葱、姜、盐，炖食。用于中虚泄泻。

（2）沃焦散：泥鳅焙干，与干荷叶共研细末，以水调食。用于消渴饮水无度（《圣济总录》）。

（3）泥鳅炖豆腐：泥鳅、豆腐，炖食。用于黄疸湿热，小便不利（《泉州本草》）。

（4）大蒜炖泥鳅：泥鳅、大蒜，炖食。用于营养不良性水肿。

（5）煮泥鳅：泥鳅煮食，用于阳事不起（《濒湖集简方》）；又方以本品配伍虾煮食，用于阳痿。

（6）泥鳅羹：泥鳅、米粉，煮羹食。用于调中收痔。

（7）米酒煮泥鳅：泥鳅入米酒煮食。用于体虚盗汗。

（8）泥鳅散：泥鳅烤干研末，温水调食，用于水土不服；又方以泥鳅清水放养 1 天，烘干研粉，每次 10 克，日食 3 次，用于传染性肝炎。

【食法】宜煮食。

【宜忌】

（1）宜清水放养后食用。

（2）诸养生食疗不忌。

十三、马铃薯

马铃薯又名洋芋、阳芋、山药蛋、土豆等，为茄科植物马铃薯的块茎，大部分地区均有栽培，作蔬菜或粮食供食。

【品质】以皮光滑而肉质色白者为佳。

【食性】甘，平。归胃、大肠经。

【养生】为补气健脾养生佳品。日常食之可补气健脾、强壮身体，并可防止坏血病。适于一般人或气虚体质的人日常养生保健食用。常用养生方如马铃薯烧肉、马铃薯番茄汤等。

【食疗】补气，健脾。

【应用】

（1）用于气虚体弱，食欲不振、消化不良。可单用煮食，或配伍牛肉等同用。

（2）用于胃及十二指肠溃疡疼痛和习惯性便秘。未发芽的新鲜马铃薯，洗净切碎后，加开水捣烂，用纱布包绞汁，每天早晨空腹下一两匙，酌加蜂蜜同服（《常见疾病手册》）。

此外，还可用于全身闷热，上逆呕吐，胃肠神经官能症恶心呕吐。

【选方】

（1）马铃薯烧牛肉：马铃薯 100 克，牛肉适量，烧食。用于气虚体弱，食欲不振。

（2）马铃薯蜂蜜饮：马铃薯汁、蜂蜜适量，每晨空腹调食。用于胃及十二指肠溃疡，习惯性便秘。

【食法】煮食或捣汁饮。

【宜忌】

（1）诸养生不忌。

（2）发芽的马铃薯及皮有毒，不可食用。

十四、香菇（附：蘑菇、猴头菌、松蕈）

香菇又名香信、香蕈，为伞菌科植物香蕈的子实体，多产于长江以南各省，为优良食用菌。《本草求真》谓："香蕈，食中佳品。"

【品质】以肉厚而包边圆嫩者为佳。以产于冬季者质优，故又称冬菇。

【食性】甘，平。入胃经。

【养生】为补气强壮养生食品。日常食之可益气力、抗病邪、强身体，并能防止小儿佝偻病、老年人心血管疾病及肿瘤。适于一般人或气虚体质的人日常养生保健食用。常用养生方如香菇炖鸡、桃仁香菇等。

【食疗】益胃气，托痘疹。

【应用】

（1）用于脾胃虚弱，食欲不振、倦怠乏力等。本品味甘气香，益胃气并能开胃助食，故适用于脾胃虚弱证。可单用煮汤食。

（2）用于小儿麻疹初期，疹透不畅，或催发牛痘。多配伍鲫鱼同用。

此外，还可用于胃脘疼痛。

近代用于痔疮出血、功能性子宫出血、贫血、佝偻病、病毒性感冒、高血压病、高脂血症、传染性肝炎、肝硬化、糖尿病、白细胞减少症及癌症等多种疾病。

【选方】

（1）香菇鲫鱼汤：香菇 15 克，鲫鱼 1 条，清炖食。用于麻疹初期，疹透不畅。

（2）香菇葱白人乳汤：香菇 10 克，葱白 10 克，人乳适量，煮汤食。用于新生儿风寒感冒。

（3）香蕈散：香蕈 10 克研末，温水调食，每日 2 次。用于功能性子宫出血。

（4）香菇汤：香菇15克，煮汤食。用于宫颈癌。

【食法】宜煮汤食。

【宜忌】

（1）诸养生不忌。

（2）属发物类，麻疹和牛痘恢复期及有皮肤宿疾者不宜食用。

附：

（1）蘑菇：又名蘑菇蕈、蘑菰、肉蕈，为黑伞科植物蘑菇的子实体，各地均有栽培，作食用菌供食，以嫩而无杂质者为佳，食性甘凉，归肺、大肠、胃经。为补气强壮养生食品，日常食之可益胃气、悦神志、强身体，适于脾胃虚弱体质及无病强身者食用。常用养生方如番茄烧鲜蘑、蘑菇豆腐等。食疗能补益脾胃，化痰理气，止泻止吐。此外，还可透发痘疹，与香蕈同功。近代用于急、慢性肝炎。宜煮汤食。本品易动气发病，不可多食。

（2）猴头菌：又名猴头菇，为齿菌科植物猴头的子实体，可人工培养，分布较广，为名贵食用菌，以东北野生者为佳，食性甘淡平，为补益脾胃养生食品，日常食之可益脾胃、补五脏，适于脾胃虚弱及无病强身者食用。常用养生方如烧猴头蘑、松仁猴头等。食疗能健脾益胃。近代用于慢性胃窦炎、胃及十二指肠溃疡、胃肠功能紊乱，以及胃癌、食管癌等消化道恶性肿瘤。可煮汤食，诸养生不忌。

（3）松蕈：为齿菌科植物松蕈的子实体，作食用菌供食，食性甘平，为补益强壮养生食品，适于体质虚弱及无病强身者食用。食疗能治溲浊不禁。宜煮汤食。

十五、粳米（附：陈仓米、粳米泔、籼米）

粳米又名大米、硬米，各地均有栽培。

【品质】以迟粳或晚粳者为佳。

【食性】甘，平。归脾、胃经。

【养生】有"五谷之长"之称，为补益强壮养生食品。日常食之可益五脏、厚肠胃、补津液、壮筋骨、长肌肉。适于一切养生者食用，并尤宜煮粥食。《随息居饮食谱》谓："粥饭为世间第一补人之物""贫人患虚证，以浓米饮代参汤，每收奇绩。若人众之家，大锅煮粥时，俟粥锅滚起沫团，醷滑如膏者，名曰米油，亦曰粥油。撇取淡服，或加炼过食盐少许服亦可，大能补液填精，有稗羸老。至病人、产妇，粥养最宜。"常用养生方如芡实粳米粥、大枣粳米粥、桃仁粳米粥等。

【食疗】补中益气，健脾和胃，除烦止渴。

【应用】

（1）用于中气不足，倦怠乏力、食少便溏。可配伍山药、莲子、人参等同用。

（2）用于脾胃不和，呕吐、泄泻、下痢。多配伍应用。

（3）用于津伤烦渴。可煮汤代茶饮。

【选方】

（1）人参粳米粥：人参 10 克，研末，粳米适量，煮粥食。用于中气不足。

（2）莲子粳米粥：粳米 100 克，莲子或莲子粉适量，煮粥食。用于脾虚泄泻。

（3）马齿苋粳米粥：粳米、马齿苋，煮粥食。用于血痢（《太平圣惠方》）。

（4）炒米粥：粳米炒后煮粥食。用于虚寒泄泻。

【食法】宜煮粥食。《随息居饮食谱》谓："凡煮粥宜用井泉水，则味更佳。"

【宜忌】

（1）粳米炒香后煮粥，可增强其温燥之性，尤宜于脾胃虚寒者。

（2）诸养生食疗不忌。

附：

（1）陈仓米：又名陈米、老米，为储存陈久的粳米，食性甘淡平，归胃、心、脾经。养生少用，食疗能养胃、渗湿、除烦。主要用于病后脾胃虚弱、烦渴、泄泻、反胃、噤口痢。宜煮食。选方如《圣济总录》以本品煮汤食，名陈米汤，用于吐痢后大渴，饮水不止。

（2）粳米泔：又名淅二泔、米沈，为淘洗粳米时第二次滤出的米泔水，食性甘寒，养生少用，食疗能清热凉血，利小便。主要用于热病烦渴、吐血、衄血、风热目赤。可温饮或冷饮。选方如《圣济总录》以本品温服，用于吐血，衄血。

（3）籼米：主要分布于我国南方，以晚收色白者为佳，食性甘温，归肺、脾、心经，为补益强壮养生食品，日常食之可补五脏、益脾胃、养荣卫、生精髓、充肌肤。诸养生均可食用。食疗少用，能温中益气，除湿止泻。主要用于脾虚泄泻，宜煮食。诸养生食疗不忌。

十六、糯米

糯米又名稻米、江米、元米，为禾本科植物糯稻的种仁，各地均有栽培。

【品质】以软黏者为佳。

【食性】甘，温。归脾、胃、肺经。

【养生】有"脾之果"之称，为补益强壮养生食品。日常食之可补脾益肺、温暖五脏、强壮身体。适于脾肺虚寒、大便不实、易汗怕冷，以及无病强身者食用。宜磨粉或煮稀粥食。常用养生方如糯米粥。

【食疗】补中益气，补肺敛汗。

【应用】

（1）用于脾胃虚弱，大便泄泻、消渴溲多。可单用煮食，或配伍山药、莲子等同用。

（2）用于肺虚自汗。可单用或配伍应用。

此外，还可用于虚劳不足。

近代用于慢性胃炎、胃溃疡。

【选方】

（1）糯米山药散：糯米用水浸一宿后沥干，慢炒熟，磨筛，怀山药研末，糯米与山药拌匀，调以砂糖、胡椒粉。每日清晨以滚汤调食。用于久泄食减，并大有滋补。久服令人精暖，有子（《刘长春经验方》）。

（2）姜汁糯米散：糯米炒香，用姜汁拌湿，再炒熟研末，每次1匙，米汤调食，每日3次。用于下痢噤口（《经验良方》）。

（3）糯米饮：糯米煮汤代茶饮。用于消渴溲多。

（4）糯米麦麸散：糯米、小麦麸，同炒为末，米汤调食，或煮猪肉点食。用于自汗不止（《本草纲目》）。

（5）糯米猪肚：糯米入猪肚内蒸食。用于虚劳不足（《本草纲目》）。

（6）葡萄糯米粥：糯米、葡萄干，煮粥食。用于慢性胃炎、胃溃疡。

【食法】宜煮粥食。

【宜忌】

（1）本品性极黏滞难化，不宜作糕饼食。

（2）小儿及病人不宜食用。

十七、豇豆（附：豇豆壳）

豇豆又名饭豆、腰豆、长豆、裙带豆，为豆科植物豇豆的种子，大部分地区有栽培。《随息居饮食谱》谓豇豆："嫩时采荚为蔬，可荤可素。老则收子充食，宜馅宜糕"。

【品质】以肥大色白者为佳。

【食性】甘，平。归脾、肾经。

【养生】为健脾补肾养生食品。日常食之可健脾益胃、补肾益精、强壮身体。适于脾胃虚弱体质、肾虚体质以及小儿和老年人食用。常用养生方如豇豆粥、豇豆炒肉丝等。

【食疗】健脾，补肾。

【应用】

（1）用于脾胃虚弱，泄泻、下痢、吐逆，以及消渴等。可单用或配伍应用。

（2）用于肾虚遗精、带下、白浊、小便频数。可单用煮食，或配伍鸡肉等同用。

此外，还可用于尿血。

近代用于糖尿病。

【选方】

（1）豇豆香菇汤：嫩豇豆、香菇各适量，煮汤食。用于脾虚泄泻。

（2）生豇豆方：生豇豆适量，细嚼咽下。用于食积腹胀，嗳气（成都《常用草药治疗手册》）。

（3）豇豆炖鸡：豇豆配伍鸡肉炖食。用于白带、白浊。

（4）煮豇豆：豇豆适量煮熟，调以食盐，每日空腹进食，用以补肾气（《本草纲目》）；又方以带壳豇豆100克，煮汤频食，用于糖尿病。

（5）一味豇豆散：豇豆研末，每次3克，每日2次，开水调食。用于血尿。

【食法】嫩者宜炒食或蒸食；老则宜煮食。

【宜忌】有气滞便秘者不宜食用。

附：

豇豆壳。为豇豆的荚壳。食疗能镇痛，消肿。主要用于腰痛、乳痈。可煮汤食。

第二节　补血类食物

补血类食物是指以补养人体之血，滋养各脏腑组织器官，维持人体的生理活动，以及治疗血虚证候为主要作用的一类食物，又称养血类食物。

补血类食物能补养人体之血，故适用于养血强壮和治疗血虚证候。其中，有的补血食物同时具有补阴的功效，还可作为补阴类食物应用。

补血类食物大多味甘质腻，虽能滋补，但易碍胃，故应用时当酌配行气健脾的食物同用，如砂仁、陈皮等。有湿浊中阻、脘腹胀满及食少便溏者不宜食用。

一、龙眼肉

龙眼肉又名桂圆肉、蜜脾、益智、龙眼干，为无患子科植物龙眼的假种皮，主要产于广西、福建、广东、台湾、四川等地，作果品供食，为我国名贵特产果品之一。《随息居饮食谱》谓："果中圣品，老弱宜之"。

【品质】以核小、肉厚、味浓甜者为佳。

【食性】甘，温。归心、脾经。

【养生】为补血益智养生佳品。日常食之可养血补血、补益心脾、益智健脑、滋润五脏。适于血虚体质、气血虚弱体质、妇女月经不调、病后或产后衰弱、大脑疲劳、毛发易脱，以及妇女、老年人和无病强身者食用。常用养生方如龙眼莲实粥、龙眼花生粥等。

【食疗】补益心脾，养血安神。

【应用】

（1）用于心脾两虚，气血不足，心悸、失眠、健忘、头晕，以及虚劳羸弱、脱发。可单用煮食，或配伍人参、大枣、松子、芝麻等同用。

（2）用于月经过多、慢性失血、大便下血等病证。可配伍人参、花生米等同用。

（3）用于脾虚泄泻。龙眼干14粒，生姜3片，煎汤服（《泉州本草》）。

（4）用于妇人产后浮肿。配伍生姜、大枣煎汤服（《泉州本草》）。

此外，还可用于气虚水肿，胃脘疼痛。近代用于贫血，神经衰弱，神经性心悸等。

【选方】

（1）龙眼粥：龙眼肉、粳米，煮粥食。用于安神，定魂魄，敛汗液。有内火者不宜食用（《调疾饮食辩》）。

（2）龙眼松子粥：龙眼肉、松子、粳米各适量，煮粥食。用于血虚心悸。

（3）龙眼汤：龙眼肉30克，煮汤，睡前进食。用于失眠。

（4）龙眼芝麻粥：龙眼肉20克，黑芝麻15克，粳米适量，调以红糖，煮粥食。用于血虚头晕，面色萎黄。

（5）冰糖桂圆汤：桂圆肉30克，冰糖适量，炖食。用于脱发。

（6）玉灵膏（又名代参膏）：龙眼肉30克，调以白糖，体多火者再入西洋参，入碗内于饭锅蒸多次，开水调食。用于衰老羸弱，能大补气血，力胜参芪，产妇临盆，食之尤妙（《随息居饮食谱》）。

（7）龙眼酒：龙眼肉30克，上好白酒浸泡百日，常饮数杯。用于温补脾胃，助精神（《万氏家抄方》）。

（8）龙眼参汤：龙眼肉30克，人参5克，浓煮汤食。用于妇女月经过多。

（9）蒸龙眼：龙眼肉蒸食。用于大便下血（《医学衷中参西录》）。

（10）龙眼生姜汤：龙眼肉14粒，生姜3片，煮汤食。用于脾虚泄泻（《泉州本草》）。

（11）龙眼姜枣汤：龙眼肉、生姜、大枣，煮汤食。用于妇人产后浮肿（《泉州本草》）。

（12）龙眼玫瑰膏：龙眼肉、玫瑰花，制膏食。用于胃脘痛（《本经序疏要》）。

（13）龙眼莲实粥：龙眼肉20克，莲子20克，芡实30克，粳米适量，调以白糖，煮粥食。用于劳伤心脾、身体羸弱、大便泄泻、体虚自汗、产后虚弱。

（14）龙眼大枣粥：龙眼肉20克，大枣10枚，粳米适量，调以红糖，煮粥食。用于贫血、神经衰弱。

【食法】可浸酒、制膏或煮食。

【宜忌】有湿盛中满及痰火者不宜食用。

二、阿胶（附：黄明胶）

阿胶又名傅致胶、盆覆胶、驴皮胶，为马科动物驴的干燥皮或鲜皮经煎煮、浓缩制成的固体胶，主要产于山东、河北、浙江，以山东产最为著名。

【品质】以产于山东者为佳；以乌黑发亮而透明者为优。

【食性】甘，平。归肺、肝、肾经。

【养生】为补血滋阴养生佳品。日常食之可养血滋阴、补肺润燥、强健筋骨、添精固肾、抗衰延年。适于血虚内燥体质、阴虚体质、妇女胎前产后，老人体衰，以及无病强身者食用。常用养生方如阿胶酒。

【食疗】补血止血，滋阴润肺。

【应用】

（1）用于血虚眩晕、心悸。可单用冲食，或配伍猪肉等同用。

（2）用于吐血、虚劳咯血、衄血、尿血、便血、崩漏、月经不调以及胎漏。单用有效，或配伍人参同用。

（3）用于阴虚心烦、失眠、大便秘结。可配伍鸡子等同用。

（4）用于虚劳咳嗽及燥咳。可配伍甜杏仁、山药等同用。

此外，还可用于痉厥抽搐。

近代用于贫血、进行性肌营养障碍。

【选方】

（1）阿胶炖肉：瘦猪肉炖至熟烂，入阿胶10克，溶化后进食。用于血虚萎黄，贫血。

（2）阿胶粥：木香6克，糯米适量，煮粥，入阿胶溶化后进食。用于肺损呕血（《普济方》）。

（3）阿胶酒：阿胶10克，以热黄酒烊化后服用。用于妊娠下血（《梅师集验方》）；此方也可用于月水不止（《秘韫方》）。

（4）阿胶鸡子黄汤：阿胶10克，鸡子黄3个，先以鸡子黄作汤，入阿胶溶化后进食。用于阴虚心烦，失眠。

（5）胶蜜汤：阿胶6克，葱白3片，蜂蜜3汤匙，先以葱煮汤，汤成去葱，入阿胶、蜂蜜，溶化后进食。用于老人及虚弱者大便秘涩（《仁斋直指方》）。

（6）阿胶人参汤：阿胶6克，人参10克，共研细末，入葱、豉，煮汤食。用于久嗽经年（《圣济总录》）。

【食法】宜开水或热黄酒烊化服或制汤羹食。

【宜忌】本品性质黏腻，易碍脾胃运化，有脾虚胃弱及呕吐者不宜食用。畏大黄。

附：

黄明胶：又名牛皮胶、水胶、广胶、明胶，为黄牛皮经熬制而成的胶。食性甘平，归肺、大肠经，日常食之可滋阴养血、润泽肌肤，适于阴血亏虚体质、肌肤枯燥以及无病强身者食用。常用养生方如黄明胶炖肉。食疗能滋阴润燥，养血止血，活血消肿，解毒。主要用于虚劳肺痿、咳嗽、咯血、吐血、衄血、崩漏、血淋以及跌打损伤等。宜用酒化冲食。宜忌同上。

三、猪肝（附：羊肝、牛肝、鸡肝、兔肝）

猪肝为猪的肝脏，作畜类供食。

【品质】以淡紫色、光洁、细嫩无腥味者为佳。

【食性】甘、苦，温。归肝经。

【养生】以肝补肝，为补肝养血养生佳品。日常食之可养血补血、补肝明目。适于血虚体质、小儿体虚，以及保护视力和无病强身者食用。常用养生方如枸杞猪肝汤、猪肝粥等。

【食疗】养血，补肝，明目。

【应用】

（1）用于血虚萎黄、浮肿、脚气。可单用煮食，或配伍菠菜、枸杞子、大枣等同用。

（2）用于肝虚视力模糊、两目干涩、夜盲及目赤。可单用煮食，或配伍枸杞子、枸杞叶等同用。

此外，还可用于食即汗出，休息痢，脱肛。

近代用于贫血，小儿营养不良，肝炎，肺结核，佝偻病。

【选方】

（1）猪肝大枣汤：猪肝 100 克，大枣 10 枚，去核，煮汤食。用于血虚萎黄，头昏眼花。

（2）猪肝绿豆粥：猪肝尖 3 块，绿豆、陈米各适量，煮粥食。用于水肿溲涩（《本草纲目》）。

（3）菠菜猪肝汤：猪肝 100 克，菠菜 50 克，调味煮汤食。用于贫血、夜盲症。

（4）猪肝鸡蛋羹：猪肝 1 具，葱白、豉汁，煮作羹，临熟打入鸡蛋 3 枚，分次进食。用于肝脏虚弱，远视无力（《圣惠方》）。

（5）猪肝粥：猪肝切碎，粳米适量，调味煮粥食。用于肝虚目暗，多年冷泪，瞳仁散大，羞明怕日等症（《调疾饮食辩》）。

（6）枸杞叶猪肝汤：枸杞叶 100 克，猪肝 100 克，调味煮汤食。补肝兼以清肝明目。用于目赤。

（7）猪肝散：猪肝研末，米汤调食。用于脾胃虚，食即汗出（《食医心镜》）。

（8）猪肝杏仁羹：猪肝、杏仁，煮作羹食。用于休息痢（《千金方》）。

【食法】宜煮食。

【宜忌】

（1）《调疾饮食辩》谓以肝补肝，"羊为最，鸡次之，猪又次之"。

（2）诸养生不忌。

附：

（1）羊肝：食性甘苦凉，归肝经，养生同猪肝。食疗能养血，补肝，明目。主要用于血虚萎黄，形体羸瘦，肝虚目暗，视物昏花，雀目，青盲，障翳。《调疾饮食辩》谓："其治肝虚目疾，远胜猪肝。"近代用于产后贫血，肺结核，小儿衰弱，维生素 A 缺乏引起的眼疾。宜煮食。选方如《多能鄙事》以本品细切，葱子炒为末，粳米适量，煮粥食，用于不能远视；《梅师集验方》以本品细切，调以食醋，煮汤食，用于目暗、黄昏不见物。

（2）牛肝：食性甘平。有补肝明目养血功效。治肝血虚所致头晕眼花，将肝切片，与枸杞共煮汤食。

（3）鸡肝：品质以乌雄鸡者为佳。食性甘微温，归肝、肾经。日常食之可补肝肾、益精血、固小便、壮元阳。适用于肝肾不足体质、血虚体质、肾虚体质以及小儿和妇女食用。常用养生方如鸡肝汤。食疗能补肝肾。除用于肝虚目暗、夜盲、血虚萎黄外，还可用于肾虚遗尿、小儿疳积、妇人胎漏及阳痿。近代用于妇女产后贫血，肺结核，小儿衰弱。宜煮食。选方如《寿亲养老新书》以乌雄鸡肝 1 具切碎，配以豉和米作羹粥食，用于老人肝脏风虚、眼暗；《本草纲目》以雄鸡肝配伍肉桂心煮汤食，用于睡中遗尿。

（4）兔肝：食性甘苦咸寒。养生同猪肝。食疗能补肝、明目。主要用于肝虚眩晕，目暗昏糊，目翳，目痛。宜煮食。选方如《普济方》以兔肝 1 具，配以米、豉汁煮粥食，用于肝肾气虚，风热上攻，目肿暗。

四、猪心（附：羊心）

猪心为猪的心脏，作畜类供食。

【食性】甘、咸，平。归心经。

【养生】为养血补心养生食品。日常食之可养血补心、安神强壮。适于血虚体质、易惊易汗、夜寐多梦者食用。常用养生方如猪心粥。

【食疗】养血补心，安神定志。

【应用】

（1）用于心虚多汗不睡。配伍人参、当归煮熟食用（《证治要诀》）。

（2）用于产后中风、血气惊邪、忧悸气逆。可单用作羹食之（《食医心镜》）。

此外，还可用于癫痫，急心疼痛，近代用于神经性心脏病。

【选方】

（1）猪心大枣汤：猪心 1 个，大枣 10 枚，调以佐料，煮汤食。用于血虚心悸。

（2）猪心汤：猪心 1 个，入豉汁煮汤，调以五味进食。用于产后中风，血气惊邪（《食医心镜》）。

（3）猪心萝卜汤：猪心1个，白萝卜100克，调味煮汤食。用于恍惚惊悸，癫痫。

（4）猪心人参汤：猪心1个，人参5克，煮汤食。用于血虚惊悸，多汗不睡。

（5）猪心枣仁汤：猪心1个，酸枣仁、茯苓各15克，远志5克，煮汤食。可补血养心、益肝宁神。用于心肝血虚引起的心悸不宁、失眠多梦、记忆力减退等症。

【食法】宜煮食。

【宜忌】诸养生不忌。

附：

羊心。食性甘温，归心经，养生同猪心。食疗能补心、安神、解郁。主要用于心气郁结，惊悸不安，膈中气逆。宜煮食。

五、猪蹄（附：牛蹄、羊蹄肉）

猪蹄又名猪四足、蹄爪。《随息居饮食谱》谓"较肉尤补，煮化易凝"。

【品质】以母猪前蹄为佳。

【食性】甘、咸，平。归胃经。

【养生】为补血益精养生佳品。日常食之可益精血、健腰脚、滋胃液、润皮肤，且较肉尤补。适于精血不足体质、肌肤枯燥、产后虚弱，以及无病强身者食用。常用养生方如清炖猪蹄、猪蹄炖草鱼等。

【食疗】补血通乳，生肌托疮。

【应用】

（1）用于妇人产后乳少。可单用煮食，或配伍黑芝麻等同用。

（2）用于疮疡久不收口。可配伍甘草煮食。

此外，还可用于出血证。

近代用于胆结石、贫血、高血压病、白细胞减少症。

【选方】

（1）猪蹄汤：母猪蹄1具粗切，清炖食。用于产后无乳（《千金方》）。

（2）芝麻猪蹄汤：黑芝麻15克，炒焦研末，猪蹄汤调食。用于产后乳汁不足。

（3）通草猪蹄羹：猪蹄1具，通草3克，装入纱袋，煮作羹食。用于痈疽发背或发乳房初起微赤（《梅师集验方》）。

（4）甘草猪蹄汤：猪蹄1具，甘草10克，煮汤食。用于疮疡溃烂，久不收口。

（5）猪蹄花生大枣汤：猪蹄1具，花生50克，大枣6枚，调味煮汤食。用于多种出血证和贫血。

（6）清炖猪蹄：猪蹄 1 具，清炖淡食。用于胆结石。

【食法】宜清炖食。

【宜忌】有痰湿内盛者不宜食用。

附：

（1）牛蹄：食性凉，养生少用。食疗主要用于崩漏、水肿。宜煮食。选方如《千金方》以牛蹄隔夜煮，取汁作羹，切蹄，空腹进食，用于水气浮肿，腹肚胀满。

（2）羊蹄肉：食性甘平，为滋补强壮养生食品，日常食之可补肝肾、益精血，适于肝肾不足体质、久病虚弱以及无病强身者食用。常用养生方如羊蹄汤。食疗能补肾益精。主要用于肾虚劳损。宜煮食。选方如《千金方》以本品配伍胡椒、荜茇、干姜、葱白、豆豉，煮极烂进食，用于五劳七伤。

六、乌贼

又名乌鲗、花枝、墨鱼，为乌鲗科动物无针乌鲗或金乌鲗的肉，沿海均有分布，作水产品供食，肉厚味美，供鲜食或干制。

【品质】以南洋所产淡干者为佳。

【食性】咸，平。归肝、肾经。

【养生】为妇女养生保健佳品。日常食之可补肝肾、益精血、调经带、利胎产，最宜妇女养生。适于妇女血虚体质、阴虚体质、月经不调，以及胎前产后和无病强身者食用。常用养生方如墨鱼炖排骨、墨鱼粥等。

【食疗】养血滋阴。

【应用】主要用于血虚经闭、崩漏、带下。可单用煮汤食，或配伍猪肉、鸡肉等同用。

此外还可用于血虚眼矇，吐血，便血。

近代用于贫血。

【选方】

（1）乌贼鱼桃仁汤：乌贼鱼 1 枚，桃仁 10 克，调酒煮汤食。用于妇女血虚经闭（《陆川本草》）。

（2）乌贼鹌鹑蛋汤：乌贼鱼肉 60 克，鹌鹑蛋 2 枚，调酒煮汤食，用于妇女血虚头晕，经闭（《曲池妇科》）。

（3）乌贼鱼炖鸡：乌贼鱼、母鸡肉，调以姜、葱、酒、盐，炖食。用于妇女崩漏，产后血虚，乳汁不足。

（4）乌贼鱼烧肉：乌贼鱼、瘦猪肉，调味烧食。用于妇女带下。

（5）墨鱼粥：墨鱼干 1 枚，粳米 50 克，调味煮粥食。用于妇女月经不调。

（6）墨鱼汤：墨鱼 1 枚，煮汤食。用于血虚眼矇，迎风流泪。

【食法】鲜品宜煮食；干品宜炖食。

【宜忌】

（1）烹调宜佐酒，既助补力，又增滋味。

（2）煮不宜烂，故血虚中气不足者，但饮其汁，勿食其肉，以免困脾。

七、荔枝

荔枝又名离支、丹荔、丽枝、勒荔，为无患子科植物荔枝的果实，主产福建、广东、广西、云南等地，作果品供食，为名贵果品之一。《随息居饮食谱》谓"果中美品，鲜者尤佳，以核小肉厚而纯甜者胜"。

【品质】以产于福建、广东，肉肥厚而味纯甜者为佳。

【食性】甘、酸，温。归脾、肝经。

【养生】有"果中美品"之称，为补脾养血养生食品。日常食之可补脾胃、养肝血、益神智、驻颜色。适于脾胃虚寒体质、血虚体质、病后虚弱、用脑过度，以及老年人养生食用。常用养生方如荔枝粥。

【食疗】补脾养血，生津止渴，理气止痛。

【应用】

（1）用于脾虚泄泻、便血、血崩。可单用鲜食，也可以配伍大枣、山药、莲子等同用。

（2）用于津伤口渴。可煮粥食。

（3）用于胃痛、呕逆。可单用或配伍应用。

此外，还可用于气虚感冒，痘疮不发。民间还以本品炖食，用于产后促进子宫收缩。

近代用于贫血。

【选方】

（1）荔枝粥：荔枝 10 枚，粳米适量，煮粥食，酌加山药或莲子同煮更佳，用于老人五更泻（《泉州本草》）；此方也可用于烦渴。

（2）荔枝大枣汤：荔枝 7 枚，大枣 5 枚，煮汤食。用于脾虚久泻。

（3）荔枝汤：荔枝干果 10 枚，煮汤食。用于妇女崩漏，贫血。

（4）荔枝生姜红糖汤：荔枝脯 10 枚，生姜 1 片，调以红糖，煮汤食。用于胃寒气滞疼痛，妇女腹痛。

（5）荔枝煮酒：荔枝肉 5 枚，煮酒食。用于气虚感冒，胸膈不利（《续名医类案》）。

（6）荔枝酒：荔枝浸酒饮，并食之。用于痘疮不发（《闻人氏痘疹论》）。

【食法】可鲜食、浸酒或煮食。

【宜忌】

（1）养生宜用干品。《玉揪药解》谓："功与龙眼肉相同，但血热宜龙眼，血寒宜荔枝。干者味减，不如鲜者，而气质和平，补益无损，不致助火生热，则大胜鲜者。"

（2）有阴虚火旺者不宜食用。

八、葡萄

葡萄又名草龙珠、山葫芦、蒲桃，为葡萄科植物葡萄的果实，各地均有栽培。

【品质】以个大汁多而味纯甜者为佳，无核者更胜。

【食性】甘、酸，平。归脾、肺、肾经。

【养生】为益气养血养生佳品。日常食之可益气血、生津液、助消化、强筋骨、利小便、御风寒、养胎孕。适于气血虚弱体质、津亏体质，以及小儿、妇女、老年人和无病强身者食用。常用养生方如葡萄粥、葡萄酒等。

【食疗】补气血，强筋骨，利小便。

【应肋】

（1）用于气血虚弱，神疲乏力、心悸、盗汗、血虚，以及肺虚咳嗽。可单用或配伍应用。

（2）用于风湿痹痛日久、腰膝疼痛。宜作酒饮。

（3）用于淋病、浮肿、小便不利。可单味取汁饮，或配伍藕汁等同用。

（4）用于胎气上逆（孕妇胸腹胀满、至喘急痛、坐卧不安）。可单味煎汤引用（《家庭食疗手册》）。

此外，还可用于烦渴、安胎、便血、吐血、咯血、赤痢。

近代用于高血压病、贫血、神经衰弱、冠心病。

【选方】

（1）葡萄酒：葡萄酿酒饮用。用于贫血，头晕，心悸，风湿痹痛，冠心病。

（2）葡萄汁饮：葡萄取汁饮，用于咳嗽（《滇南本草》）。

（3）葡萄藕汁饮：葡萄汁、藕汁，调以蜜饮。用于热淋。

（4）葡萄干：葡萄干单味进食。用于利尿。

（5）葡萄蜜汁饮：葡萄取汁，调以蜜饮。用于烦渴。

（6）葡萄红糖饮：葡萄汁，调以红糖饮。用于赤痢。

（7）葡萄干粥：葡萄干30克，粳米适量，调以白糖，煮粥食。用于益气血。

【食法】可鲜食、捣汁、酿酒或干品煮食。

【宜忌】

（1）养生宜用干品。

（2）有外感表证者不宜食用。

九、胡萝卜

胡萝卜又名黄萝卜、胡芦菔、金笋、红萝卜，为伞形科植物胡萝卜的根，各地均有栽培，作蔬菜供食。《本草纲目》谓："冬月掘根，生、熟皆可食。兼果、蔬之用。"

【品质】以坚实甘美者为佳。

【食性】甘，平。归肺、脾经。

【养生】有"小人参"之称，为养血健脾养生佳品。日常食之可养血明目、益气健脾、壮阳暖下、补益五脏。适于血虚体质、脾虚体质、阳虚体质，以及保护视力和无病强身者食用。常用养生方如胡萝卜烧肉、胡萝卜烧羊肉等。

【食疗】养血明目，健脾化滞。

【应用】

（1）用于血虚两目干涩及夜盲症。多配伍猪肝同用。此外，还可用于血虚肠燥便秘。

（2）用于脾虚食滞不化、久痢。可单用煮粥食。

此外，还可用于百日咳、麻疹、水痘、绦虫。民间还以本品壮阳暖下，用于阳痿。

近代用于角膜干燥症、高血压病、糖尿病、气管炎，以及强心、抗炎、抗过敏、抗癌等。

【选方】

（1）胡萝卜炒猪肝：胡萝卜切片、猪肝切片，调味炒食。用于夜盲症，角膜干燥症。

（2）胡萝卜蜂蜜汤：胡萝卜煮汤，调以蜂蜜进食。用于肠燥便秘。

（3）胡萝卜粥：胡萝卜 100 克，粳米适量，调以香菜、食盐，煮粥食。用于消化不良，肠胃积滞。

（4）红萝卜大枣汤：红萝卜 200 克，红枣 12 枚，煮汤食，连食十余次。用于百日咳（《岭南草药志》）。

（5）萝卜芫荽荸荠汤：胡萝卜 200 克，芫荽 100 克，荸荠 100 克，浓煮汤食。用于麻疹（同上）。

（6）萝卜栗荽荸荠汤：胡萝卜 200 克，风栗 150 克，芫荽 100 克，荸荠 100 克，煮汤食。用于水痘（同上）。

（7）黄萝卜散：黄萝卜心 9 克，晒干研末，开水调食。用于绦虫（《云南中医验方》）。

（8）胡萝卜狗肉汤：胡萝卜、狗肉，煮汤食。用于阳痿、畏寒肢冷、脘腹隐痛。

【食法】可生食、捣汁饮或煮食。

【宜忌】诸养生不忌。

十、菠菜

菠菜又名菠棱、波斯草、鹦鹉菜，为藜科植物菠菜的带根全株，各地均有栽培，作蔬菜供食，为冬、春、秋主要绿叶蔬菜之一。

【品质】以秋种者为佳。

【食性】甘，凉。归胃、大肠经。

【养生】为养血补血养生佳品。日常食之可养血补血、滋润脏腑、清洁肠道。适于血虚体质、产后虚弱、大便涩滞，以及小儿、妇女和老年人食用。常用养生方如菠菜汁（婴儿补血饮料）、芝麻拌菠菜、菠菜粥等。

【食疗】养血，止血，润燥。

【应用】

（1）用于血虚贫血、头昏眼花、两目干涩、心烦失眠。可配伍猪肝等同用。

（2）用于衄血、便血、坏血病。可单用煮汤食。

（3）用于消渴引饮、大便涩滞。

近代用于神经衰弱、高血压病、糖尿病。

【选方】

（1）菠菜猪肝汤：菠菜、猪肝，调以姜、盐，煮汤食。用于贫血及产后血虚。

（2）菠菜汤：菠菜 200 克，调味煮汤食。用于衄血、便血。

（3）菠菜鸡内金散：菠菜根（干）、鸡内金各等分，研末，米汤调食，每日 3 次。用于消渴引饮（《经验方》）。

（4）菠棱粥：菠棱切碎，入粥煮烂食。用于大便燥绪（《调疾饮食辩》）。

（5）菠菜拌海蜇：菠菜、海蜇，调以食盐、麻油，拌食。用于高血压病。

（6）菠棱根汤：菠棱根煮汤食。用于糖尿病。

【食法】可捣汁饮或煮汤食。

【宜忌】脾胃虚寒及尿路结石者不宜食用。

十一、鹿筋（附：牛筋）

鹿筋为梅花鹿或马鹿四肢的韧带，主产于东北、河北、青海、甘肃、四川等地，作野味供食。

【品质】以粗大而有光泽者为佳。

【食性】淡、微咸，温。归肝、肾经。

【养生】为补肾强筋养生佳品。日常食之可补肝肾、强筋骨、壮阳气。适于肝肾不足体质、肾阳虚体质、老人体衰，以及无病强身者食用。常用养生方如枸杞鹿筋汤。

【食疗】温补肝肾，强壮筋骨。

【应用】主要用于肝肾不足，虚弱劳损、风湿关节疼痛、肢软无力及转筋。多配伍枸杞子同用。

此外，本品尚能壮肾阳，还可用于畏寒，下元痿弱。

【选方】

（1）枸杞鹿筋汤：枸杞子15克，鹿筋1根，调味炖食。用于虚弱劳损，筋骨痿弱。

（2）鹿筋炖鸡：鹿筋2根，净鸡1只，调味炖食。用于肝肾亏损，腰膝酸痛，阳痿。

【食法】宜煮食。

【宜忌】诸养生不忌。

附：

牛筋：为黄牛或水牛四肢的韧带。食性甘平。养生同鹿筋而作用稍逊。食疗能补肝强筋，益气力，续绝伤。应用同上但补力不及。近代用于白细胞减少症。宜煮食。选方如牛筋大枣汤。

十二、花生（附：花生油）

花生又名落花生、长生果、落地生、番果，为豆科植物落花生的种子，各地均有栽培，作果品、油料供食。《随息居饮食谱》谓："入撰颇佳，榨油甚劣。"

【品质】以肥白甘香者为佳。

【食性】甘，平。归肺、脾经。

【养生】有"长生果"之称，为养血补脾养生佳品。日常食之可养血补血、补脾润肺、滋润肌肤、抗衰延年。适于血虚体质、脾虚体质、老年体衰，以及无病强身者食用。常用养生方如花生大枣粥、花生猪腰汤、花生煲猪尾等。

【食疗】养血补血，补脾止血，润肺止咳，和胃止呕。

【应用】

（1）用于血虚证，面色萎黄、浮肿、脚气、产妇乳少。多配伍应用。

（2）用于脾虚引起的多种出血证。宜连花生衣食，单用有效，或配伍大枣、桂圆等同用。

（3）用于燥咳、小儿百日咳。单用煮食，或配伍冰糖等同用。此外，还可用于肠燥便秘。

（4）用于反胃。可单用炒食。

此外，还可用于带下、疟疾。

近代用于贫血，营养不良性浮肿，各种出血证、慢性气管炎、高血压病、冠心病、慢性肾炎等。

【选方】

（1）花生蒜头汤：落花生 100 克，蒜头 2 个，煮汤食，每日 1 ~ 2 次。用于水肿。

（2）花生赤小豆红枣汤：带衣花生 90 克，赤小豆 90 克，红枣 90 克，煮汤食。用于脚气（《现代实用中药》）。

（3）花生甲鱼大蒜汤：花生、甲鱼、大蒜，炖食。无甲鱼可用赤小豆。用于水肿。

（4）花生炖猪蹄：花生 90 克，猪前蹄 1 只，炖食。用于产后乳汁少（《陆川本草》）。

（5）冰糖炖花生：冰糖 20 克，花生 200 克，炖食。用于燥咳，小儿百日咳（《杏林医学》）。

（6）花生大枣汤：花生 100 克，红枣 10 枚，煮汤食。用于贫血、血小板减少性紫癜。

（7）花生炖鲤鱼：花生 100 克，鲤鱼 1 条，调味炖食。用于营养不良性浮肿。

（8）醋花生：花生入食醋浸泡后进食。用于高血压病。

（9）花生蚕豆红糖汤：花生、蚕豆、红糖，煮汤食。用于慢性肾炎。

【食法】可生食、煮食或炒食。

【宜忌】

（1）止血宜带衣生食或单用花生衣；脚气宜带衣煮食；养血润燥宜煮食。

（2）不宜与甜瓜同食。

（3）有寒湿停滞及肠滑便泄者不宜食用。

附：

花生油：为花生榨出的脂肪油，食性甘平，为滋补强壮养生食品。适于形体瘦弱、大便干结以及无病强身者食用。食疗能滑肠下积。主要用于蛔虫性肠梗阻。可单用熟花生油顿服 60 毫升。

第三节　补阳类食物

补阳类食物是指以补助人体阳气，增强机体的功能活动和抗寒能力，以及治疗阳虚证候为主要作用的一类食物，又称助阳类食物。

补阳类食物重在补助肾阳，有的还能益精髓，强筋骨，主要用于补助肾阳和治疗肾阳虚弱证候。

补阳类食物多为动物性原料，其补益作用较好，但因其性偏温热，故有阴虚火旺者不宜食用。

一、冬虫夏草

冬虫夏草又名虫草、冬虫草、夏草冬虫，为麦角菌科真菌冬虫夏草菌寄生在蝙蝠蛾科昆虫虫草蝙蝠蛾幼虫上的子座与虫体，主产于四川、西藏、青海、云南等地，为菌类名贵滋补品。

【品质】 以产于四川者为优，以虫体黄亮肥大者为佳。

【食性】 甘，温。归肾、肺经。

【养生】 有"补虚圣药"之称，为补肺益肾养生珍品。日常食之可补肺益肾、秘精益气、延年益寿。适于肺肾虚弱体质、易汗怕冷、病后久虚不复、老年体衰，以及无病强身者食用。本品专于补益强壮，增进人体健康，且性质平和，主要用于养生保健。常用养生方如虫草炖牛肉、虫草炖猪蹄、虫草蒸鹌鹑等。

【食疗】 益肾，补肺，止血化痰。

【应用】

（1）用于肾虚阳痿遗精、腰膝酸痛。可单用浸酒饮，或配伍鸡肉、羊肉等同用。

（2）用于肺虚久病咳喘、劳嗽痰血、盗汗。可单用煮食，或配伍鸭肉等同用。

此外，还可用于自汗、久病虚损、失眠。

近代用于肺结核、老年慢性气管炎、肝炎后肝硬化、神经衰弱、贫血。

【选方】

（1）虫草炖鸡：冬虫夏草15克，净鸡1只，炖食。用于阳痿、遗精、贫血（《云南中草药》）。

（2）虫草炖羊肉：冬虫夏草15克，羊肉或狗肉，炖食。用于肾虚阳痿，腰膝酸软。

（3）虫草蒸鸭：冬虫夏草3～5枚，老雄鸭1只，调以酱油、酒，蒸烂食。用于虚喘（《云南中草药》）；此方也可用于病后虚损（《本草纲目拾遗》）。

（4）虫草蒸蛋：冬虫夏草10克，配鸡蛋蒸食。用于咳嗽、失眠。

（5）虫草酒：冬虫夏草10～15克，浸酒饮。用于腰膝酸痛，手脚关节痛。

（6）炖冬虫夏草：冬虫夏草10～15克，配荤素原料炖食。用于汗大泄。

【食法】 宜炖食、蒸食或作酒饮。宜与动物性原料配伍使用。

【宜忌】 有感冒者不宜食用。

二、海参

海参又名刺参，为刺参科动物刺参或其他种海参的全体，主产于北部沿海地区，作水产品供食。《五杂俎》谓："其性温补，足敌人参，故曰海参。"

【品质】 以产于我国北方辽沈沿海、肥大肉厚无沙者为佳。

【食性】甘、咸，温。归心、肾经。

【养生】有"海中人参"之称，为补益强壮养生佳品。日常食之可补肾气、益精血、润五脏、强身体，妇女食之并能调经、养胎、利产，小儿能促进生长发育，老年人能抗衰延年。本品阴阳并补，作用温和，且极易消化，尤宜养生食用。适于肾虚体质、精血亏虚体质，以及小儿、妇女、老年人和日常养生保健食用。常用养生方如海参狗肉汤、海参大虾汤、海参炖鸡等。在海参专卖店，还有即食海参、海参营养液、海参胶囊等出售，更方便养生服用。

【食疗】补肾益精，养血润燥。

【应用】

（1）用于肾虚遗精、阳痿、尿频、遗尿。本品补肾益精，壮阳疗痿，并能固缩小便，故适用于肾虚所致上述病症。多配伍羊肉、狗肉、鸡肉、虾等同用。

（2）用于精血亏损，虚弱劳怯。本品益精养血以补诸虚百损。多配伍火腿、猪肉、羊肉等同用。

（3）用于血虚肠燥便秘。多配伍猪肉、猪蹄等同用。

此外，还可用于虚劳咯血咳嗽、产后蓐劳、休息痢。

近代用于肺结核咯血、再生障碍性贫血、糖尿病、高血压病、动脉硬化、冠心病、神经衰弱、血友病样出血、肝炎、肝硬化等。

【选方】

（1）海参羊肉汤：水发海参、羊肉各适量，调以佐料，煮汤食，用于肾虚阳痿；此方也可用于妇人产后蓐劳（《调疾饮食辩》）。

（2）火腿煨海参：水发海参，火腿或猪、羊肉，调以佐料，煨食。用于产虚、病后、衰老、尪羸（《随息居饮食谱》）。

（3）海参木耳炖大肠：水发海参、木耳切烂，入猪大肠炖食。用于虚火燥结（《药性考》）。

（4）海参老鸭汤：水发海参与老鸭煮汤食。用于虚劳咯血咳嗽（《调疾饮食辩》）。

（5）海参炖蹄脚：水发海参，同羚、猪蹄脚炖食。火腿尤佳。用于老人风秘，及中风瘫痪，肌肤羸瘦，筋骨无力（《调疾饮食辩》）。

（6）海参汤：水发海参，每日煮汤食，用于休息痢（《本草纲目拾遗》）。

（7）海参炖蛋：水发海参1枚，与蛋炖食。用于再生障碍性贫血（《现代实用中药》）。

（8）海参蛋胰汤：水发海参2枚，鸡蛋1个，猪胰1具，煮食。用于糖尿病（《杏林春满集》）。

（9）冰糖炖海参：冰糖、水发海参，炖食。用于高血压病、动脉硬化及冠心病。

（10）海参膏：海参、蜂蜜、白糖，煮烂制膏食。用于肝炎、肝硬化。

【食法】宜煮食。

【宜忌】有肠滑便泄及痰湿内盛者不宜食用。

三、核桃仁

核桃仁又名虾蟆、胡桃肉、核桃仁，为胡桃科植物胡桃的种仁，以河北产量最大，山西所产者品质最优，作果品供食，味甘美，具有较高的经济价值。《随息居饮食谱》谓："宜馅宜肴，果中能品。"

【品质】以产于山西、肉厚味甜而油性足者为佳。

【食性】甘，温。归肾、肺经。

【养生】有"果中第一补品"之称，为温补肺肾养生佳品。日常食之可助阳气、益颜色、抗衰老、肥健体。适于虚寒体质、肺肾虚寒体质、动则易喘、须发早白、产后体弱、大便干结、老年体衰、形体瘦弱，以及无病强身者食用。常用养生方如胡桃仁粥、桃仁里脊等。

【食疗】补肾强腰，固精止遗，温肺定喘，润肠通便。

【应用】

（1）用于肾虚腰痛脚弱、阳痿、遗精、耳鸣、小便频数、妇女带下等。可单用或配伍应用。

（2）用于肺肾虚寒咳喘。可配伍杏仁、人参等同用。

（3）用于肠燥便秘。可单味食用，或配伍蜂蜜、黑芝麻等同用。

此外，还可用于石淋、脏躁病、风寒感冒、跌打损伤、醋心、酒糟鼻。

近代用于尿路结石、胃溃疡、神经衰弱、动脉硬化、心血管疾病。

【选方】

（1）胡桃酒：胡桃仁浸入米酒中，数日后饮服。用于补肾。

（2）胡桃五味子蜂蜜：胡桃仁8个，五味子7粒，蜂蜜适量，睡前嚼食。用于肾虚耳鸣遗精（《贵州草药》）。

（3）煨胡桃：胡桃仁煨熟，卧时嚼食，佐以温酒下。用于小便频数（《本草纲目》）。

（4）人参胡桃汤：胡桃仁（不去种皮）5个，人参10克，生姜5片，煮汤食，用于胸满喘急，不能睡卧（《济生方》）；又方去生姜用于产后气喘（《普济方》）。

（5）水晶桃仁：核桃仁，柿霜饼。先将核桃仁蒸熟，再与柿霜饼一同入瓷器内蒸至融化为一体，晾冷随意服之。用于肺肾两虚，或咳嗽，或喘逆，或腰膝酸疼，或四肢无力，以治孺子尤佳（《医学衷中参西录》）。

（6）桃仁蜜：胡桃仁捣烂，加蜂蜜和匀，睡前服食。用于肠燥便秘。

（7）桃杏人参汤：胡桃仁、杏仁、人参各适量，煮汤食。用于久嗽不止

（《本草纲目》）。

（8）桃仁粥：胡桃仁数个，细米煮浆粥食。用于石淋（《海上集验方》）。

（9）胡桃散：胡桃仁 30 克，捣碎，糖开水冲食，每日 3 次，用于脏躁病；又方嚼食胡桃肉，用于醋心（《传信适用方》）。

（10）桃仁膏：胡桃仁 120 克，过油炸酥，加糖混合研磨，制成乳剂或膏状，分次食用。用于尿路结石。

（11）桃仁葱白汤：胡桃肉、葱白、细茶、生姜，共捣烂，煮汤食。用于风寒感冒，头痛身热，汗出而愈（《随息居饮食谱》）。

（12）酒炖胡桃：胡桃仁捣烂，温酒炖服。用于跌仆损伤（《随息居饮食谱》）。

（13）橘核胡桃散：橘子核微炒为末，胡桃肉 1 个捣碎，温酒调食。用于鼻上赤（《本草衍义》）。

（14）核桃仁炒韭菜：核桃仁 60 克，韭菜白 250 克，炒制食用。用于肾阳不足之阳痿、乏力、腰膝酸痛等（《方脉正宗》）。

【食法】可生食、煮食或研碎冲食。

【宜忌】

（1）本品皮涩肉润，故定喘止咳宜连皮食用，润肠通便宜去皮食用。

（2）有阴虚火旺、痰热咳嗽及便溏者不宜食用。

四、羊肉

羊肉为牛科动物山羊或绵羊的肉，分布遍及全国，作畜类供食。

【品质】以肥大而嫩、易熟不膻、捕于秋冬者为佳。

【食性】甘，温。归肾、脾经。

【养生】有"人参补气，羊肉补形"之称，为温补强壮养生佳品。日常食之可壮阳气、益精血、强筋骨、实腠理、御风寒。适于虚寒体质、畏寒怕冷、产后虚寒、形体瘦弱，以及老年体衰和冬令进补食用。常用养生方如人参羊肉汤、羊肉粥、羊肉胡桃汤等。

【食疗】益气补虚，温中暖下。

【应用】

（1）用于虚劳羸瘦、产后体虚、肾虚阳衰、腰膝酸软、阳痿阴冷。可单用煮汤食，或配伍人参、大枣、海参、栗子等同用。

（2）用于脾胃虚寒，脘腹冷痛、虚冷反胃，以及产后虚寒、腹痛、痛经、寒疝。多配伍应用。

此外，还可用于三阴疟及久疟，自汗，带下，产后乳少，恶露不已。

【选方】

（1）羊肉汤：肥羊肉1腿，密盖煮烂，喝汤吃肉。用于五劳七伤虚冷（《本草纲目》）。

（2）海参羊肉汤：羊肉250克，海参50克，炖汤食。用于虚劳羸瘦，阳痿。

（3）人参羊肉粥：羊肉、人参、茯苓、黄芪、大枣、粳米，煮粥食。用于羸弱壮阳（《食宪鸿秘》）。

（4）当归生姜羊肉汤：当归、生姜、羊肉，煮汤食，用于产后腹中绞痛及腹中寒疝，虚劳不足（《金匮要略》）；近代还用于女子痛经。

（5）羊肉糜：羊肉切治如常，煮糜食之。用于产后虚羸，腹痛觉冷，自汗，带下，或乳少，或恶露不已，兼可用于虚冷劳伤，虚寒久疟（《随息居饮食谱》）。

（6）花椒茴香羊肉汤：羊肉500克，花椒、茴香各适量，炖食。用于寒疝气痛，及一切阳分虚寒之病（《调疾饮食辩》）。

（7）大蒜薤白羊肉汤：羊肉煮汤，调以蒜、薤，空腹进食，用于虚冷反胃（《外台秘要》）；此方也可用于壮阳益肾（《食医心镜》）。

（8）干姜当归生地羊肉汤：肥羊肉、干姜、当归、生地黄，煮汤食。用于崩中去血，积时不止，尤宜羸瘦人食之（《千金方》）。

（9）甲鱼羊肉汤：羊肉、甲鱼，调以糖、盐，炖食。用于三阴疟及久疟。

【食法】宜煮食。

【宜忌】

（1）烹制时可加胡桃肉同煮以去除膻味。

（2）不宜与荞麦、南瓜同食。

（3）有外感热病、疮疡及热性体质者不宜食用。

五、狗肉

狗肉各地均有，作畜肉供食。

【品质】以黄狗肉为佳。

【食性】咸，温。归脾、胃、肾经。

【养生】为温补强壮养生食品。日常食之可补五脏、暖脾胃、强腰膝。适于脾胃虚寒体质、肾阳虚衰体质、怕冷尿频，以及冬令进补食用。常用养生方如狗肉汤。

【食疗】温肾助阳，补中益气。

【应用】

（1）用于肾阳虚衰，腰膝酸软、浮肿、败疮久不收口、痔漏日久不愈、遗尿等。多配伍应用。

（2）用于脾胃虚寒，脘腹冷痛。可单用或配伍应用。

此外，还可用于虚寒疟疾。

【选方】

（1）狗肉粥：肥狗肉250克，以米、盐、豉等煮粥，频吃一二顿。用于脾胃冷弱，肠中积冷，胀满刺痛（《食医心镜》）。

（2）狗肉汤：狗肉500克，调以肉桂、八角、茴香、陈皮、草果、生姜、盐，炖食。用于肾虚腰膝冷痛，阳痿。

（3）狗肉羹：狗肉500克，细切，作羹臛，空腹食。用于气水鼓胀浮肿（《食医心镜》）。

（4）黑豆狗肉汤：狗肉250克，黑豆50克，调以盐、姜、五香粉等，煮汤食。用于肾虚遗尿。

（5）狗肉臛：黄狗肉煮臛，调以五味食之。用于虚寒疟疾（《本草纲目》）。

【食法】宜煮汤食。

【宜忌】

（1）不宜与菱、蒜同食；畏杏仁。

（2）热盛体质及热病后不宜食用。

六、黄狗肾（附：鹿鞭、牛鞭、驴鞭、羊外肾、豚卵）

黄狗肾又名狗精、狗阴、狗鞭，为雄黄狗的外生殖器。主产于广东、广西、江苏等地，以产于广东者最为著名，故又称广狗肾。

【品质】以冬季捕获而粗壮完整者为佳。

【食性】咸，温。归肾经。

【养生】为温肾壮阳养生食品。日常食之可壮肾阳、暖冲任、益精髓。适于阳虚体质、虚寒宫冷者食用，尤宜冬令养生进补。常用养生方如狗鞭汤、狗鞭羊肉汤等。

【食疗】补肾壮阳，温暖冲任。

【应用】主要用于肾虚阳痿、阴冷、妇女带下，以及畏寒肢冷、腰酸尿频。可单用炖食，或配伍鹿鞭、羊肉、枸杞子等同用。

【选方】

（1）狗鞭汤：黄狗肾1具，调以姜、葱、盐，炖食。用于阳痿。

（2）狗鞭散：狗鞭焙干研末，每服10克，黄酒调服。用于阳痿、精冷。

（3）双鞭壮阳汤：狗鞭1具，牛鞭1具，枸杞子100克，调以椒、姜、葱、盐炖食。用于男子阳痿、女子宫冷不孕。

（4）狗鞭羊肉汤：狗鞭1具，羊肉250克，佐以调料，炖食。用于畏寒肢冷、妇女虚寒腹痛、带下清稀。

【食法】可炖汤食或研末酒下。

【宜忌】阳盛体质及阴虚火旺者不宜食用。

附：

（1）鹿鞭：又名鹿肾、鹿茎筋、鹿冲，为雄梅花鹿或马鹿的外生殖器。产于东北、河北、青海、甘肃、四川、云南等地。为温补强壮养生食品。日常食之可补五脏、壮肾阳、益精气、强腰脊。适用于虚寒体质、阳气衰弱、怕冷肢软、阳事减弱，以及妇女产后食用。又为冬令养生进补佳品。常用养生方如鹿鞭酒、枸杞子鹿鞭汤等。食疗能补肾、壮阳、益精。主要用于久病劳损、腰膝酸痛、阳痿、遗精、滑精、耳聋、耳鸣、妇女宫冷不孕、产后乳汁不足等。可单用炖食，或配伍枸杞子、羊肉等同用。近代用于慢性睾丸炎。宜炖食或浸酒饮。选方如《圣惠方》以鹿肾1对，配以粳米，调以豉汁五味煮粥，名鹿肾粥，空腹进食，用于肾气虚损、耳聋；《调疾饮食辩》以鹿肾粥用于一切肾虚之证。

（2）牛鞭：为雄黄牛外生殖器。养生食疗同鹿鞭而功力不及，并治疝气。选方如枸杞子牛鞭汤。宜煮汤食。

（3）驴鞭：又名驴肾、驴三件，为雄性驴的外生殖器。产于河北、山西、黑龙江、四川等地。以体干燥而完整者为佳。食性甘，咸、温。为补肾强壮养生食品。日常食之可补肾壮阳、强筋壮骨、益气养血。适于肾虚体质、筋骨无力、气血虚弱体质，以及妇女产后食用。常用养生方如驴鞭汤。食疗能益肾强筋。主要用于阳痿、筋骨酸软，以及气血亏虚、产后乳汁不足。近代用于骨结核和骨髓炎。宜清炖食。

（4）羊外肾：又名羊石子、羊肾，为山羊或绵羊的睾丸。食性甘、咸、温，归肾经。为温肾益精养生食品。日常食之可温肾阳、益精气、强腰脊。适于肾阳虚弱体质、筋骨无力、畏寒怕冷者食用。常用养生方如羊肾粥。食疗能补肾、益精、助阳。主要用于肾虚腰痛、遗精、带下、阳痿、阴冷、小便频数、疝气、睾丸肿痛以及消渴。此外，还可用于癥瘕、淋病。宜煨烂食。选方如羊肾酒以本品煮酒食，用于阳痿、阴冷；山药枸杞羊肾汤以本品配伍淮山药、枸杞子煮汤食，用于肾阳虚衰、阳事不振、妇女月经不调、宫冷不孕；羊肾粥以本品配伍粳米煮粥食，用于一切肾虚之证。有下部火盛者不宜食用。

（5）豚卵：又名豚颠、猪石子，为猪的睾丸。食性甘，温。养生少用。食疗能补肾纳气。主要用于哮喘、疝气、少腹急痛、癃闭。近代用于慢性气管炎、支气管哮喘。可煮食或研末调服。

七、鹿尾（附：水牛尾、猪尾）

鹿尾为梅花鹿或马鹿的尾巴。其中冬季猎取者称冬尾；春、秋猎取者称伏尾。主产于东北等地。为著名山珍野味之一。《调疾饮食辩》谓："尾肉尤佳，为八珍味之一。"

【品质】以马鹿尾为佳，以冬尾为优。

【食性】甘、咸，温。归肾经。

【养生】为补肾壮阳养生珍品。日常食之可补肾阳、益肾精。适于肾虚体质、阳事衰弱，以及老年人和冬季养生进补。常用养生方如枸杞子鹿尾汤、鸡汤鹿尾等。

【食疗】补肾阳，暖腰膝，益肾精。

【应用】主要用于肾虚腰脊疼痛、阳痿、遗精、头昏耳鸣。本品补肾阳、暖腰膝、益肾精，故适用于阳虚或阳虚精亏之肾虚证。可单用清炖，或配伍人参、枸杞子等同用。

【选方】

（1）鹿尾汤：发好鹿尾1个，鸡汤1000克，调以酒、盐、姜、葱，炖食。用于肾虚阳痿、头昏耳鸣。

（2）人参鹿尾汤：人参10克，发好的鹿尾1个，调以佐料，炖汤食。用于阳痿、遗精。

【食法】宜炖食。

【宜忌】

（1）宜少量常食。

（2）阳盛体质及热病者不宜食用。

附：

（1）水牛尾：为水牛的尾巴。《食医心镜》谓："主水气大腹浮肿，小便涩少。水牛尾1条，洗去毛，细切作腊，极熟吃之，煮食亦佳。"此外，本品还有补肾功效。选方如牛尾煲甜醋。

（2）猪尾：为猪的尾巴。民间多用于补肾强腰。宜煮食。选方如猪尾煲乌豆等。

八、鲃鱼

鲃鱼为鲃科动物锯倒刺鲃，主要分布于我国的华南和西南等地，作水产品供食，为淡水小型鱼类之一。

【品质】以鲜嫩者为佳。

【食性】甘，热。

【养生】为温补强壮养生食品。日常食之可暖五脏、补脾肾。适于虚寒体质者养生食用。常用养生方如鲃鱼粥、鲃肺汤等。

【食疗】补肾壮阳，温中补虚。

【应用】

（1）用于肾阳虚衰，阳痿早泄。可配伍虾、胡桃仁等同用。

（2）用脾胃虚寒，脘腹冷痛、大便溏泄。可配伍肉桂、茴香、生姜、葱等辛温调料同用。

【选方】

（1）酒糟鲃鱼：鲃鱼 1 条，酒糟适量，煮食。用于阳痿早泄（姚可成《食物本草》）。

（2）鲃鱼虾米羹：鲃鱼、虾米，调以姜、葱，作羹食，用于阳痿。

（3）胡桃仁鲃鱼汤：胡桃仁 6 枚，鲃鱼 1 条，煮汤食。用于肾虚腰痛（《杏林春满集》）。

（4）鲃鱼汤：鲃鱼 1 条，调以肉桂、姜，煮汤食。用于胃寒冷痛。

【食法】宜煮汤食。

【宜忌】阴虚火旺者不宜食用。

九、河虾（附：海虾）

河虾又名青虾，南北各地均有分布，作水产品供食，肉嫩鲜美。

【品质】以青虾肥嫩者为佳。

【食性】甘，温。归肝、肾经。

【养生】为温补强壮养生佳品。日常食之可补五脏、温肾阳、益精血、通乳汁。适于肾阳虚弱体质、妇女产后，以及无病强身者食用。常用养生方如炒虾腰、枸杞子炒虾仁等。

【食疗】补肾壮阳，通乳托毒。

【应用】

（1）用于肾虚阳痿、腰膝酸痛。可单用炒食，或配伍韭菜、猪腰等同用。

（2）用于产后乳汁不下。多配伍同用，须多食有效。

（3）用于寒性疮疡久不收口，以及麻疹、水痘初期，疹痘透发不畅。多配伍应用。

【选方】

（1）韭菜炒青虾：韭菜 100 克，青虾 50 克，炒食。用于肾虚阳痿。

（2）炒虾腰：虾仁 50 克，猪肾 1 枚，调以酒、姜、葱、盐等，炒食。用于肾虚腰膝酸痛。

（3）虾米酒：鲜虾米 100 克，调以料酒，煮汤食，或佐以猪蹄汤。用于产后乳汁不下及乳少，食后其乳如泉（《本草纲目拾遗》）。

【食法】宜煮食。

【宜忌】

（1）虾米的作用次于鲜虾。

（2）烹饪加工宜煮透，不宜用腌渍和炸、烤等加工方法。

（3）本品性属发物，多食易发风动疾，生食尤甚。有阴虚火旺、皮肤疮疥及过敏体质者不宜食用。

附：

海虾：分布于沿海地区，作水产品供食，食性甘、咸，温，为补肾强壮养生佳品。日常食之可补肾壮阳、滋阴养血。适于肾虚体质、阳虚体质、形瘦体弱，以及无病强身者食用。常用养生方如胡桃仁炒海虾。食疗能补肾壮阳，开胃化痰。主要用于阳痿。可煮食或浸酒饮。选方如《本草纲目拾遗》以对虾配以烧酒浸服，用于补肾兴阳；《泉州本草》以本品浸酒中醉死后炒食，用于阳痿。

十、韭子

韭子又名韭菜子、韭菜仁，各地均有栽培，作蔬菜供食。

【品质】以色黑而饱满者为佳。

【食性】辛、甘，温。归肝、肾经。

【养生】为温补强壮养生食品。日常食之可温肾壮阳。适于肾阳不足体质者食用。常用养生方如韭子粥。

【食疗】壮阳固精，温暖腰膝，降逆止呕。

【应用】

（1）用于肾阳虚衰，阳痿、遗精、遗尿、带下、淋浊、腰膝酸软冷痛等。本品性属纯阳，能壮阳固精，温暖腰膝，故适于肾阳虚衰证候。可单用或配伍应用。

（2）用于顽固性呃逆。可单用研末冲服。

此外，还可用于疝痛和泻痢。

近代用于泌尿系疾病。

【选方】

（1）韭子粥：韭子10克，粳米适量，煮粥食。用于虚劳尿精（《千金方》）。

（2）韭子桃仁汤：炒韭菜子6克，胡桃仁数枚，煮汤，调以黄酒服。用于滑精遗精。

（3）韭子散：韭子研末，白痢拌以白糖，赤痢拌以红糖，米汤调服。用于痢疾（《食物本草》）。

【食法】宜研末煮粥食或调食。

【宜忌】

（1）养生不宜多食。

（2）阴虚火旺者不宜食用。

第四节　补阴类食物

补阴类食物是指以补养人体阴液，滋润脏腑，维持人体生理活动，以及治疗阴虚证候为主要作用的一类食物，又称养阴或滋阴类食物。

补阴类食物能补养人体阴液和滋润脏腑，故适用于补阴滋润，强壮身体，治疗阴虚和阴虚内燥证候。其中重在肺、胃、肝、肾等脏腑。

补阴类食物大多甘寒滋腻，虽能滋补，但易碍胃，故脾胃虚弱、痰湿内阻、腹胀便溏者不宜食用，或配伍相应的食物同用。

一、黄精

黄精为百合科植物黄精的根状茎，各地均产，古代作果类或充粮供食。《本草图经》谓："山中人九蒸九曝作果卖，甚甘美，而黄黑色。"《调疾饮食辩》谓："长食不害，可以救荒辟谷。"

【品质】以色黄透明甘甜、习称冰糖渣者为佳。

【食性】甘，平。归脾、肺、肾经。

【养生】为滋补强壮养生佳品。日常食之可滋阴润肺、补肾填精、补脾益胃、强壮筋骨、抗衰延年。本品气阴双补，且性质平和，尤宜日常养生食用。适于阴虚体质、气阴两虚体质、病后产后体虚、老年衰弱，以及小儿、妇女和无病强身者食用，并宜于秋季养生进补。常用养生方如黄精粥、黄精饼等。

【食疗】滋阴润肺，补肾强筋，补脾益气。

【应用】

（1）用于肺痨咳血、阴虚燥咳。可单用熬膏食，或配伍冰糖、猪肉等同用。

（2）用于肾虚筋骨软弱、久病风湿疼痛。多配伍枸杞子、蜂蜜等同用。

（3）用于脾胃虚弱，食少乏力。可配伍鸡、人参等同用。

此外，还可用于消渴，妇女赤白带下。

近代用于肺结核、高血压病、冠心病、心绞痛、白细胞减少症、再生障碍性贫血、痛风、骨膜炎、蛲虫病等。

【选方】

（1）冰糖炖黄精：冰糖 20 克，黄精 30 克，炖食，用于肺痨咳血，赤白带下（《闽东本草》）。此方也可用于蛲虫病。

（2）枸杞黄精汤：枸杞子、黄精各等分，煮汤食。用于补精气（《奇效良方》）。

（3）蜜炖黄精：黄精 30 克，蜂蜜 30 克，开水炖食。用于小儿下肢痿软（《闽东本草》）。

（4）黄精蒸鸡：黄精 30 克，与鸡蒸食。用于脾胃虚弱，体倦乏力。

（5）黄精粥：黄精切碎，粳米适量，煮粥食。用于一切诸虚百损，不拘阴阳气血衰惫（《调疾饮食辩》）。

（6）黄精酒：黄精捣烂，煮汁酿酒饮。用于补益虚羸，调和气血，性无所偏，百病无忌（《调疾饮食辩》）。

（7）黄精炖肉：黄精 30 克，炖猪肉食。用于肺结核，病后体虚（《湖南农村常用中草药手册》）。

【食法】可熬膏、制酒、炖食、煮粥或作饼食。

【宜忌】

（1）不宜与乌梅同食。

（2）有痰湿气滞者不宜食用。

二、枸杞子（附：枸杞叶）

枸杞子又名甜菜子、红青椒、枸杞果、红耳坠，为茄科植物宁夏枸杞或枸杞的果实，以宁夏、甘肃、河北等地出产的品质为优，作果品供食。《本草纲目》谓："红润甘美，味如葡萄，可作果食。"

【品质】以产于宁夏、甘肃、河北者为优，以色红粒大而肉厚味甜者为佳。

【食性】甘，平。归肝、肾经。

【养生】为补益肝肾养生佳品。日常食之可补肝肾、益精血、壮阳气、明目视、乌须发、强筋骨、泽肌肤、增智力、抗衰老，尤宜养生食用。适于肝肾亏虚体质、病后体虚、须发早白、中年早衰，以及老年人和无病强身者食用。常用养生方如枸杞粥、枸杞炒虾仁、枸杞羊肉羹等。

【食疗】补肾益精，养肝明目，润肺止咳。

【应用】

（1）用于肝肾不足，精血亏虚，头晕目眩、视力减退、迎风流泪、腰膝酸软、耳鸣、遗精、消渴等。可单用蒸熟嚼食，或配伍鸡肉、猪肝、菊花等同用。

（2）用于虚劳咳嗽。可配伍鸭肉、猪肺等同用。

此外，还可用于注夏虚病、阳痿。

近代用于糖尿病。

【选方】

（1）枸杞炖鸡：枸杞子 30 克，净鸡 1 只，炖食。用于肝肾亏虚，腰膝酸软，头昏耳鸣。

（2）枸杞菊花汤：枸杞子 25 克，菊花 10 克，煮汤食。用于肝肾不足，视力减退，干涩疼痛。

（3）枸杞猪肝汤：枸杞子 30 克，猪肝 100 克，调味煮汤食。用于肝血不足，视物模糊。

（4）枸杞酒：枸杞子捣碎，入酒浸 3 周后饮服，用于肝虚或当风眼泪（《圣惠方》）；此方也可用于阴虚阳痿，精寒无子（《调疾饮食辩》）；又方可用于补虚，长肌肉，益颜色，肥健人（《延年方》）。

（5）枸杞鸭肉羹：枸杞子、鸭肉，调味作羹食。用于虚劳咳嗽。

（6）枸杞炖银耳：枸杞、银耳、冰糖，炖食。用于虚劳咳嗽。

（7）枸杞五味子茶：枸杞子、五味子，共研细，沸水冲泡代茶饮。用于注夏虚病（《摄生众妙方》）。

（8）枸杞牛鞭汤：枸杞子30克，牛鞭1具，调味煮汤食。用于阳痿。

（9）杞圆膏：枸杞子、桂圆肉，熬膏频食。用于安神养血，滋阴壮阳，益智，强筋骨，泽肌肤，驻颜色（《摄生秘剖》）。

（10）枸杞炖兔肉。枸杞子20克，兔肉200克，调味文火炖食。用于糖尿病。

【食法】可蒸食、浸酒、熬膏、泡茶或煮食。

【宜忌】本品质润而滑，脾虚便溏者不宜食用。

附：

枸杞叶：又名地仙苗、枸杞苗、枸杞尖、甜菜、枸杞头，为枸杞的嫩茎叶，作蔬菜供食。食性苦、甘、凉。为补虚清热养生食品。日常食之可益精血、清内热、明目视。适于虚热体质、热病恢复期、产后、痘后、疮后，以及热性体质者养生食用。常用养生方如枸杞叶粥、枸杞叶炒鸡蛋等。食疗能补虚益精，清热明目。主要用于五劳七伤、目赤昏痛、障翳夜盲、消渴、崩漏、带下。近代用于糖尿病、高血压病、急性结膜炎。可煮食或炒食。选方如《圣惠方》以本品配伍粳米煮粥，调以五味葱白进食，名枸杞粥，用于五劳七伤，房事衰弱；《圣济总录》以本品配伍羊肾、葱白、粳米煮粥，调以五味空腹进食，名枸杞羊肾粥，用于阳气衰弱，腰脚疼痛，五劳七伤；民间以本品配伍猪肝煮汤食，名枸杞猪肝汤，用于视力减退、夜盲；《药性论》以本品配伍羊肉作羹食，名枸杞羊肉羹，用于祛风明目；《陆川本草》以本品配伍鸡蛋炒食，名枸杞苗炒鸡蛋，用于年少妇人白带；《中草药新医疗法处方集》以本品配伍鸡蛋煮汤食，名枸杞鸡蛋汤，用于急性结膜炎。诸养生不忌。

三、百合

百合又名白百合、药百合，为百合科植物百合或细叶百合等的肉质鳞茎，主产于湖南、浙江、江苏、安徽，作果品或蔬菜供食。

【品质】以色白瓣厚而质糯筋少者为佳。

【食性】甘、微苦，微寒。归肺、心经。

【养生】为滋补养生食品。日常食之可补养五脏、滋润肺胃、安神益志、润泽肌肤。适于虚弱体质、阴虚内燥体质、易汗易梦、皮肤枯燥，以及妇女和五病强身者食用。常用养生方如百合猪肺汤、百合炖肉、百合牛肉汤等。

【食疗】润肺止咳，清心安神。

【应用】

（1）用于肺痨咳嗽、潮热，以及阴虚久咳、咯血。可单用煮食，或配伍冰糖、蜂蜜、猪肉、猪肺等同用。

（2）用于虚烦惊悸、失眠多梦、神思恍惚。可配伍冰糖、鸡蛋黄等同用。

此外，本品尚有健脾胃、利小便、通乳汁功效，可用于脾虚泄泻，脚气、浮肿、产后乳少。还可用于耳聋、耳痛。

近代用于神经衰弱、慢性气管炎、肺结核、妇女癔病、更年期综合征。

【选方】

（1）百合汁：新百合捣汁，和水饮服，也可煮食。用于肺病吐血（《卫生易简方》）。

（2）冰糖炖百合：冰糖 20 克，百合 30 克，炖食。用于阴虚久咳，咯血。

（3）蜜蒸百合：白花百合 30 克，蜂蜜适量，蒸食。用于肺痈（《经验广集》）。

（4）百合粥：百合干 20 克，粳米 100 克，调以白糖，煮粥食。用于补脾肺，止虚汗、虚泻，定虚喘、虚嗽（《调疾饮食辩》）。

（5）百合鸡子黄汤：百合 7 枚，水浸一夜，换水煮，入鸡子黄 1 枚再煮，调以白糖或冰糖进食。用于百合病，神思恍惚，惊悸不宁，或妇女癔病（《金匮要略》）。

（6）百合茯苓粥：百合干 20 克，茯苓粉 15 克，粳米适量，煮粥食。用于脚气、浮肿。

【食法】可煮食、蒸食、作粥或煨肉食。

【宜忌】风寒咳嗽及寒泻者不宜食用。

四、黑芝麻（附：白芝麻、麻油）

黑芝麻又名胡麻、油麻、黑脂麻、巨胜子，为胡麻科植物脂麻的黑色种子，各地均有栽培，多用作糕点原料。

【品质】以色黑饱满者为佳。

【食性】甘，平。归肝、肾经。

【养生】有"仙家食品"之称，为滋补肝肾养生佳品。日常食之可补肝肾、益精血、润五脏、填脑髓、明耳目、益气力、泽肌肤、乌须发、生毛发、抗衰老，且不寒不热，性味平和，尤宜养生食用。适于肝肾精血亏虚体质、形体瘦弱、久病体虚、须发早白、毛发稀疏，以及小儿、孕妇、乳母、老年人和无病强身者食用。常用养生方如黑芝麻糊、芝麻核桃粥等。

【食疗】滋补肝肾，养血填精，润燥滑肠。

【应用】

（1）用于肝肾不足，精血亏虚，虚风眩晕、耳鸣耳聋、须发早白、病后虚羸，以及风痹麻木、皮肤燥涩等。可单用煮粥食，或配伍桑叶、首乌等同用。

（2）用于干咳无痰、肠燥便秘。可配伍蜂蜜等同用。

此外，还可用于产后乳少、痔疮、痢疾、尿血。

近代用于神经衰弱、贫血、高血压病、血管硬化。

【选方】

（1）黑芝麻粥：黑芝麻九蒸九曝后研末，粳米适量，煮粥食，用于五脏虚损，益气力，坚筋骨（《本草纲目》）；又方黑芝麻粥加蜂蜜，用于肝肾阴虚，烦发早白，头晕目眩，四肢麻痹，肠燥便秘；又方黑芝麻炒后研末入粥食，用于大肠风闭，并主干咳无痰。黑芝麻不研末则败脾作泄（《调疾饮食辩》）。

（2）桑麻粥：桑叶、黑芝麻（炒）各等分研细，糯米适量，煮粥食。用于肝肾不足，时发目疾，皮肤燥涩，大便闭坚（《医级》桑麻丸）。

（3）芝麻酒：黑芝麻、薏仁、干地黄，包入绢袋，以酒浸泡一周，空腹温饮，用于老人风虚痹弱，四肢无力，腰膝疼痛（《寿亲养老新书》）；又方巨胜酒以芝麻炒研，配伍干地黄捣烂煮酒饮，用于血虚风痒，以及老人津枯便闭，干咳无痰（《调疾饮食辩》）。

（4）芝麻首乌散：黑芝麻、何首乌共研末，调以食糖，开水冲食。用于白发。

（5）芝麻肠：芝麻入猪肠内，调味炖食。用于滑润大肠，治疗痔疮。

（6）芝麻盐：芝麻炒研，入盐少许进食，用于妇人乳少（《本草纲目》）；此方也可用于口臭（《随息居饮食谱》）。

【食法】可生食、炒食、煮食或浸酒饮。

【宜忌】

（1）脾弱者宜研细食用。

（2）有大便溏泄者不宜食用。

附：

（1）白芝麻：又名白油麻、白胡麻，食性甘，平，为滋润强壮养生食品。日常食之可滋补肝肾、润泽脏腑。适于肝肾亏虚体质、大便干结以及无病强身者食用。常用养生方如芝麻粥。食疗能润燥滑肠。主要用于脾弱便难。可研末食或煮食。

（2）麻油：又名胡麻油、乌麻油、香油、清油，食性甘，凉，归胃经，为滋润养生食品。日常食之可滋补五脏、养胃润燥。适于体虚、液枯内燥、大便干结以及无病强身者食用。食疗能补液、润燥、通便。主要用于漏胎难产、肠燥便秘、蛔虫痛、食积腹痛。可生食或熟食。选方如《胎产须知》以本品配伍蜂蜜入汤煮顿食，用于漏胎难产，浆水先下，其胎干涩不行。《随息居饮食谱》谓："烹调肴撰，荤素咸宜。诸油惟此可以生食，故为日用所珍，且与诸病无忌，惟大便滑泻者禁之。"

五、牡蛎肉

牡蛎又名蛎黄，为牡蛎科动物近江牡蛎等的肉，主产于沿海各省，作水产品或制蚝油供食，肉味极鲜腴，为海味珍品。

【品质】以鲜嫩者为佳。

【食性】甘、咸，平。归心、肝经。

【养生】为滋阴养血养生佳品。日常食之可滋阴养血、补益五脏、养心安神、润泽肌肤。适于阴血亏虚体质、痨病体虚、形体瘦弱，以及无病强身者食用。常用养生方如牡蛎粥。

【食疗】滋阴养血，宁心安神，解毒。

【应用】

（1）用于虚弱劳损、烦热失眠、心神不安。可单用煮食。此外，还可用于酒后烦热。

（2）用于解丹毒。可单用生食。

此外，还可用于瘿瘤、瘰疬、下痢、带下、衄血。

近代用于甲状腺肿、淋巴结结核、贫血、神经衰弱。

【选方】

（1）牡蛎粥：鲜牡蛎肉、粳米、猪肉，调以葱、油、胡椒粉、盐，煮粥食。用于虚弱劳损、心悸、神经衰弱。

（2）生拌牡蛎：鲜牡蛎肉，调以姜、醋拌食。用于丹毒、酒后烦热。

（3）牡蛎汤：牡蛎肉调味煮汤食，用于瘰疬；此方也可用于贫血、盗汗、神经痛（《杏林春满集》）。

（4）牡蛎豆腐：鲜牡蛎肉、豆腐，调味煮食。用于消渴，下痢。

（5）海带牡蛎汤：牡蛎肉、海带，调味煮汤食。用于甲状腺肿大。

【食法】可生食或煮食。

【宜忌】有皮肤癫疮者不宜食用。

六、松子

松子又名海松子、松子仁、新罗松子，为松科植物红松的种子，主产于我国东北地区，作果品供食。《随息居饮食谱》谓："果中仙品，宜肴宜馅，服食所珍。"

【品质】以饱满光泽而油性足者为佳。

【食性】甘，微温。归脾、肺、大肠经。

【养生】为滋补强壮养生佳品。日常食之可滋阴液、润五脏、益气血、泽肌肤、肥健体、抗衰老。适于阴虚体质、液亏内燥体质、身体羸弱，以及老年人和无病强身者食用。常用养生方如松子鸡卷、松子肉、松子鸭等。

【食疗】养液熄风，润肺止咳，滑肠通便。

【应用】

（1）用于阴液不足，眩晕及风痹日久。多配伍枸杞子、黑芝麻、菊花等同用。

（2）用于肺燥咳嗽、干咳、咯血。多配伍甜杏仁、胡桃仁、蜂蜜等同用。

（3）用于肠燥便秘。可单用煮粥食。

此外，还可用于虚赢少气。

【选方】

（1）松子膏：松子、枸杞子、菊花，调以蜂蜜，熬膏供食。用于液枯眩晕。

（2）松子酒：松子浸酒饮。用于风痹日久，肢软无力。

（3）风髓汤：松子仁50克，胡桃仁100克，研泥，调以蜂蜜收膏。每次1匙，饭后沸汤点服。用于肺燥咳嗽（《玄感传尸方》）。

（4）松子粥：松子仁30克，粳米100克，煮粥食。用于润心肺，和大肠（《士材三书》）。

【食法】可生食、浸酒、熬膏、调馅、入馔或煮粥食。

【宜忌】痰湿体质者不宜食用。

七、乌骨鸡

乌骨鸡又名乌鸡、药鸡、黑脚鸡、竹丝鸡，为雉科动物乌骨鸡的肉，大部分地区有饲养，作禽类供食。《本草纲目》谓："乌骨鸡，有白毛乌骨者，黑毛乌骨者，斑毛乌骨者，有骨、肉俱乌者，肉白骨乌者；但观鸡舌黑者，则骨肉俱乌，入药更良。"

【品质】以骨肉俱乌者为佳。

【食性】甘，平。归肝、肾经，

【养生】为滋补肝肾养生食品。日常食之可滋补肝肾、养阴补血、补脾益气、强壮身体。适于肝肾不足体质、阴血亏虚体质、妇女产后、术后虚弱，以及妇女和无病强身者食用，是妇女常用养生保健食品。常用养生方如乌鸡粥、枸杞乌鸡汤等。

【食疗】补益肝肾，养阴退热，补中益气。

【应用】

（1）用于肝肾不足，头晕耳鸣、遗精、带下、白浊、崩漏等。多配伍人参、山药、莲子、白果等同用。

（2）用于脾虚滑泄、下痢噤口。可单用或配伍应用。

此外，还可用于一切虚弱劳损、产后乳少。

近代用于神经衰弱、贫血、不孕症、肺结核。

【选方】

（1）银杏莲子鸡：银杏、莲肉、糯米各15克，胡椒3克，共研末，入乌鸡腹内，煮熟，空腹进食。用于赤白带下及遗精、白浊、下元虚惫（《本草纲目》）。

（2）人参炖乌鸡：人参6克，净乌鸡1只，调味炖食。用于妇女崩漏。

（3）虫草炖乌鸡：冬虫夏草10克，净乌鸡1只，调味炖食。用于虚弱赢瘦，骨蒸潮热、盗汗。

（4）豆蔻草果鸡：豆蔻30克，草果2枚，共研末，入净乌鸡腹内，扎紧煮熟，空腹进食。用于脾虚滑泻（《本草纲目》）。

（5）乌鸡粥：净乌鸡肉100克，粳米200克，调以葱、姜、盐、胡椒粉、麻油，煮粥食。用于虚弱劳损。

（6）乌鸡汤：净乌鸡1只，调以茴香、良姜、红豆、陈皮、白姜、花椒、盐，煮极烂食。用于噤口痢，因涩药太过伤胃，闻食口闭，四肢逆冷，亦可用于久痢（《普济方》）。

【食法】可炖食或煮汁饮。

【宜忌】

（1）胃弱者可煮汤单饮其汁。

（2）诸养生不忌。

八、玉竹

玉竹又名荧、委萎、女萎、山姜等，为百合科植物玉竹的干燥根茎。

【品质】以条长、肉肥、黄白色，光泽柔润者为佳。

【食性】甘，微寒。归肺、胃经。

【养生】为滋阴润燥养生佳品。日常食之可滋阴润燥，养肺润肺，生津止渴。适于肺胃阴不足、燥热咳嗽、咽干口渴、小便频数、多食易饥、阴虚烦热多汗者等养生食用。常用养生方如玉竹猪肉汤、玉竹粥等。

【食疗】养阴润燥，生津止渴。

【应用】

（1）用于秋燥伤胃阴。配伍麦冬、沙参等食用（《温病条辨》）。

（2）用于发热口干，小便涩。可单独煮汁饮（《外台秘要》）。

（3）用于阴虚感冒风温及冬温咳嗽，咽干痰结。配伍葱白、桔梗等煎服（《通俗伤寒论》）。

此外，还可用于赤眼涩痛、虚咳、心力衰竭、降血糖和治疗扭伤等功效。

【选方】

（1）玉竹猪肉汤：玉竹 20 ~ 50 克，猪瘦肉 250 克，煮汤服食。用于久咳痰少、气虚乏力等症。

（2）玉竹粥：玉竹 15 ~ 20 克（鲜品 30 ~ 60 克），粳米 100 克，玉竹取汁后煮粥食用。用于糖尿病或高热病后的烦渴、口干舌燥、阴虚低热不退；又可用于各种类型的心脏病、心功能不全的辅助食疗（《粥谱》）。

（3）玉竹猪心：玉竹 50 克，猪心 500 克，玉竹取汁与猪心卤制食用。用于冠心病、心律不齐以及热病伤阴的干咳烦渴（《经验方》）。

（4）玉竹麦冬鸭：玉竹 50 克，麦冬 50 克，老母鸭 1 只，炖制食用。用于阴虚口渴、大量饮水仍不解渴之糖尿病"上消症"者。

【食法】可煎汤、浸酒。也可炖肉、炖鸡、鸭煲、蒸食等。

【宜忌】

（1）阴虚有热宜生用，热不甚者宜制用。

（2）酒制以增强祛风作用。

（3）痰湿气滞者禁服，脾虚便溏者慎服。

（4）忌阴病内寒者，畏咸肉。

九、鸭肉（附：洋鸭、绿头鸭肉、鹅肉）

鸭肉又名鹜肉、白鸭肉，为鸭科动物家鸭的肉，大部分地区有饲养，作禽类供食。《随息居饮食谱》谓："雄而肥大极老者良。同火腿、海参煨食，补力尤甚。"

【品质】以老雄鸭为佳。

【食性】甘、咸，凉。归肺、肾、脾经。

【养生】为滋阴补血养生食品。日常食之可滋补五脏、养阴补血、养胃生津。适于阴血不足体质、形体瘦弱、痨病后体虚，以及无病强身者食用。常用养生方如八宝鸭、人参枸杞鸭、老鸭炖猪蹄等。

【食疗】滋阴清热，利水消肿。

【应用】

（1）用于阴虚劳热骨蒸、咳嗽吐血。可配伍火腿、海参、冬虫夏草等同用。

（2）用于水肿。可单用煮食，或配伍冬瓜、赤小豆、薏仁米、大蒜等同用。

此外，还可用于痢疾、小儿内热。

近代用于营养不良性浮肿。

【选方】

（1）海参炖鸭：海参、净鸭，调味炖食。用于虚痨咳嗽，吐血（《调疾饮食辩》）。

（2）虫草鸭子：冬虫夏草 10 克，净老雄鸭 1 只，佐以姜、葱，入鸭腹内，调以食盐、酒，蒸食。用于虚劳咳嗽、咯血（《本草纲目拾遗》）。

（3）清炖鸭：净青头雄鸭 1 只，清炖，取汤饮，覆厚盖取汗者佳。用于卒大腹水病（《肘后方》）。

（4）全鸭冬瓜赤小豆汤：净老鸭 1 只，冬瓜不去皮、赤小豆各适量，清炖调味食。用于水肿。

（5）鸭肉粥：净鸭肉 100 克，粳米 100 克，调以姜、葱、味精、食盐，煮粥食，用于阴虚水肿，肠胃久虚；又方鸭汁粥，用于虚劳、肺热咳嗽、肺痈、肺痿、又消水肿（《调疾饮食辩》）。

（6）鸭颈汤：鸭颈 1 条，佐以萝卜、白菜，煮汤食。用于小儿内热、口渴、便秘。

【食法】可蒸食或煮食。

【宜忌】

（1）养生宜与猪肉、火腿、鸡肉、鸽肉、鲍鱼等炖食。

（2）阳虚脾弱腹泻及外感未清者不宜食用。

附：

（1）洋鸭：又名麝香鸭、旱鸭，为鸭科动物麝鸭的肉，为温肾壮阳养生食品。日常食之可温肾阳、壮腰膝、补命门、暖水脏。适于虚寒体质、肾阳虚体质、尿频清冷，以及无病强身者食用。常用养生方如清炖洋鸭。食疗能温肾壮阳，强壮腰膝。主要用于肾虚阳痿、腰膝酸软、畏寒肢冷。宜煮汤或清炖食。选方如洋鸭虾米汤。

（2）绿头鸭肉：又名凫肉、野鸭肉、水鸭肉，为鸭科动物绿头鸭的肉。《本经逢原》谓："凫，味极甘美，病人食之，全胜家鸭，以其肥而不脂，美而易化，故滞下泄泻，咳逆上气，虚劳失血，及产后病后，无不宜之。"食性甘凉，归脾、肺、肾经。为补气养阴养生食品。日常食之可补气养阴、补心益肺、养胃和胃。适于气阴虚弱体质、形体瘦弱、产后虚弱、病后体虚、痨病体虚及胃弱食少者食用。常用养生方如野鸭粥。食疗能补益脾胃，利水消肿，解毒。主要用于病后虚羸、食欲不振、水气浮肿、热毒疮疡。宜炖食。选方如以本品配伍粳米煮粥食，名野鸭粥，用于病后虚羸；《日华子本草》以本品调以五味煮粥食，用于水气浮肿；以本品配伍大蒜炖食，名大蒜煮野鸭，用于水肿；单以本品炖食，用于疮疡久患不愈。不宜与木耳、胡桃仁、豆豉同用。

（3）鹅肉：《随息居饮食谱》谓鹅肉"鲜美，味较鸡鹜为浓"，为补气生津养生的食品。日常食之可补虚益气、养胃生津、通利五脏。适于气虚体质、津亏胃燥体质者食用。常用养生方如清炖鹅肉。食疗能益气补虚，养胃止渴。主要用于虚弱羸瘦、消渴。可配伍山药、大枣、猪肉等同用。宜煮食。选方如《本草拾遗》以本品煮汁饮，用于消渴。有湿热内蕴及皮肤疮毒者不宜食用。

十、猪脑（附：牛脑、羊脑、兔脑）

【品质】以新鲜者为佳。

【食性】甘，寒。

【养生】为滋补脑髓养生佳品。日常食之可滋补脑髓、补益虚损。适于用脑过度、小儿益智、阴虚液亏体质及老年体衰者食用。常用养生方如枸杞子炖猪脑。

【食疗】补脑髓，益虚劳。

【应用】主要用于头风眩昏，偏、正头痛，耳鸣，失眠，健忘。本品以脑补脑，并益虚劳，故适用上述病证。多配伍枸杞子等同用。

近代用于神经衰弱，脑外伤后遗症。

【选方】

（1）枸杞子炖猪脑：猪脑1个，枸杞子20克，隔水炖食。用于头风眩晕，脑外伤后遗症。

（2）红糖蒸猪脑：猪脑、红糖，蒸食。用于头昏耳鸣。

【食法】宜隔水炖食或蒸食。

【宜忌】诸养生不忌。

附：

（1）牛脑：养生食疗同猪脑，且优于猪脑。还可用于肾虚阳痿、月经不调、带下、小儿生长发育不良、四肢软弱无力、消渴。可蒸食或研粉调食。

（2）羊脑：养生食疗同猪脑、牛脑。近代用于血管硬化。可煮食。

（3）兔脑：性温。养生少用。食疗能催生滑胎。主要用于胎产不利。孕妇不宜食用。

十一、牛乳（附：羊乳）

牛乳又名牛奶，作乳类供食，或加工成奶粉、炼乳、酸乳、奶油、乳酪、牛油等供食。

【品质】以水牛乳者为佳。

【食性】甘，平。归肺、胃经。

【养生】为滋阴养血养生佳品。日常食之可滋阴血、益五脏、润肠胃、泽肌肤、肥健体，酸乳并能抗衰老，最益老人。适于阴血不足体质、形体羸弱、阴虚内燥体质、久病体虚，以及老年人、小儿、妇女和无病强身者食用。常用养生方如牛乳粥。

【食疗】补虚羸，益肺胃，生津液，润大肠。

【应用】

（1）用于虚弱羸瘦、反胃噎隔以及一切气血虚弱证。可单用煮沸饮，或配伍蜂蜜、鸡蛋等同用。

（2）用于消渴。本品生津液、润燥结以止消渴。可配伍羊乳同用。

（3）用于血枯燥结便秘。多配伍蜂蜜等同用。

此外，还可用于产后二便不通、噤口痢、失眠、蛲虫病。

近代用于胃、十二指肠溃疡，习惯性便秘，失眠，神经衰弱，慢性肾炎。此外，酸乳还可用于小儿腹泻、下痢；奶油可用于夜盲症、干眼病。

【选方】

（1）黄牛乳饮：黄牛乳250克，加水煮沸饮。用于大病后不足，百病虚劳（《千金方》）。

（2）牛乳粥：牛乳500克，粳米100克，煮粥食。用于大补阴血，八月以后佳，春夏勿用（《调疾饮食辩》）。

（3）姜韭牛乳饮：牛乳、韭菜汁、生姜汁，和匀温饮，用于翻胃（《丹溪心法》）。

（4）鲜牛、羊乳饮：鲜羊乳、牛乳，渴即饮。用于消渴，心脾中热，下焦虚冷，小便多，渐羸瘦（《广利方》）。

（5）蜂蜜牛乳饮：牛乳250克，煮沸，调入蜂蜜饮，用于血枯便燥；此方也可用于胃、十二指肠溃疡。

（6）鸡蛋牛乳饮：牛乳250克，鸡蛋1枚，打散，搅匀，用开水冲食。用于小儿便秘。

（7）牛乳饮：牛乳250克，煮沸饮，用于产后二便不通及噤口痢（《续名医类案》）；此方睡前饮服，用于失眠。

（8）独蒜牛乳羹：牛乳250克，独大蒜25克，煮羹温食。用于蛲虫病。

【食法】宜煮沸饮。

【宜忌】

（1）不宜久煮。

（2）脾虚泄泻及痰湿积饮者不宜饮用。

附：

羊乳：以绵羊乳为佳。食性甘温，为温补强壮养生食品。日常食之可温补肺肾、养胃润燥。适于虚寒体质、胃虚内燥、久病体虚以及无病强身者食用。常用养生方如羊奶粥。食疗能温润补虚。主要用于虚劳羸瘦、肺痿咯血、消渴反胃、呃逆、寒冷虚乏。此外，还可用于胃痛、口疮。近代用于肾炎。本品较牛奶为佳。宜煮沸饮。选方如《食疗本草》以本品合脂作羹食，用于补肾虚，亦主中风；《千金方》单以本品饮服，用于病人干呕；《小品方》以本品细沥口中，用于小儿口疮；《调疾饮食辩》以本品煮粥，名羊乳粥，用于大补阴血。

十二、鳖肉（附：鳖卵、鳖血、鳖甲胶）

鳖又名团鱼、甲鱼，为鳖口动物中华鳖的肉，大部分地区均有，作水产品供食，肉质鲜美。

【品质】以野生、背黑而光泽肥大者为佳。

【食性】甘，平。归肝经。

【养生】为大补阴血养生佳品。日常食之可大补阴血、益气壮阳。适于阴血亏虚体质、形体瘦弱、久病体虚，以及妇女和无病强身者食用。常用食生方如甲鱼汤。

【食疗】滋阴，凉血。

【应用】主要用于骨蒸劳热、久疟、久痢、崩漏、带下、瘰疬、癥瘕。本品为血肉有情之品，能滋肝肾之阴，凉血分之热，故适于上述阴虚血热之证。可单用炖食，或配伍淮山药、枸杞子、芡实、黑木耳、金针菜等同用。

此外，还可用于脱肛、羊痫风、脚气。

近代用于慢性肾炎、脾肿大。

【选方】

（1）甲鱼粥：甲鱼1个，粳米适量，佐以调料煮粥食。用于阴虚劳热，脱肛，脾肿大，久疟不愈。

（2）炖团鱼：团鱼1个，去脚、肠，调以食盐、猪油，炖食，用于久疟不愈（《贵州中医验方》）；又方甲鱼佐葱、姜、料酒，清炖食，用于脚气、肿胀；此方也可用于羊痫风。

（3）鳖肉臛：鳖肉作臛食。用于久痢（《本草纲目》）。

（4）大肠炖鳖肉：鳖肉、猪大肠，调味炖食。用于脱肛。

（5）大蒜炖鳖肉：鳖肉、大蒜，调味炖食。用于慢性肾炎。

【食法】《随息居饮食谱》谓："宜蒸煮食之，但饮其汁则益人。"

【宜忌】

（1）以裙边最为滋补。

（2）不宜与苋菜、鸡蛋同食。

（3）孕妇及脾胃阳虚者不宜食用。

附：

（1）鳖卵：食性咸寒。盐腌煮食补阴虚；盐腌煨食止小儿下痢，并治久泻久痢。

（2）鳖血：食疗主要用于虚劳潮热。近代用于骨结核。

（3）鳖甲胶：为中华鳖的背甲熬制而成的胶块，为滋阴补血养生食品。日常食之可滋阴补血、养肝润肺。适于阴血亏虚体质、肝虚血亏体质、肺燥体质以及妇女食用。食疗能补肾滋阴，软坚散结。主要用于阴虚潮热、久疟不愈、癥瘕、痔核肿痛。开水或黄酒烊化服食。宜忌同鳖肉。

十三、龟肉（附：龟血、龟板胶）

龟肉为龟科动物乌龟的肉，主产于湖北、安徽、湖南、江苏、浙江等地，作水产品供食，味鲜美。

【品质】以色黑者为佳。

【食性】甘、咸，平。归肝、肾经。

【养生】为大补阴血养生佳品。日常食之可大补阴血、强健筋骨、益寿延年。适于阴血亏虚体质、产后体虚不复，以及老年人食用。常用养生方如龟肉粥。

【食疗】滋阴补血，凉血止血。

【应用】

（1）用于劳瘵骨蒸、久咳咯血、久疟、筋骨疼痛、女子干病，可单用煮食，或配伍淮山药、枸杞子、猪肉等同用。

（2）用于虚劳咯血、吐血、衄血、血痢、肠风痔血等出血证。可单用炖食，或配伍黑木耳、冬虫夏草、冰糖等同用。

此外，还可用于老年肾虚多尿、小儿遗尿、阳痿、脚气。

近代用于胃下垂、子宫脱垂、脱肛、神经衰弱。

【选方】

（1）清炖龟肉：龟肉，佐调料炖食，用于痨瘵（《金蛾山房药录》）；又方龟肉作羹臛食，大补阴虚，截久疟不愈（《日用本草》）；又方龟肉和葱、椒、酱、酒煮食，用于虚劳失血咯血，咳嗽寒热，补阴降火（《便民食疗》）。

（2）淮山枸杞炖龟肉：龟肉、山药、枸杞子，文火清炖食。用于痨瘵骨蒸。

（3）核桃仁炖龟肉：龟肉、核桃仁，清炖食。用于肾虚腰痛，筋骨疼痛。

（4）乌龟炖肉：龟肉、净猪肉，调味炖食。用于妇女经闭。

（5）沙参虫草龟肉汤：龟肉、沙参、虫草，调味炖食。用于肺痨吐血（《四川中药志》）。

（6）龟肉粥：龟肉、粳米，调以佐料，煮粥食。用于血痢，肠风痔血，加黑木耳者亦佳。

（7）砂糖炖龟肉：龟肉、砂糖，炖食。用于痢及泻血（《普济方》）。

（8）龟肉炖鸡：龟肉、小公鸡肉，调味炖食。用于老年肾虚尿多。

（9）龟肉狗肉汤：龟肉、狗肉，或芡实、莲子，调佐料炖汤食。用于小儿遗尿，大人阳痿。

（10）蒜头炖龟肉：龟肉、蒜头，文火清炖食。用于脚气、肿胀。

（11）龙眼烧龟肉：龟肉、龙眼肉，调味烧食。用于神经衰弱。

【食法】宜炖食。

附：

（1）龟血：食性咸，寒。食疗主要用于脱肛。

（2）龟板胶：又名龟板膏、龟胶、龟甲胶，为乌龟的甲壳熬制而成的胶。食性甘、咸，平。为滋阴补血养生佳品。日常食之可滋补阴血、强壮身体。适于阴血亏虚体质、妇女血虚体质以及无病强身者食用。食疗能滋阴、补血、止血。主要用于阴血亏虚、劳热骨蒸、吐血、衄血、烦热惊悸、肾虚腰痛、腰膝痿弱、崩漏、带下。开水或黄酒烊化服食。不宜与人参同用。

十四、鲍鱼

鲍鱼古称鳆，又名石决明肉、镜面鱼、明目鱼，为鲍科动物九孔鲍或盘大鲍的肉，主产于广东、福建、辽宁、山东等地，作水产品供食，滋味鲜美浓郁，为海味珍品。

【品质】以春末夏初捕捉肥满者为佳。

【食性】甘、咸，平。归肝经。

【养生】为补肝肾、益精血养生佳品。日常食之可补益肝肾、养血益精、明目开胃、强壮身体。适于肝肾亏虚体质、女子精血亏虚体质、瘵病后体虚、老年视力减退，以及无病强身者食用，又为妇女和老年人保健食品。常用养生方如红焖鲍鱼。

【食疗】滋阴清热，益精明目。

【应用】

（1）用于劳热骨蒸、肺痨咳嗽、崩漏、带下、淋病。可单用煮食，或配伍猪肉等同用。此外，还可用于阴虚阳亢之眩晕、耳鸣。

（2）用于青盲内障。可单用煮食。

此外，还可用于女子血枯、水肿、产后乳少、黄疸。

近代用于高血压病、贫血、角膜干燥、夜盲症、胃炎、胃溃疡。

【选方】

（1）鲍鱼汤：鲍鱼煮汤食，加入黄芪尤佳。用于瘵瘵虚损（《金蛾山房药录》；此方也可用于血虚经乱（《妇人规》）。

（2）鲍鱼炖肉：鲍鱼肉、净瘦肉，调味炖食。用于肺痨咳嗽。

（3）鲍鱼汁饮：鲍鱼肉煮汁，微加醋饮，不得用盐。用于女子崩中血不止者（《名医别录》）。

（4）猪小肚炖鲍鱼：鲍鱼肉（连壳更佳）、猪小肚，调以老姜、陈皮，炖汤食。用于妇女体虚带下，月经不调。

（5）炖鲍鱼：鲍鱼2只，葱2茎，炖食，用于女子血枯经闭，乳汁不足（《杏林春满集》）；又方以本品配葱、豉、酒煮食，饮其汁，能通乳（《本草纲目》）。

（6）蒜肚炖鲍鱼：鲍鱼、蒜头、猪肚，调味炖食。用于胃炎、胃溃疡。

【食法】宜煮食。

【宜忌】

（1）滋阴清热宜用鲜品；水肿宜用干品。

（2）本品体坚难化，脾弱者可煮汤单饮其汁。

（3）有表邪者不宜食用。

十五、鳗鲡鱼

鳗鲡鱼又名白鳝、蛇鱼、鳗鱼，为鳗鲡科动物鳗鲡的肉，分布于长江、闽江、珠江流域及海南岛，作水产品供食，肉质细嫩，富含脂肪，为上等食用鱼类之一。

【品质】以湖池产而肥大者为佳。

【食性】甘，平。归肝、肾经。

【养生】为滋补强壮养生佳品。日常食之可补五脏、益肝肾、壮筋骨、强腰膝、明目视、肥健体。适于肝肾不足体质、形体羸弱、痨病体虚、视力疲劳，以及无病强身者食用。常用养生方如黄焖馒鱼。

【食疗】补虚羸，祛风湿。

【应用】

（1）用于虚劳骨蒸、小儿疳劳、妇女崩漏、肠风下血、痔漏、疮疡。可单用煮食，或配伍山药等同用。

（2）用于风湿痹痛及脚气、风疹。可配伍应用。

此外，还可用于夜盲症。

近代用于神经衰弱、肺结核、淋巴结核。

【选方】

（1）鳗鱼汤：净鳗鲡鱼切段，调以酒、盐、醋，煮汤食，用于骨蒸劳瘦及肠风下血（《太平圣惠方》）；又方以本品蒸食，用于一切虚劳体弱（《奉化方食》）。

（2）山药鳗鲡鱼汤：鳗鲡鱼、淮山药，调味煮汤食。用于一切虚劳弱证（《经验广集》鳗鱼丸）。

（3）炙鳗鱼：净鳗鱼切片炙熟，调以椒、盐、酱进食。用于五痔瘘疮、杀虫（《食医心镜》）。

（4）鳗鱼粥：鳗鱼、粳米适量，调以五味煮粥食。用于腰肾间湿风痹常如水洗者，其补益（《食疗本草》）。

（5）荸荠鳗鲡汤：鳗鱼、荸荠，调味煮汤食。用于夜盲症。

（6）冰糖炖鳗鱼：鳗鱼、冰糖，炖食。用于肺结核、淋巴结核。

【食法】宜煮食或蒸食。《随息居饮食谱》谓："蒸食颇益人，亦可和面。"

【宜忌】有痰多泄泻者不宜食用。

十六、鱼鳔

鱼鳔又名鱼肚、鱼胶、鳔、鱼脬，为石首鱼科动物大黄鱼或小黄鱼等的鱼鳔，主产于浙江、福建、上海等地。作水产品供食。

【品质】以产于南洋者为佳。

【食性】甘，平。归肾经。

【养生】为补精养血养生佳品。日常食之可补肾填精、养血补血。适于肾虚精亏体质、妇女产后血虚、久病虚弱，以及无病强身者食用，又为妇女保健食品。常用养生方如鸡粥鱼肚、枸杞鱼鳔汤等。

【食疗】补肾益精，养血熄风，止血。

【应用】

（1）用于肾虚遗精、妇女带下，以及久病虚损。可配伍人参、鸡、猪肉、枸杞子等同用。

（2）用于产后血虚风痉、痫证。可配伍猪肉、鸡蛋等同用。

（3）用于吐血和崩漏。可配伍鸡蛋等同用。

此外，还可用于头晕、失眠。

近代用于贫血、食管癌、胃癌、破伤风。

【选方】

（1）人参炖鱼鳔：鱼鳔、人参，调味炖食。用于肾虚遗精，妇女带下，久病虚损。

（2）鱼肚炖肉：鱼肚、瘦猪肉、鸡蛋，调以酒、糖，炖食。用于产后血虚。

（3）鱼鳔甘蔗饮：鱼鳔末、甘蔗汁，调食。用于呕血（《经验方》）。

（4）鱼鳔鸡蛋饼：鱼鳔焙黄研末，同鸡蛋煎饼，佐酒进食。用于赤白崩中（《本草纲目》）。

（5）金针菜鱼鳔汤：鱼鳔 10 克，金针菜 10 克，调味煮汤食。用于头晕，失眠（《古鄞食谱》）。

（6）鱼鳔散：鱼鳔用香油炸酥研末，每食 5 克，每日 3 次。用于食管癌、胃癌（内蒙古《中草药新医疗法资料选编》）。

【食法】可煮食或熬膏食。

【宜忌】食欲不振及痰湿盛者不宜食用。

十七、桑葚

桑葚又名桑实、文武实、桑果，为桑科植物桑的成熟果穗，主产于江苏、浙江、湖南、四川、河北等地，鲜品作果类供食。《随息居饮食谱》谓："可生啖（宜微盐拌食），可饮汁，或熬以成膏，或爆干为末。设逢歉岁，可充粮食。久久服之，须发不白。以小满前，熟透色黑而味纯甘者良。"

【品质】以个大肉厚而糖性大者为佳。

【食性】甘，寒。归肝、肾经。

【养生】为滋补肝肾养生佳品。日常食之可补益肝肾、滋阴养血、乌须黑发、聪耳明目、延年益寿，孕妇食能安胎。适于肝肾亏虚体质、血虚体质，以及老年人、孕妇和无病强身者食用。常用养生方如桑葚酒、桑葚粥。

【食疗】补肝肾，滋阴血，生津润燥。

【应用】

（1）用于肝肾阴亏，阴血不足，眩晕、耳鸣、虚烦失眠、须发早白等病证。本品补肝肾、滋阴血的作用较好，是凉血补血益阴之药（《本草经疏》）。可单用熬膏食，或配伍枸杞子等应用。

（2）用于消渴、便秘。本品滋阴养血，并能生津润燥，故可用于阴虚津亏之消渴和肠燥便秘。可单用煮汤饮、制膏食，或配伍应用。

此外，还可用于目暗、瘰疬、关节不利、解酒毒。

【选方】

（1）桑葚汤：鲜桑葚60克，煮汤饮。用于心肾衰弱不寐，或习惯性便秘（《闽南民间草药》）。

（2）文武膏：文武实捣烂取汁，熬成薄膏，每次一匙，开水冲服，日三服。用于瘰疬（《素问病机气宜保命集》）。

（3）桑葚酒：桑葚酿酒饮。用于利水气，消肿（《本草纲目》）。

（4）桑葚汁：桑葚捣汁饮。用于解酒中毒（《本草纲目》）。

【食法】可生啖、浸酒、制蜜膏或煮食。

【宜忌】

（1）不宜用铁质器具加工。

（2）有脾胃虚寒泄泻者不宜食用。

十八、蛏肉

蛏肉又名蛏肠。为竹蛏科动物缢蛏的肉，分布于沿海一带，作水产品或制蛏油供食，肉味鲜美，为我国主要养殖贝类之一。《随息居饮食谱》谓："可鲜可腊。"

【品质】以鲜嫩者为佳。

【食性】甘、咸，寒。归肝、肾经。

【养生】为滋阴养血养生佳品。日常食之可滋阴养血、补虚清热。适于阴血亏虚体质、虚热体质及妇女产后虚热养生食用。常用养生方如韭菜炒蛏肉。

【食疗】滋阴养血，清热除烦。

【应用】

（1）用于妇女产后虚损、盗汗。可单用煮食。

（2）用于烦热口渴、湿热水肿、痢疾。可配伍应用。

近代用于坏血病。

【选方】

（1）蛏肉汤：蛏肉，调以黄酒煮汤食，用于产后虚烦，少乳（《曲池妇科》）；此方也可用于产后阴血亏虚，肢体麻木。

（2）蛏肉粥：蛏肉、粳米，调味煮粥食。用于盗汗。

（3）冰糖炖蛏肉：蛏肉、冰糖，炖食。用于烦热口渴。

（4）蒜头炖蛏肉：蛏肉、蒜头，调味炖食。用于湿热水肿（《泉州本草》）。

（5）蛏肉刺瓜汤：蛏肉、刺瓜，调味煮汤食。用于中暑血痢（《泉州本草》）。

【食法】宜煮食。

【宜忌】有脾胃虚寒者不宜食用。

十九、淡菜

淡菜又名壳菜、贻贝、红蛤、珠菜，为贻贝科动物厚壳贻贝及其他贻贝类的肉，分布于沿海地区，作水产品供食，肉味鲜美。《随息居饮食谱》谓："干即可咀食，味美不腥。"

【品质】以鲜大而肉厚味重者为佳。

【食性】咸，温。归肝、肾经。

【养生】有"益肾补虚要品"之称，为补肝肾、益精血养生佳品。日常食之可补肝肾、益精血、助肾阳、强腰膝、乌须发，且不寒不热，补不腻滞，阴阳并补，性质温和，尤宜养生食用。适于肝肾亏虚体质、肾虚体质、女子精血亏虚体质、痨病体虚、阳虚体质、中年早衰、产后体虚，以及老年人和无病强身者食用。常用养生方如淡菜粥、淡菜首乌汤等。

【食疗】补肝肾，益精血，助肾阳，消瘿瘤。

【应用】

（1）用于肝肾不足，精血亏虚，虚劳羸瘦、眩晕、盗汗、阳痿、阴冷、腰痛、吐血、崩漏、带下、淋病、久痢等。可单用煮食，或配伍猪肉、鸡肉、狗肉、麻雀肉、干贝、首乌、韭菜等同用。

（2）用于瘿瘤和疝瘕。可配伍萝卜、海带、紫菜等同用。

此外，还可用于消渴。

近代用于神经衰弱、肺结核五心烦热、高血压病、甲状腺肿瘤、功能性子宫出血。

【选方】

（1）淡菜汤：淡菜50克，佐以调料煮汤食，或炒蛋食。用于肝肾精血亏虚，眩晕，盗汗，以及小儿发育不良（《金蛾山房药录》）。

（2）淡菜烧肉：淡菜30克，瘦猪肉100克，调味烧食，用于虚劳羸瘦；此方也可用于功能性子宫出血。

（3）淡菜炖鸡：淡菜、鸡肉，调味炖食。用于肾虚遗精，房劳过度，产后羸弱。

（4）淡菜炖狗肉：淡菜、狗肉，佐以调料，炖食。用于脏寒腹痛，阳痿阴冷。

（5）淡菜炖麻雀：淡菜30克，麻雀1只，调味炖食。用于阳痿，神经衰弱（《金蛾山房药录》）。

（6）淡菜韭菜汤：淡菜、韭菜，调味煮汤食。用于肾虚腰痛，小便余沥，妇女带下，小腹冷痛。

（7）米酒煮淡菜黑豆：淡菜、黑豆（炒香），调以米酒，煮汤食。用于宫寒，月经不调。

（8）淡菜紫菜汤：淡菜30克，紫菜10克，调味煮汤食。用于瘿瘤，甲状腺瘤（《古鄞食谱》）。

（9）淡菜干贝海藻汤：淡菜、干贝、海藻，调味煮汤食。用于高血压病。

（10）淡菜海带萝卜汤：淡菜、海带、萝卜，调味煮汤食。用于高血压病、瘿瘤。

【食法】宜煮食。

【宜忌】诸养生不忌。

二十、江瑶柱

江瑶柱又名马甲柱、角带子。干制品俗称干贝，为江珧科动物栉江珧的后闭壳肌，南北沿海均有分布，作水产品供食，肉质细嫩，味道鲜美，为名贵海味珍品。《随息居饮食谱》谓："补肾，与淡菜同。鲜脆者胜之，为海味冠，干者咀食。味美不腥，娇嫩异常，味重易化。"又谓"其壳色如淡菜，上锐下平，大者长尺许，肉白而韧，不中食，美惟在柱也"。

【品质】以鲜脆者为佳。

【食性】甘、咸，平。

【养生】为滋阴补肾养生佳品。日常食之可滋阴补肾、旺盛气血，且不寒不热，补不滋腻，性质平和，易于消化，尤宜养生食用，适于肾阴虚体质、病后体虚、产后阴血不足，以及无病强身者食用。常用养生方如红烧干贝。

【食疗】滋阴补肾，调中开胃。

【应用】

（1）用于肾虚阴亏，耳鸣、遗精早泄、消渴、带下，以及便秘。可单用生食或煮食，或配伍鸡蛋、淡菜、鸡肉、火腿等同用。

（2）用于胃纳呆滞、消化不良。可单用煮食，或配伍香菇等同用。

此外，还可用于瘰疬，肺虚燥咳。

近代用于高血压病、甲状腺肿大。

【选方】

（1）干贝粥：干贝、香菇、粳米，调味煮粥食，用于消渴；又方加荸荠煮粥食，用于瘰疬。

（2）干贝鸡汤：干贝、鸡肉，佐以调料煮汤食。用于肾虚遗精、妇女带下。

（3）干贝藻带汤：干贝、海藻、海带，调味煮汤食。用于瘰疬、高血压病、甲状腺肿大。

【食法】可生拌食或煮食。

【宜忌】诸养生不忌。

二十一、哈蟆油

哈蟆油又名田鸡油、蛤什蟆油、蛤蚂油、哈士蟆油，为中国林蛙或黑龙江林蛙雌性的干燥输卵管，主产于黑龙江、吉林、辽宁、四川等地，为传统补品之一。

【品质】以肥大而有光泽者为佳

【食性】甘、咸，平，归肺、肾经。

【养生】有"补品之王"之称，为滋补强壮养生佳品。日常食之可滋补肺肾、益精填髓、润泽脏腑、补气助阳、旺盛精力、养颜护肤。适于肺肾阴虚体质、痨病体虚、病后产后虚弱、肾阳虚体质、精力不足，以及妇女和老年人食用。常用养生方如蛤蟆油蒸燕窝。

【食疗】补肾益精，润肺养阴。

【应用】

（1）用于久病虚损、产后虚弱。可单用蒸食。

（2）用于肺痨咳嗽吐血、盗汗。可单用或配伍白木耳等同用。

此外，还可用于阳痿。

近代用于神经衰弱。

【选方】

（1）白木耳蒸哈士蟆油：哈士蟆油、白木耳，蒸食。用于肺痨吐血（《四川中药志》）。

（2）哈士蟆油蒸燕窝：哈士蟆油、燕窝，蒸食。用于神经衰弱（《四川中药志》）。

【食法】可作汤食或蒸汤食。

【宜忌】有外感病及食少便溏者不宜食用。

二十二、银耳（附：黄木耳）

银耳又称白木耳、白耳子，为银耳科植物银耳的子实体，主产于四川、贵州、福建等地，作食用菌类供食，为著名食用菌之一。

【品质】以产于四川者为优，以朵大肉厚而光泽者为佳。

【食性】甘、淡，平。

【养生】为滋阴强壮养生佳品。日常食之可滋阴润肺、养胃生津、补肾健脑、滋润肌肤、抗衰延年。本品甘淡性平，滋补不腻，补不峻猛，尤易养生常食。适于阴虚体质、阴虚内燥体质、病后体虚、老年体衰，以及秋燥进补和无病强身者食用。常用养生方如冰糖银耳大枣汤、银耳炖山鸡、西米银耳等。

【食疗】滋阴润肺，养胃生津。

【应用】

（1）用于虚劳咳嗽、痰中带血、阴虚燥咳、衄血、咯血及崩漏等。本品为滋阴润肺、止咳止血食疗佳品，尤宜肺病咯血。多配伍冰糖、蜂蜜、百合等同用。

（2）用于阴虚胃燥、舌干口渴、大便秘结。可配伍冰糖、猪肉等炖食。

此外，还可用于便血。

近代用于高血压病、血管硬化、神经衰弱、肺结核、白细胞减少症。

【选方】

（1）冰糖炖银耳：银耳 10 克，冰糖适量，文火炖食。用于虚劳咳嗽、咯血、便秘。

（2）蜂蜜炖银耳：银耳 10 克，蜂蜜适量，炖食。用于咽痛燥咳、便秘。

（3）银耳炖肉：银耳 15 克，瘦猪肉 100 克，调味炖食。用于燥咳、大便干结。

（4）银耳粥：银耳 10 克，粳米 100 克，调以冰糖，煮粥食。用于虚热口渴、大便秘结。

【食法】用水浸涨发后炖食。

【宜忌】有外感病者不宜食用。

附：

黄木耳：为银耳科植物金耳的子实体。食性甘平。为滋养生津养生食品。日常食之可滋养肺胃、生津止渴。适于肺胃阴虚内燥体质、口干易渴，以及秋燥进补食用。常用养生方如冰糖炖黄木耳。食疗能滋阴润肺，生津，主要用于虚劳咳嗽、咳血、肺结核。可炖食。

二十三、燕窝

燕窝又名燕窝菜、燕菜，为雨燕科动物金丝燕及多种同属燕类用唾液或唾液与绒羽等混合凝结所筑成的巢窝，作补品供食。《本经逢原》谓燕窝为："食品中之最驯良者。"商品燕窝有白燕（官燕）、毛燕、血燕之分。

【品质】以白燕者为佳。

【食性】甘，平。归肺、胃、肾经。

【养生】为滋养强壮养生佳品。日常食之可滋阴润肺、填精补髓、补气益胃。本品补不致燥，润不致滞，补而能清，尤宜日常养生保健食用。适于阴虚内燥体质、久病体虚、气虚体质、老年体衰，以及无病强身者食用。常用养生方如燕窝粥、鸡汤燕窝等。

【食疗】滋阴润肺，益气补中。

【应用】

（1）用于虚损、痨瘵、咳嗽痰喘、咯血、吐血。本品大能滋阴润肺，为治疗虚损痨瘵之圣品。多配伍冰糖、梨等同用。

（2）用于久泻、久痢、久疟、噎膈反胃。可配伍人参等同用。

此外，还可用于小便频数。

【选方】

（1）冰糖雪梨蒸燕窝：冰糖、雪梨、燕窝，蒸食，用于膈痰（《岭南杂记》）；又方用秋白梨1个，去心，入燕窝6克，先用开水泡，再入冰糖5克蒸熟，每日早晨服下，勿间断，用于老年痰喘（《文堂集验方》）。

（2）人参炖燕窝：燕窝12克，人参6克，加水隔汤炖熟，徐徐食之。用于噤口痢（《救生苦海》）。

（3）冰糖炖燕窝：冰糖6克，燕窝12克，隔汤炖食数次。用于老年疟疾及久疟，小儿虚疟，胎热（《内经类编试效方》）。

（4）燕窝粥：燕窝、大米，煮粥食。用于一切气虚及表虚之证（《调疾饮食辩》）。

（5）人乳燕窝：服人乳，多吃燕窝。用于翻胃久吐（《本草纲目拾遗》）。

【食法】宜隔汤炖食。

【宜忌】

（1）常用量为6～10克。

（2）有脾胃虚寒及痰湿停滞者不宜食用。

二十四、向日葵子

向日葵子又名天葵子、葵子、葵花子、香瓜子，为菊科植物向日葵的种子，各地均有栽培，作果品和油料供食。

【品质】以粒大饱满者为佳。

【食性】甘、淡，平。

【养生】为滋养强壮养生食品。日常食之可滋阴液、润五脏、益脾胃。适于阴虚体质、形体瘦弱，以及无病强身者食用。常用养生方如葵子粥。

【食疗】滋阴，止痢，透疹。

【应用】

（1）用于虚弱头风。可单用生食，或配伍鸡肉等同用。

（2）用于血痢。可配伍冰糖等同用。

（3）用于麻疹不透。可单用捣碎冲食。

此外，本品尚有驱虫、润肠等功效，可用于蛲虫病、便秘、痛经。

近代用于高脂血症、高血压病。

【选方】

（1）葵子白糖散：葵子30克研碎，调以白糖，睡前开水冲食。用于头晕痛。

（2）葵子炖鸡：葵子、母鸡，调味炖食。用于头晕痛（《陕西中医交流验方汇编》）。

（3）冰糖葵子汤：向日葵子30克，冲开水炖1小时，调以冰糖进食。用于血痢（《福建民间草药》）。

（4）葵子散：葵花子30克捣碎，开水冲食，用于小儿麻疹不透；又方以葵子100克，生食，连续一周，用于蛲虫病。

（5）蜂蜜葵子饮：向日葵子30克捣烂，加开水1杯，调以蜂蜜拌匀食，每天早晚各一次。用于体虚便秘。

（6）葵子山楂汤：葵子15克，山楂30克，煮浓汤，调以红糖进食。用于妇女痛经。

（7）葵子芹菜饮：向日葵子生食，佐以芹菜根捣汁饮。用于高血压病。

【食法】可生食或煮食。

【宜忌】诸养生不忌。

二十五、鸡蛋（附：鸡蛋白、鸡蛋黄、鸡仔蛋、凤凰衣、鸭蛋）

鸡蛋又名鸡卵、鸡子。《随息居饮食谱》谓："新下者良。并宜打散，以白汤，或米饮，或豆腐浆，搅熟服。若囫囵煮食，性极难熟，虽可果腹，甚不易消。惟带壳略煮之，后将壳击碎，再入瓷罐内，多加粗茶叶，同煨三日，茶汁即入，蛋亦熟透，剥壳食之，色黑而味香美，不甚闭滞也。"

【品质】以新鲜者为佳。

【食性】甘，平。归心、肾经。

【养生】为滋阴补血养生佳品。日常食之可滋阴补血、益肾健脑、润喉清音、养胎安胎。本品补而不腻，性质平和，且极易消化吸收，尤宜养生食用。适于阴血亏虚体质、病后产后体虚、大脑疲劳，以及小儿、孕妇、老人和保护声带食用。常用养生方如番茄炒鸡蛋、鸡蛋粥等。

【食疗】滋阴润燥，清咽开音，养血安胎。

【应用】

（1）用于阴虚燥咳、咽痛声哑、目赤疼痛、产后口渴，以及久痢不止。可单用冲食，或配伍豆浆、牛乳等同用。

（2）用于胎动不安及胎动下血。多配伍阿胶等同用。

此外，还可用于热病烦闷、妊娠心痛、妇女带下、月经不调。

近代用于高血压病、糖尿病、风湿性关节炎、哮喘、疟疾、贫血。

【选方】

（1）豆浆鸡蛋饮：鸡蛋1枚打散，沸豆浆冲熟进食。用于体虚久咳。

（2）鸡蛋羹：鸡蛋加热微熟，早晨空腹打孔吸食，连食十余日。用于咽痛声哑。

（3）冲鸡蛋：鸡蛋1枚打散，开水冲入，加盖略焖少时进食。用于妇人产后口干舌缩，渴不止（《经验后方》）。

（4）醋煮蛋：鸡蛋、食醋，煮食。用于赤白久痢，产后虚痢（《本草纲目》）。

（5）鸡蛋饼：鸡蛋以醋炒熟，入面作饼，炙熟空腹进食。用于水痢脐腹绞痛（《圣济总录》）。

（6）阿胶鸡蛋羹：鸡蛋、阿胶，调以清酒、食盐，蒸作羹食。用于妊娠胎动不安（《圣济总录》）。

（7）鸡蛋粥：鸡子2枚打散，入粥内搅熟进食。用于胎动下血（《随息居饮食谱》）。

（8）鸡蛋酒：鸡子打散，调酒进食。用于妊娠心痛（《千金方》）。

（9）银杏蛋：鸡蛋1枚，银杏3枚，煮食。用于妇女白带。

（10）醋蛋：鸡蛋1枚，米醋浸泡48小时后，蛋壳软化，搅拌均匀，早晨空腹温开水或蜂蜜调食一匙。用于脑血栓、高血压病、动脉硬化、风湿性关节炎、糖尿病、哮喘。

（11）盐卤鸡蛋饼：盐卤煮沸，打入鸡蛋2枚，反复搅拌成饼，发作前5~6小时趁热进食。用于疟疾。

【食法】宜打散冲食或略煮嫩食。

【宜忌】

（1）不宜生食或久煮。

（2）有外感、积滞及痰湿阻滞者不宜食用。

附：

（1）鸡蛋白：又名鸡卵白、鸡子白，为鸡蛋的卵白。食性甘凉。为滋润清热养生食品。日常食之可滋润利咽、清除内热。适于热性体质和保护声带食用。常用养生方如鸡蛋白汤。食疗能润肺利咽，清热解毒。主要用于咽痛、声哑、咳逆、下痢。民间还用于小儿鼻衄。近代用于疟疾。可生食或冲食。选方如《必效方》以本品配伍胡椒粉、醋，制成饼剂，名鸡蛋饼，空腹进食，用于小儿赤白痢久不止；《河南省中医秘方验方汇编》以本品 2 枚，调以白糖，开水冲食，用于小儿鼻衄。

（2）鸡蛋黄：又名鸡卵黄、鸡子黄。为鸡蛋的卵黄。食性甘平，归心、肾经。为滋阴养血养生食品。日常食之可滋阴养血、补脑健脑、滋润五脏。适于阴血亏虚体质、脑力劳动、孕妇、病后产后以及无病强身者食用。常用养生方如鸡蛋黄汤。食疗能滋阴养血，润燥止血。主要用于心烦不寐、猝然干呕不止、下痢、虚痨吐血、妊娠胎漏下血。近代用于肺结核潮热、盗汗、咯血、婴幼儿消化不良、肝炎、百日咳。可冲食或煮熟熬油食。选方如鸡蛋黄沸汤冲食，用于阴虚心烦不寐、呕逆、胎漏下血；鸡蛋煮熟，去蛋白取蛋黄，置锅内加热熬油，名蛋黄油，用于肺结核、小儿消化不良、百日咳。

（3）鸡仔蛋：又名哺胎蛋、鸡卵胞、凤凰胎。系孵化雏鸡未出的蛋。为温肾强壮养生食品。日常食之可温肾阳、暖脾胃。适于虚寒体质、肾阳虚体质、胃寒体质，以及无病强身者食用。常用养生方如炒仔蛋。食疗能温肾壮阳，温中暖胃。主要用于肾虚阳痿、遗精、宫冷不孕、畏寒怕冷、胃脘冷痛。此外，还可用于伤科长骨。可煮食。

（4）凤凰衣：又名凤凰退、鸡蛋膜衣、鸡蛋衣。为鸡蛋蛋壳的内膜。食性甘平，归肺经。食疗能养阴、润肺、开音、止咳。主要用于久咳咽痛、失音。近代用于骨折久不愈合。可煮汤或研粉调食。

（5）鸭蛋：又名鸭子、鸭卵。食性甘凉。为滋阴清热养生食品。日常食之可滋阴清热、补心清肺。适于阴虚内热体质及热性体质者食用。常用养生方如鸭蛋汤。食疗能滋阴，清肺。主要用于隔热、咳嗽、喉痛、齿痛、泄痢。近代用于百日咳。可煮食或冲食。选方如以本品配伍银耳、冰糖炖食，名银耳鸭蛋羹。用于阴虚燥咳、百日咳。不宜与鳖、李子同食。有寒湿体质者不宜食用。

二十六、猪肉（附：火腿）

猪肉为猪科动物猪的肉，大部分地区均有饲养，作畜类供食，为主要肉类食品之一。

【品质】以壮嫩花猪糯而易熟、香而不腥臊者为佳。

【食性】甘、咸，平。归脾、胃、肾经。

【养生】本品以肉补肉，为滋补强壮养生佳品。日常食之可滋阴液、益精髓、充胃汁、补肝血、长气力、丰肌体、润皮肤。适于阴虚体质、阴虚内燥体质、肌肤枯燥，以及无病强身者食用。常用养生方如猪肉粥、板栗烧肉等。

【食疗】滋阴，润燥。

【应用】主要用于虚弱羸瘦、消渴、燥咳、便秘。可单用炖食，或配伍松子等同用。

此外，还可用于液干难产，体虚多汗，痔疮。

近代用于小儿疝气，神经衰弱。

【选方】

（1）松子肉：猪肉 100 克，松子 30 克，调味炖食。用于虚弱羸瘦，燥咳，便秘。

（2）枸杞炖猪肉：猪肉、枸杞子各适量，调味炖食。用于眩晕，耳鸣，腰膝酸软。

（3）杏仁炖肉：甜杏仁 20 克，猪肉适量，调以冰糖炖食。用于燥咳，便秘。

（4）猪肉汤：猪肉煮汤食。用于液干难产，津枯血夺，火灼燥渴，干嗽，便秘（《随息居饮食谱》）。

（5）浮麦黑豆猪肉汤：猪肉、浮小麦、黑豆，调味炖食。用于体虚自汗。

（6）槐花猪肉汤：猪肉 100 克，槐花 10 克，调味煮汤食。用于痔疮。

（7）茴香炖肉：小茴香 15 克，猪肉 100 克，调以烧酒炖食。用于小儿疝气。

（8）龙眼大枣炖肉：龙眼肉 15 克，大枣 10 枚，猪肉适量，调味炖食。用于神经衰弱。

【食法】《随息居饮食谱》谓："烹法甚多，惟整块洗净，略抹糖霜，干蒸极烂者，味全力厚，最为补益。古人所谓蒸豚也。"

【宜忌】

（1）不宜与乌梅、桔梗同食。

（2）有外感病、湿热痰盛及外感病初愈者不宜食用。

附：

火腿：又名熏蹄、兰熏，为猪腿腌制而成，以产于金华、冬月腌制者为佳，食性甘、咸，温，为补益气血养生佳品。日常食之可益气血、补脾胃、填精髓、健腰脚、生津液。适于气血虚弱体质、病后体虚、脾胃虚弱体质以及无病强身者食用。常用养生方如蒸火腿。食疗能健脾开胃，养血益精。主要用于虚劳怔忡、食欲不振、虚痢久泻。宜煮食或蒸食。选方如《救生苦海》以本品煮极烂食，用于久泻；《简便单方》以本品煮汁饮，用于噤口痢。

✓ 总结

1. 补养类食物可进一步分为补气类食物、补血类食物、补阳类食物和补阴类食物，在饮食保健学中占有十分重要的地位。

2. 补气类重点食物包括山药、大枣、鸡肉和牛肉。

3. 补血类重点食物包括龙眼肉、猪肝、猪蹄和阿胶。

4. 补阳类重点食物包括冬虫夏草、海参、胡桃仁和羊肉。

5. 补阴类重点食物包括黄精、桑葚、枸杞子和松子。

✓ 思考题

1. 试述山药常用食疗配方的组成、制作方法及其应用。

2. 试述虫夏蒸鸭配方的选料要求、制作方法及其应用。

3. 试述龙眼肉的养生作用、食疗功效、应用范围、常用配方及其使用上的宜忌。

4. 试述黄精的养生作用、食疗功效、应用范围、常用配方及其使用上的宜忌。

5. 常见的补气类、补阳类、补血类、补阴类食物有哪些？各列举重点食物以外的 5 种食物。

第四章　温里类食物

本章内容： 温里类食物：肉桂、干姜、花椒

教学时间： 2 课时

教学目的： 通过本章的教学，使学生了解相关的概念，掌握温里类食物在使用上的注意事项。掌握重点食物的作用与应用。了解一般常见食物的作用与应用。

教学要求： 1. 掌握重点食物的养生作用、食疗功效、应用范围、常用配方及其使用上的宜忌。

2. 了解一般常见食物的养生和食疗功效。

温里类食物是指以温暖脏腑，祛散里寒，增强机体抗寒能力，以及治疗里寒证候为主要作用的一类食物。

温里类食物大多辛热，能温通阳气，祛寒止痛，以及益火助阳，故适用于寒性体质，治疗寒邪内侵、阳气被困，或脏腑阳气虚弱、阴寒内盛的里寒证候。

温里类食物辛热性燥，食用不当，易致伤津动血。故凡属热性证候、阴虚证候及孕妇应慎用或忌用。此外，温里类食物多为辛香调料，使用时量不宜大。

拓展知识点：
里寒证

一、韭菜（附：韭根）

韭菜又名草钟乳、起阳草、壮阳草，为百合科植物韭的叶，各地均有栽培。作蔬菜供食。《本草纲目》谓："韭之为菜，可生可熟，可菹可久，乃菜中最有益者也。"

【品质】以春初早韭肥嫩者为佳。

【食性】辛，温。归肝、胃、肾经。

【养生】为温暖五脏养生食品。日常食之可温暖五脏、散寒助阳。适于寒性体质、肾阳虚体质、妇女经冷、产后腹冷者食用。常用养生方如韭菜炒虾仁、韭菜炒鸡蛋等。

【食疗】温中，下气，散血。

【应用】

（1）用于阴寒胸痹、噎膈反胃、脘腹冷痛、积滞不化、泄泻下痢。可单用捣汁饮，或配伍生姜等同用。

（2）用于吐血、衄血、尿血、倒经等出血病证。宜用生韭捣汁饮，每次30～60毫升。

（3）用于消渴、盗汗。宜煮汁饮。

此外，本品尚能温肾壮阳，用于肾虚阳痿、腰膝冷痛。还可用于上气喘息、通经催乳、跌打损伤、大便秘结、食物中毒。

近代用于肠炎、痢疾、肺结核、淋巴结结核、荨麻疹、高脂血症、冠心病。

【选方】

（1）韭汁饮：生韭菜捣汁饮，用于胸痹冷痛，吐血，衄血，尿血，倒经；又方冷饮，用于下肠中瘀血，甚验（朱震亨）；又方频饮，用于喘息欲绝（《千金方》）；此方也可用于食物中毒，饮生韭汁最佳（《千金方》）。

（2）韭汁姜汁牛乳饮：韭菜汁、牛乳、生姜汁，和匀温饮。用于翻胃（《丹溪心法》）。

（3）韭菜粥：韭菜作羹粥或炒食。用于水谷痢疾，赤白痢疾亦佳（《食医心镜》）。

（4）韭菜鲫鱼汤：韭菜、鲫鱼，调味煮食。用于痢疾（《本草纲目》）。

（5）韭菜汤：韭菜煮汤食。用于消渴，盗汗（《本草纲目》）。

（6）韭菜猪肝汤：韭菜 100 克，猪肝 100 克，调味煮汤食。用于盗汗。

（7）韭菜炒胡桃：韭菜 200 克，胡桃肉（去皮）50 克，以芝麻油炒熟食，连食 1 个月。用于阳虚肾冷，阳道不振，或腰膝冷痛，遗精梦泄（《方脉正宗》）。

（8）韭菜蚬肉粥：韭菜、蚬肉、粳米，调味煮粥食。用于肠炎、痢疾、肺结核、淋巴结结核、自汗、盗汗。

（9）韭菜甘草汤：韭菜、甘草各等量，煮食，或以韭菜炒食。用于荨麻疹（《中草药手册》）。

【食法】可生食、捣汁饮、煮食或炒食。

【宜忌】

（1）熟食温中下气；生食散血止血。

（2）不宜与蜂蜜同食。

（3）有阴虚内热及疮疡、目疾者不宜食用，尤以生食为甚。

附：

韭根：又名韭黄。食性辛温。为温中祛寒养生食品。日常食之可温暖脾胃、祛寒通经。适于脾胃虚寒体质者食用。常用养生方如炒韭黄。食疗能温中，行气，散寒，止汗。主要用于胸痹、吐血、带下、盗汗、虚汗、食积腹胀。用于胸痹、吐血、带下，宜取汁饮，每次 30～60 毫升；用于盗汗、虚汗、食积腹胀，宜煮汁饮。宜忌同上。

二、肉桂

肉桂又名牡桂、桂皮、玉桂、官桂，为樟科植物肉桂树的树皮，产于广东、广西、云南等地，作辛香调料供食。

【品质】以皮细肉厚而香浓味甜者为佳。

【食性】辛、甘，大热。归肾、脾、肝经。

【养生】为温补助阳养生食品。日常食之可温补助阳、散寒通脉、旺盛气血。适于寒性体质、肾阳虚体质、妇女宫冷、胃寒体质以及气血虚弱体质者食用。常用养生方如肉桂炖肉。

【食疗】补火助阳，温暖脾胃，温通经脉，祛寒止痛。

【应用】

（1）用于肾阳不足，命门火衰，畏寒肢冷、阳痿、尿频、腰膝冷痛等。本品辛甘大热，能温肾助阳，壮火散寒。多作调味品应用。

（2）用于脾胃虚寒，胃腹冷痛、食少便溏等。多配伍作调味品应用。

（3）用于妇女冲任虚寒，痛经、经闭以及癥瘕。本品辛热，能温通经脉，祛寒止痛。多配伍作调味品应用。

（4）用于阴疽色白、漫肿不溃或久溃不敛。多配伍作调味品应用。

此外，还可用于寒湿痹痛，气血衰少，小儿遗尿。

近代用于低血压。

【选方】

（1）桂肝汤：肉桂、雄鸡肝1具，煮汤食。用于小儿睡中遗尿（《万病回春》桂肝丸）。

（2）桂皮鸡：桂皮6克，净鸡1只，佐以调料炖食。用于肾虚阳痿、低血压。

【食法】 宜作调料炖食，或研末冲泡代茶。

【宜忌】

（1）常用量为2～5克，不可多食。

（2）有热性体质、阴虚火旺、血热出血及孕妇不宜食用。

三、干姜（附：炮姜、高良姜）

干姜又名白姜、均姜、干生姜，为姜的干制品，大部分地区有产，主产于四川、贵州等地，作调味品供食。

【品质】 以质坚实、粉性足、少筋丝而味浓厚者为佳。

【食性】 辛，热，归心、肺、脾、肾经。

【养生】 为温中散寒养生食品。日常食之可温暖脾胃、散寒通阳。适于脾胃阴寒体质及寒性体质者食用。常用养生方如干姜粥。

【食疗】 温中祛寒，回阳通脉，温肺化饮，逐寒除痹。

【应用】

（1）用于心腹冷痛、虚寒吐泻。可单用或配伍应用。

（2）用于四肢冰冷、脉动微弱等寒极重证。多配伍应用。

（3）用于寒饮伏肺，咳嗽气喘、形寒背冷、痰多清稀等。多配伍应用。

（4）用于寒湿痹痛。多配伍应用。

此外，还可用于阳虚吐血、衄血、下血。

【选方】

（1）干姜散：干姜研末，温酒送服，用于卒心痛（《补缺肘后方》）；又方干姜研末，米汤调服，用于中寒水泻（《千金方》）；又方干姜切豆大，米汤调服6～7枚，日三夜一，用于寒痢青色（《补缺肘后方》）。

（2）干姜粥：干姜10克，粳米适量，煮粥食。用于胃寒冷痛，呕吐清水。

（3）干姜苡米粥：干姜10克，薏苡仁50g，砂糖适量。将干姜水煎取汁，加大米煮为稀粥，待熟时砂糖调味服食，每日1剂。可散寒止痛，适用于寒痹，关节疼痛遇冷尤甚者。

【食法】可研粉调食或作调料煮食。

【宜忌】

（1）常用量为3～9克，不宜多食。

（2）有阴虚火旺、血热出血及孕妇不宜食用。

附：

炮姜：为干姜经炒至表面微黑、内成棕黄色而成。食性苦涩温，归脾、肝经。养生食疗同干姜而祛寒作用较弱，长于温中止泻和温经止血。主要用于寒性腹泻、虚寒吐血、便血、崩漏、产后瘀血腹痛等。可煮汤食。

高良姜：又名良姜，为姜科多年生草本植物高良姜的根茎。高良姜性味辛、热，入脾、胃经，有温中止痛之功，本品辛热，专祛脾胃寒邪，故有温中散寒、止痛止呕之效，《本草纲目》言其"主治暴冷，胃中冷逆，霍乱腹痛"。药理研究表明，本品含挥发油、高良姜素、高良姜酚等，其浸出液能提高胃酸排出量，并能兴奋消化机能，排除胃肠积气，在排气后出现较长时间的肠道松弛。常用食疗方如高良姜粥：高良姜10克，大米50克，白糖适量。将高良姜择净，放入药罐中，浸泡5～10分钟后，水煎取汁，加大米煮粥，待沸时调入白糖，煮至粥熟即成，每日1剂，连续3～5天。可温中止痛。适用于恶心呕吐、脘腹冷痛等。

四、花椒（附：椒目）

花椒又名大椒、蜀椒、川椒，为芸香科植物花椒的果皮，主产于辽宁、河北、山西、陕西、甘肃、河南、四川等地。作调味品供食。《调疾饮食辩》引《陆疏》云："蜀人作茶，吴人作茗，皆合煮以为香。"

【品质】以产于四川而色红肉厚者为佳。

【食性】辛，热。归脾、肺、肾经。

【养生】为温中散寒养生食品。日常食之可温暖脾胃、散寒除湿、健胃消食，并能解鱼腥毒。适于脾胃阴寒体质、久居寒湿环境及食欲不振者食用。常用养生方如花椒粥。

【食疗】温中散寒，止痛，燥湿，杀虫。

【应用】

（1）用于胃腹冷痛、胃寒呕吐、脾寒泄泻、寒滞痢疾、疝气疼痛、寒湿痹痛。可单用或配伍应用。

（2）用于蛔虫腹痛、吐蛔。可单用煮汤饮，或配伍食醋等同用。

此外，还可用于积食停饮、回乳、寒冷痛经、阳痿、久患口疮。

近代用于胆道蛔虫症、蛔虫性肠梗阻、血吸虫病。

【选方】

（1）花椒粥：花椒粉 3 克，粳米 100 克，先以米煮粥，粥成入葱、姜、盐，稍煮，调入花椒粉进食。用于胃腹冷痛，虚寒吐泻，妇女经寒疼痛及积食停饮。

（2）花椒汤：花椒 5 克，煮汤饮，盖被取汗。用于寒湿痹痛。

（3）椒醋汤：花椒 3 克，食醋 100 毫升，微煮，作汤饮。用于蛔虫腹痛，胆道蛔虫症。

（4）花椒红糖饮：花椒 6 ~ 15 克，加水浓煮，调以红糖热饮。日服 1 次，共 1 ~ 3 次。用于断奶回乳。

（5）花椒油：麻油 100 ~ 200 克，加热，入花椒 9 ~ 12 克，炸至花椒微黄后捞出弃之，花椒油温食，一次服完。用于蛔虫性肠梗阻。

（6）花椒散：花椒粉 1.5 克，水调进食，每日 3 次，20 ~ 25 天为一疗程。用于血吸虫病。

【食法】可研粉调食或作调料煮食。

【宜忌】

（1）常用量为 2 ~ 5 克，不宜多食；得盐味佳。

（2）有阴虚火旺及孕妇不宜食用。

附：

椒目：又名川椒目，为花椒的种子。食性苦、辛，温，归脾、膀胱经。养生少用。食疗能行水消肿，平定喘息。主要用于水肿胀满、痰饮咳喘等。可煮汤或研末调食。常用量为 2 ~ 5 克。

五、小茴香（附：茴香叶、八角茴香）

小茴香又名谷香、小茴香，为伞形科植物茴香的成熟果实，各地普遍栽培。作调味品供食，为五香粉原料之一。《随息居饮食谱》谓："肴馔所宜，制鱼肉腥燥、冷滞诸毒。"

【品质】以饱满香浓味甜者为佳。

【食性】辛，温。归肝、肾、脾、胃经。

【养生】为温肾散寒养生食品。日常食之可温肾阳、散阴寒，并能解鱼肉腥燥冷滞诸毒。适于寒性体质、肾阳虚体质、小便频多及妇女带下清稀者食用。常用养生方如茴香粥。

【食疗】温肾散寒，理气止痛，和胃止呕。

【食疗】

（1）用于寒疝疼痛、睾丸偏坠、肾虚腰痛、妇女痛经。可单用或配伍应用。

（2）用于脘腹冷痛、胃寒呕吐。可单用或配伍应用。

此外，还可用于尿频、遗尿、带下、痔疮。

近代用于嵌顿性小肠疝、鞘膜积液、阴囊象皮肿、慢性气管炎。

【选方】

（1）茴香胡椒散：茴香、胡椒等分研末，空腹温酒送服。用于小肠气腹痛（《三因方》小茴香丸）。

（2）煨茴香猪肾：茴香炒后研末，猪肾层层切片不令断，层层上茴香末，用湿纸包裹，煨熟嚼食，佐以酒下。用于肾虚腰痛，转侧不能，嗜卧疲弱者（《证治要诀》）。

（3）茴香粥：茴香研末，入粥调食，能平肝和胃。用于胸膈胀痛，疝气偏坠（《调疾饮食辩》）。

（4）茴香酒：主肝、脾、肾三经气滞血凝。用于胸胁腰腹胀满、刺痛，脚气攻心，疝气偏坠（同上）。

（5）茴香盐：茴香入少盐，炒为末，睡前糯米蘸食，佐以温酒下。用于小便夜多及引饮不止（《普济方》）。

（6）茴香姜糖饮：茴香、干姜、红糖，煮汤饮。用于妇女带下。

（7）茴香散：茴香研末，开水泡饮。用于痔疮；此方也可用于嵌闭性小肠疝。

（8）茴香鸭蛋饼：茴香 15 克，食盐 5 克，同炒焦研末，打入青壳鸭蛋 1 ~ 2只，煎饼，睡前佐温米酒进食，连食 4 日为一疗程，1 ~ 6 个疗程。用于鞘膜积液和阴囊象皮肿。

【食法】可研粉调食、煮汤或浸酒饮。

【宜忌】

（1）常用量为 3 ~ 9 克。

（2）有阴虚火旺者不宜食用。

附：

（1）茴香叶：又名茴香菜、香丝菜。为茴香的茎叶。《调疾饮食辩》谓："苗粗茎丝叶，嫩时可为蔬。气香而不窜，味辛而不烈，佳品也。"食性甘辛温。为温里健胃养生食品。日常食之可温里散寒、健胃助食。适于寒性体质、胃弱食少者食用。常用养生方如茴香包、茴香饺子等。食疗能透疹，顺气，消肿。主要用于麻疹不透、疝气。可煮食。

（2）八角茴香：又名大茴香、八角、五香八角、舶茴香。为木兰科植物八角茴香的果实。用作调味品，为五香粉原料之一。养生食疗与小茴香相近，并可用于干、湿脚气。食法、宜忌与小茴香同。

六、胡椒

胡椒又名黑胡椒、白胡椒，为胡椒科植物胡椒的干燥近成熟或成熟果实，主产于海南、广东、广西、云南等地。秋末至次春果实呈暗绿色时采收，晒干，为黑胡椒；果实变红时采收，水浸，擦去果肉，晒干，为白胡椒。属于既是食品又是中药材的物质。

【品质】以粒大、饱满、气味强烈者为佳。

【食性】辛，热。归胃、大肠经。

【养生】为温中散寒养生食品。日常食之可温暖脏腑、散寒除湿、健胃消食，并能解鱼蟹肉毒。适于肠胃阴寒体质、久居寒湿环境及食欲不振者食用。常用养生方如胡椒茶、胡椒馄饨等。

【食疗】温中散寒，下气消痰。

【应用】

（1）用于胃寒脘腹冷痛，呕吐泄泻。可单用或与高良姜、荜茇等配伍使用。

（2）用于痰气郁滞，蒙蔽清窍的癫痫痰多证，常配伍应用。

现代研究，胡椒有抗惊厥、镇静、降血脂、利胆、升压、杀虫等作用。

【选方】

（1）胡椒馄饨：胡椒、干姜、诃黎勒皮、羊肉，包馄饨食之。用于气痢（《圣济总录》）。

（2）胡椒茶：胡椒粉、陈茶、盐，沸水冲泡饮用。用于散寒，止痛，止泻（《百病药茶》）。

（3）胡椒糖：白胡椒 2 克、葡萄糖粉 18 克，白胡椒捣成细粉末，与葡萄糖粉拌和混匀。可温中止泻。适于小儿消化不良性腹泻（《江西医药》）。

（4）胡椒蛋：将鸡蛋开一小孔，塞入 7 粒白胡椒，封住小孔，上笼蒸熟后趁热食下。用于小儿慢性肾炎（《医疗卫生技术革新资料选编》）。

【食法】可研粉调食或作调料食用。

【宜忌】

（1）常用量 0.6 ~ 1.5 克，不宜多食。

（2）阴虚火旺者忌服。

七、鳙鱼

鳙鱼又名胖头鱼、包头鱼、花鲢、黑鲢，为鲤科动物鳙鱼的肉，分布于各大水系。作水产品供食，为我国主要淡水养殖鱼类之一。《随息居饮食谱》谓："盖鱼之庸，常以此供馐食者，故命名如此。其头最美，以大而色较白者良。"《本草纲目》又谓："鲢之美在腹，鳙之美在头。"

【品质】以肥大者为佳。

【食性】甘，温。归胃经。

【养生】为温补强壮养生食品。日常食之可温中补虚、益脑填髓、强壮身体。

适于脾胃虚寒体质、补脑益脑，以及老年人和无病强身者食用。常用养生方如人参鳙鱼汤。

【食疗】暖脾胃，益脑髓。

【应用】

（1）用于脾胃虚寒，脘腹冷痛。可配伍姜、葱等同用。

（2）用于眩晕。宜取鱼头炖食，或配伍黑大豆、胡桃仁等同用。

此外，还可用于老年人痰喘、疣。

近代用于神经衰弱。

【选方】

（1）鳙鱼汤：鳙鱼 250 克，调以姜、葱，炖食。用于胃寒冷痛。

（2）鳙鱼胡桃汤：鳙鱼、胡桃肉，调味煮汤食。用于眩晕，老人多痰（《曲池妇科》）。

（3）鳙鱼黑豆汤：鳙鱼、黑大豆，调味炖食。用于脑髓亏虚，眩晕，神经衰弱。

（4）鳙鱼薏仁米汤：鳙鱼、薏仁米，煮汤食。用于疣《古鄞食谱》）。

【食法】宜煮汤食。

【宜忌】有皮肤疮疖者不宜食用。

八、草鱼

草鱼又名混子、鲩鱼，为鲤科动物草鱼的肉，分布于各大水系。作水产品供食，肉味美，为我国主要淡水养殖鱼类之一。《本草纲目》谓："鲩鱼，其形长圆，肉厚而松。状类青鱼。有青鲩、白鲩二色，白者味胜。"

【品质】以肥大而色白者为佳。

【食性】甘，温。归脾、胃经。

【养生】为温中补虚养生食品。日常食之可温暖脾胃、补益五脏。适于胃寒体质、久病虚弱以及无病强身者食用。常用养生方如西湖醋鱼、鱼圆汤等。

【食疗】暖胃，补虚。

【应用】

（1）用于胃寒冷痛。可配伍白豆蔻、砂仁等同用。

（2）用于虚劳及风虚头痛。可单用或配伍应用。

此外，还可用于怔忡、健忘、痹痛、久疟、脚气。

【选方】

（1）蔻砂草鱼汤。草鱼 1 条，调以白蔻、砂仁，煮汤食。用于胃寒冷痛（《金蛾山房药录》）。

（2）草鱼汤：草鱼加葱煮食，或用香菜煮食。用于风虚头痛（《古鄞食谱》）。

（3）大蒜煮草鱼：草鱼、大蒜，调味煮食。用于脚气。

【食法】宜煮食或蒸食。

【宜忌】诸养生不忌。

九、辣椒

辣椒又名番椒、秦椒、辣茄、辣虎，为茄科植物辣椒的果实，大部分地区有栽培，作蔬菜和调味品供食。

【品质】以色红味辣者为佳。

【食性】辛，热。归心、脾经。

【养生】为温中健胃养生食品。日常食之可温暖脾胃、健胃消食。适于胃寒体质、寒性体质及寒湿体质者食用。常用养生方如辣椒粥。

【食疗】温中散寒，健胃消食。

【应用】

（1）用于寒滞腹痛、呕吐清水、泄泻下痢。可单用或作调料食用。

（2）用于食欲不振、纳少腹胀、消化不良。多配伍作调料食用。

此外，还可用于风寒感冒、风寒湿痹、疟疾。

【选方】

（1）辣椒豆腐皮：辣椒粉1克，与热豆腐皮清晨拌食。用于痢疾水泻（《医宗汇编》）。

（2）辣椒粥：尖辣椒3克，粳米适量，煮粥食。用于食欲不振，消化不良。

（3）辣椒汤：辣椒煮汤热食。用于风寒感冒，风寒湿痹疼痛。

【食法】多制成辣椒粉、辣椒油、辣椒酱作调料食。

【宜忌】

（1）养生不易多食。《随息居饮食谱》谓"人多嗜之，往往致疾"。

（2）有热性体质、妇女经期、孕期及阴虚火旺、咳嗽、目疾、痔疾者不宜食用。

十、赤砂糖

赤砂糖又名红糖、黑砂糖、紫砂糖，为禾本科植物甘蔗的茎汁经炼制而成的赤色结晶体，南方各省多产。作调味品供食。

【品质】以味甘纯正而不带酸苦味者为佳。

【食性】甘，温。归肝、脾、胃经。

【养生】为温补脾胃养生食品。日常食之可温中补虚、散寒活血。适于脾胃虚寒体质、妇女宫冷痛经以及产后调养食用。常用养生方如红糖粥。

【食疗】温中补虚，缓急止痛，活血化瘀。

【应用】

（1）用于虚寒腹痛、感寒痛经。多配伍生姜、黄酒等同用。

（2）用于产后腹痛、恶露不行。可配伍山楂、藕等同用。

此外，还可用于虚羸血痢、下痢噤口、月经不调、筋脉拘急疼痛。

近代用于产后单纯性腹泻、慢性气管炎。

【选方】

（1）红糖汤：红糖热水冲汤饮。用于腹中急痛（《调疾饮食辩》）。

（2）红糖酒饮：红糖搅热酒饮，用于妇人产后血滞（《调疾饮食辩》）；此方也可用于寒泻，产后单纯性腹泻。

（3）红糖乌梅汤：红糖100克，乌梅1个，煮汤，时时饮。用于下痢噤口（《摘元方》）。

（4）红糖大枣生姜汤：红糖100克，大枣5枚，生姜10克，煮汤频饮。用于经闭。

（5）红糖蛋汤：红糖100克，鸡蛋2个，煮汤食。用于妇女血虚，月经不调。

（6）红糖生姜膏：红糖、生姜汁各等分，拌匀微煮成膏，每次食半匙。用于上气喘嗽烦热，食即吐逆（《本草纲目》）。

（7）红糖豆腐生姜汤：红糖60克，豆腐100克，生姜6克，共煮，睡前进食，连食一周。用于慢性气管炎。

【食法】可冲食或煮食。

【宜忌】本品为大甘之品，易助湿生痰，令人中满，有痰湿痞满者不宜食用。

十一、鲢鱼

鲢鱼又名鲢子鱼、白鲢，为鲤科动物鲢鱼的肉，分布于各大水系。作水产品供食，为我国主要的淡水养殖鱼类之一。《随息居饮食谱》谓，"其腹最腴，烹鲜极美，肥大者胜，腌食亦佳。"

【品质】以肥大鲜嫩者为佳。

【食性】甘，温。归脾、肺经。

【养生】为温中补气养生食品。日常食用可暖脾胃、补中气、泽肌肤。适于脾胃虚寒体质及无病强身者食用。常用养生方如鲢鱼汤。

【食疗】温中益气。

【应用】主要用于脾胃虚寒、冷泻、食欲不振。可佐以葱、姜、胡椒粉等温性调料同用。

此外，还可用于水肿、咳嗽。鲢鱼脑还可用于头痛眩晕。

【选方】

（1）鲢鱼汤：鲢鱼1条，调以姜、盐，煮汤食，用于虚寒冷泻；又方鲢鱼调以姜、醋煮食，用于咳嗽（《食医心镜》）。

（2）鲢鱼赤豆汤：鲢鱼1条，赤小豆30克，煮食。用于水肿（《外台秘要》）。

（3）砂锅鲢鱼头：鲢鱼头大者1个，调味砂锅炖食。用于头痛眩晕。

【食法】可煮食或蒸食。

【宜忌】有皮肤疮疥者不宜食用。

十二、山柰

山柰又名三柰、沙姜、山辣，为姜科植物山柰干燥根茎，主产于广西、云南、广东等地。我国传统将山柰作为香辛料和调味品食用，且列入《香辛料和调味品名称》（GB/T 12729.1—2008）。属于既是食品又是中药材的物质。

【品质】以色白、粉性足、饱满、气浓厚而辣味强者为佳。

【食性】辛，温。归胃经。

【养生】为温中散寒养生食品。日常食之可温暖脾胃、散寒止痛、健胃消食，可用于肉类菜肴的提香去腥。适于脾胃阴寒体质及饮食不振者。

【食疗】行气温中，消食，止痛。用于胸隔胀满，脘腹冷痛，饮食不消。

此外还具有抗癌、消炎、抑菌等作用。

【食法】可研粉调食或作调料煮食。

【宜忌】

（1）阴虚血亏及胃有郁火者忌服。

（2）常用量3～6克，不宜多食。

十三、荜茇

荜茇又名荜拔、鼠尾，为胡椒科植物荜茇的干燥近成熟或成熟果穗，产于广东、云南等地。我国传统将荜茇作为香辛料和调味品食用，且列入《香辛料和调味品名称》（GB/T 12729.1—2008）。属于既是食品又是中药材的物质。

【品质】以肥大、质坚实、味浓者为佳。

【食性】辛，热。归胃、大肠经。

【养生】为温中散寒养生食品。日常食之可温暖脾胃、解鱼腥气、健胃消食。适于脾胃虚寒体质、食欲不振者。常用养生方如荜茇粥等。

【食疗】温中散寒，下气止痛。

【应用】

（1）用于胃寒脘腹冷痛、呕吐、呃逆、泄泻等，可与干姜等配伍（《圣济总录》）。

（2）用于脾胃虚寒之腹痛冷泻，可与肉豆蔻、白术等同用（《圣济总录》）。

（3）用于治龋齿疼痛，可配胡椒研末，填塞龋齿孔中。

近代研究具有镇静、镇痛、解热、抗心肌缺血等功效。

【选方】

（1）荜茇粥：荜茇末、胡椒末、青粱米，煮粥食之。可温中散寒止痛，适于胃寒呕吐、食欲不振、脘腹冷痛、肠鸣泄泻（《养老奉亲》）；又方荜茇、胡椒、干姜、槟榔、桂心、粟米，煮粥食，可用于心中冷气、往往刺痛、腹胀气满（《太平圣惠方》）；又方荜茇、胡椒、桂心、米，煮粥食，适于心腹冷气刺痛，妨胀不能下食（《食医心镜》）。

（2）荜茇头蹄：羊头1个、羊蹄1个、荜茇30克、干姜30克、胡椒、葱白、豆豉、食盐，炖制食用。可补肾益精，适于五劳七伤，尤其虚寒劳伤者（《千金要方》）。

【食法】可研粉调食或作调料煮食。

【宜忌】

（1）常用量1～3克，不宜多食。

（2）实热郁火、阴虚火旺者均忌服。

✔ 总结

1. 温里类食物辛热性燥，食用不当，易致伤津动血。故凡属热性证候、阴虚证候及孕妇应慎用或忌用。温里类食物多为辛香调料，使用时量不宜大。

2. 温里类重点食物包括韭菜、肉桂、干姜、花椒。

✔ 思考题

1. 温里类食物在使用上应注意哪些事项？

2. 试述肉桂的食疗功效、应用及使用宜忌。

3. 试述干姜的养生作用、食疗功效、应用及其使用上的宜忌。

4. 试述花椒的食疗功效、应用及使用宜忌。

5. 常见的温里类食物有哪些？列举重点食物以外的5种食物。

第五章　理气类食物

本章内容： 理气类食物：薤白、橘皮、玫瑰花

教学时间： 2 课时

教学目的： 通过本章的教学，使学生了解相关的概念，掌握理气类食物在使用上的注意事项。掌握重点食物的作用与应用。了解一般常见食物的作用与应用。

教学要求： 1. 掌握重点食物的养生作用、食疗功效、应用范围、常用配方及其使用上的宜忌。

2. 了解一般常见食物的养生和食疗功效。

理气类食物是指以疏畅气机，解郁降气，调整脏腑功能，以及治疗气滞、气逆证候为主要作用的一类食物。

理气类食物大多气香性温，味属辛、苦，善于行散或泄降，具有调整脏腑功能，行气止痛，顺气降逆，健脾和胃，疏肝解郁或破气散结等功效。故适用于调理气机，治疗气滞和气逆证候。

理气类食物辛味具多，易耗气伤阴，故气虚及阴亏者不宜食用。

拓展知识点：
气机

一、薤白

薤白又名薤、薤头、薤白头、小独蒜，为百合科植物小根蒜和薤的地下鳞茎，主产于东北、河北、江苏、湖北等地，作蔬菜或加工成酱菜供食。

【品质】以产于江苏、浙江的肥大者为佳。

【食性】辛、苦，温。归心、肺、胃、大肠经。

【养生】为温通理气养生食品。日常食之可通阳气、散阴寒、补肌肉、助阳道、安胎妊、利产妇。适于寒滞体质，以及妇女妊娠、临产和产后食用。常用养生方如薤白粥。

【食疗】通阳散结，行气导滞。

【应用】

（1）用于阴寒胸痹，心痛、刺痛或绞痛，以及奔豚气痛、痰饮咳喘。可单用煮食，或配伍白酒等同用。

（2）用于胃肠寒凝气滞，脘痞不舒、干呕呃逆、泻痢后重。可单用或配伍应用。

此外，还可用于妇女赤白带下，胁痛。

近代用于冠心病心绞痛，胃炎，慢性肠炎，菌痢。

【选方】

（1）薤白白酒汤：薤白50克，白酒适量，煮汤温食。用于胸痹心痛彻背。

（2）薤白饮：薤白捣汁饮。用于奔豚气痛（《肘后方》）。

（3）薤白汤：薤白煮汤食，用于霍乱干呕不息（《独行方》）；此方也可用于气闭呃逆，一息一声闻隔舍（《圣惠方》）。

（4）薤白粥：薤白50克，粳米适量，煮粥食，用于赤白痢下（《食医心镜》）；此方也可用于产后痢下，小儿疳痢（《随息居饮食谱》）；又方主奔豚冷气，胃寒吐逆，胸胁胀痛，老人冷痢。气实者稍煮带生，虚人煮极熟用（《调疾饮食辩》）。

（5）薤白羊肾汤：薤白、羊肾，调味煮食。用于产后冷痢（范汪）。

【食法】可捣汁饮或煮食、腌食。

【宜忌】

（1）薤白生则辛散，熟则甘补。故凡气结中寒、胸痹刺痛、下焦冷滞，宜微煮带生；中虚脾阳不足、食少难化、久痢冷泻、虚呃干呕，宜煮极熟进食。

（2）气虚无滞及阴虚内热者不宜食用。

二、橘皮（附：青皮、橘、橘饼、橘络、橘核）

橘皮又名陈皮、贵老，为芸香科植物福橘或朱橘等多种橘类的果皮，长江以南各地栽培，作调味品供食。

【品质】以皮薄红润、气味香浓而陈久者为佳。

【食性】辛、苦，温，归脾、肺经。

【养生】日常食之可调畅气机、燥湿化痰、解腻、去鱼蟹毒。适于气郁气滞体质、肥胖痰湿体质、喜食肥腻，以及无病强身者食用，并宜烹制荤菜和鱼蟹制品。常用养生方如橘皮粥、陈皮鸡、陈皮茶等。

【食疗】理气调中，燥湿化痰，降逆止呕。

【应用】

（1）用于脾胃气滞，脘腹胀满、消化不良。可单用泡茶饮，或配伍应用。

（2）用于痰湿中阻，脘腹胀闷、恶心呕吐、食欲不振，以及痰湿咳嗽，痰多而稀、舌苔厚腻。可单用或配伍应用。

此外，还可用于产后吹乳。

近代用于急性乳腺炎。

【选方】

（1）橘皮粥：橘皮研末，入粥食。用于脾气不运，食物作胀（《调疾饮食辩》）。

（2）橘红酒：橘皮浸酒饮，用于一切气病（《调疾饮食辩》）；又方以本品6克研末，空腹温酒下，用于产后溺闭不通（《随息居饮食谱》）。

（3）橘皮汤：橘皮15克，生姜30克，煮汤服，用于干呕哕，手足厥者（《金匮要略》）；又方单以本品煮汤服，用于痰膈气胀（《简便单方》）；又方以本品酒浸后煮软，焙干研末，煮汤热服，用于卒食噎（《食医心镜》）。

（4）橘皮甘草汤：橘皮10克，甘草3克，煮汤服。用于产后吹乳（《本草纲目》）。

【食法】可沸水冲泡代茶、浸酒、煮粥或作调味品。

【宜忌】

（1）常用量干品为3～9克。

（2）有实热津伤者不宜食用。

附：

（1）青皮：又名青橘皮、青柑皮，为橘未成熟的果皮。食性苦、辛，微温，归肝、胆经。本品性猛烈，长于破气散结，故养主少用。食疗能疏肝破气，散结消积。主要用于胸胁胃脘疼痛、疝气、食积、乳肿、乳核、久疟癖块。常用量为3～9克。宜煮汤饮。气虚者不宜食用。

（2）橘：又名黄橘。食性甘、酸，凉，归胃、肺经。为调畅气机养生食品。日常食之可调畅气机、开胃助食、滋养生津、醒酒解毒。适于气机不畅、食欲不振、津亏体虚以及酒后和老年人食用。食疗能开胃理气，生津润肺。主要用于胸腹胀满、呕逆、食欲不振、消渴。可单用生食。此外，还可用于泻痢。近代用于坏血病、心血管疾病。宜鲜食。有痰饮者不宜食用。

（3）橘饼：为橘果用蜜糖渍制而成。食性甘、平，温。为消食下气养生食品。日常食之可消食助运、下气宽中。适于脾胃虚弱体质、食后脘腹易于胀满者食用。常用养生方如橘饼粥。食疗能宽中下气，化痰止嗽。主要用于食滞胀满、痰湿咳嗽、泄泻下痢。近代用于心脏病、坏血病、夜盲症。可煮食或沸水冲泡饮。选方如以本品配伍粳米煮粥食，名橘饼粥，用于食滞胀满，伤寒泄泻；《行箧捡秘》以本品配伍龙眼肉、冰糖炖食，用于诸色痢；《经验广集》以本品切薄片，沸汤冲泡，加盖片刻，饮汤食饼，名橘饼汤，用于伤食生冷瓜果，泄泻不休。

（4）橘络：又名橘丝、橘筋，为橘果皮内层的筋络。食性甘、苦，平，归肝、肺经。为行气化痰养生食品。日常食之可行气、化痰。适于气滞体质、痰湿体质者食用。常用养生方如橘络粥。食疗能宣通经络，行气化痰。主要用于痰滞经络、咳嗽、胸胁疼痛、痰中带血。近代用于防治高血压病。常用量干品为3～5克。可煮汤食。

（5）橘核：又名橘米、橘仁，为橘的种子。食性苦，平，归肝、肾经。养主少用。食疗能行气散结止痛。主要用于小肠疝气、睾丸肿痛、乳房结块、腰痛。常用量为3～5克。宜煮汤饮。

三、佛手

佛手又名佛手柑、手柑，为芸香科柑橘属植物佛手的果实，主产于广东、广西、福建等地，属于既是食品又是中药材的物质。

【品质】以皮黄肉白、香气浓郁者为佳。

【食性】辛、苦、酸，温。归肝、脾、肺经。

【养生】为温通理气养生食品。日常食之可调畅气机、开胃进食。适于肺、脾、肝三经之气滞及对于中老年人体虚胃弱，消化力差所引起的食欲不振，胃痛胁胀，嗳气吐逆，胸胞气闷，以及患有慢性胃炎时，经常吃些佛手柑粥，均有较好的效果。

【食疗】舒肝理气，和胃止痛。

【应用】

（1）用于肝郁气滞及肝胃不和之胸胁胀痛，脘腹痞满等，可与香附等同用。

（2）用于脾胃气滞之脘腹胀痛、呕恶食少等，多与砂仁等同用。

（3）用于咳嗽日久痰多，胸膺作痛者，可与陈皮、丝瓜络等同用。

现代研究具有平喘祛痰、抗炎、抗病毒、降压等作用。

【选方】

（1）佛手柑饮：将佛手柑 15 克，白糖适量，泡茶。可醒脾开胃，疏肝理气。适于肝胃气滞之脘胁胀痛者（《食物中药与便方》）。

（2）佛手柑粥：佛手柑 10 ～ 15 克、粳米 50 ～ 100 克，煮粥。可健脾养胃，理气止痛。适于年老胃弱，胸闷气滞，消化不良，食欲不振，嗳气呕吐等症（《宦游日札》）。

（3）佛手酒：佛手 30 克、白酒 1000 克，泡酒饮用。可疏肝理气，和脾温胃。适用于胃气虚寒，胃腹冷痛，慢性胃炎等症（《食物疗法》）。

（4）佛手生姜汤：用适量水煮佛手 10 克，生姜 6 克去渣，加入白糖适量饮用。适用于肝气不舒所致的胸闷脘痞，纳差等症（《常见中老年疾病防治》）。

【食法】可炒制、煮食、泡茶饮等。

【宜忌】阴虚有火，无气滞症状者慎服。

四、刀豆（附：刀豆壳）

刀豆又名挟剑豆、大刀豆、刀豆子，为豆科植物刀豆的种子，主产于江苏、安徽、湖北等地，作蔬菜供食，《随息居饮食谱》谓："嫩荚可酱以为蔬，蜜以为果。子老入药，甘平下气，温中止哕。"《本草纲目》又谓："嫩时煮食、酱食、蜜煎皆佳，……同猪肉、鸡肉煮食尤美。"

【品质】以个大饱满而色泽鲜艳者为佳。

【食性】甘，温。归胃、肾经。

【养生】为温中补肾养生食品。日常食之可温补脾肾、通利肠胃。适于脾肾虚寒体质、肠胃气机不畅，以及老年人和无病强身者食用。常用养生方如刀豆炖肉。

【食疗】温中下气，益肾补元。

【应用】

（1）用于虚寒呃逆、呕吐、腹胀。可单用煮食。

（2）用于肾虚腰痛。多配伍猪肾等同用。

此外，还可用于疝气、老年咳喘、百日咳、鼻渊、久痢、头痛。

近代用于心脏病、高血压病。

【选方】

（1）刀豆汤：老刀豆煮汤食。用于气滞呃逆，胸闷不舒（《医级》刀豆散）。

（2）刀豆猪肾。刀豆2粒，包入猪肾内，外裹叶，烧熟食。用于肾虚腰痛（《重庆草药》）。

（3）刀豆散：刀豆子研粉，开水冲食，用于小儿疝气（《湖南药物志》）；又方老刀豆文火焙干研末，酒送食，用于鼻渊（《年希尧集验方》）。

（4）甘草冰糖刀豆汤：刀豆10粒研碎，甘草3克，冰糖适量，煮汤食。用于百日咳。

【食法】宜煮食或焙干研末调食。

【宜忌】素体热盛者不宜食用。

附：

刀豆壳：为刀豆的果壳。食性甘平。为调畅气血养生食品。日常食之可通利肠胃气机、调畅血脉运行。适于肠胃气滞体质、血瘀体质者食用。常用养生方如刀豆壳汤。食疗能和中下气，散瘀活血。主要用于反胃、呃逆、久痢、腰痛、经闭、胸胁胀痛。近代用于淋巴结结核。宜煮食或蒸食。选方如《种福堂公选良方》，以本品饭上蒸熟，蘸糖食，用于久痢；《福建中医》以鲜刀豆壳配伍鸭蛋，酒水煮食，用于颈淋巴结结核初起。

五、香橼（附：香橼露）

香橼为芸香科植物枸橼或香圆（西南香圆）的成熟果实，主产于广东、广西、江苏、浙江等地，属于既是食品又是中药材的物质。

【品质】枸橼以片包黄白、香气浓者为佳。香圆以个大、皮粗、色黑绿、香气浓者为佳。

【食性】辛、苦、酸，温。归肝、脾、肺经。

【养生】日常食之可调畅气机、疏肝理气、健脾消食。适于气郁体质、痰湿体质者食用。常用养生方如香橼饮、蒸香橼等。

【食疗】舒肝理气，宽中，化痰。

【应用】

（1）香橼为理气而不伤阴的疏肝解郁药，常用于肝郁胸胁胀痛，常与佛手等同用。

（2）用于脾胃气滞之脘腹胀痛，嗳气吞酸，呕恶食少，可与砂仁等同用。

（3）用于痰多、咳嗽、胸闷等，常与生姜、茯苓等同用。

近代研究有抗炎、抗病毒、促进胃肠蠕动、健胃、祛痰等作用。

【选方】

（1）香橼饮：鲜香橼12～15克（干品6克），开水冲泡代茶饮，可治肝痛、胃气痛。

（2）蒸香橼：鲜香橼1～2个，切碎放在有盖的碗中，加入等量的麦芽糖，隔水蒸数小时，以香橼稀烂为度，每服一匙，早晚各一次。用于化痰、行气、止咳、平喘。

（3）佛手香橼汤：佛手、香橼各 6 克，加水煎，去渣取汁加白糖调匀饮用。可疏肝解郁、理气化痰。适用于肝郁气滞型脂肪肝。

【食法】可泡茶、蒸食。

【宜忌】阴虚血燥及孕妇气虚者慎服。

附：

香橼露：为芸香科植物枸橼或香圆的果实之蒸馏液。味淡，食疗消痰逐滞（《纲目拾遗》）。

六、茉莉花（附：茉莉花露）

茉莉花又名小南强、奈花、木梨花，为木犀科植物茉莉的花，主产于江苏、四川、广东等地，多薰制茶叶供饮。《随息居饮食谱》谓："薰茶、蒸露、入药皆宜。珍珠兰更胜。"

【品质】以纯净洁白者为佳。

【食性】辛，甘，温。

【养生】为芳香理气养生食品。适用于气滞体质及日常调畅气机食用。常用养生方如茉莉茶。

【食疗】理气和中。

【应用】主要用于下痢腹痛。可单用泡茶饮，或煮粥食。

【选方】

（1）茉莉花茶：茉莉花开水冲泡代茶饮。用于下痢腹痛。

（2）茉莉花粥：糯米先煮成粥，再入茉莉花、葡萄干、白糖，稍煮即成。用于胸腹胀满，下痢腹痛。

【食法】可泡茶或煮食。

【宜忌】

（1）常用量为 3 ~ 6 克。

（2）诸养生不忌。

附：

茉莉花露：为茉莉花的蒸馏液。味淡。养生同上。食疗能健脾理气。主要用于脾胃气滞证。可点茶服。

七、豌豆

豌豆又名寒豆、毕豆、雪豆，为豆科植物豌豆的种子，各地均有栽培，作蔬菜或代粮品供食。

【品质】以粒大者为佳。

【食性】甘，平。归脾、胃经。

【养生】为调理脾胃养生食品。日常食之可理脾胃、调中气，产妇食之并能通乳汁。适于脾胃气滞体质及产妇食用。常用养生方如豌豆羊肉汤。

【食疗】理脾胃，利小便，通乳汁。

【应用】

（1）用于霍乱吐痢转筋。可单用煮食。

（2）用于产后乳汁不下。可煮粥食。

此外，还可用于消渴。

近代用于高血压、心脏病。

【选方】

（1）豌豆泥：豌豆煮作泥食。用于吐逆泻痢。

（2）豌豆粥：豌豆 100 克，粳米 100 克，淡煮粥食。用于产后乳汁不下。

（3）豌豆汤：豌豆或豌豆苗煮汤食。用于消渴。

【食法】宜煮食。

【宜忌】诸养生不忌。

八、芜青

芜青又名大芥、蔓菁、诸葛菜、大头菜，为十字花科植物芜菁的块根及叶，各地均有栽培。《食疗本草》谓："丸芫菘出河西，叶大根亦粗长，和羊肉食甚美，常食都不见发病。冬月作菹煮作羹食之，能消宿食，下气，治咳。"《随息居饮食谱》又谓："荤素皆宜，肥嫩者胜。"

【品质】以肥嫩者为佳。

【食性】辛、甘、苦，平。

【养生】为开胃下气养生食品。日常食之可开胃下气、宽中利膈、解除酒毒。适于气机壅滞、食后腹胀、食不易化以及酒后食用。常用养生方如芜青粥。

【食疗】下气宽中，清利湿热。

【应用】

（1）用于食积不化、脘腹胀满。可单用煮食，或配伍应用。

（2）用于黄疸。可单用捣汁饮。

此外，还可用于消渴、衄血。

近代用于甲状腺功能亢进症。

【选方】

（1）芜菁羹：芜菁煮羹食。用于宿食胀气（《本草纲目》）。

（2）芜菁粥：芜菁 50 克，粳米适量，调味煮粥食。用于食滞不化，腹胀疼痛，消渴。

（3）蔓菁饮：蔓菁捣汁饮。用于鼻中衄血（《十便良方》）。

【食法】可捣汁饮或煮食。

【宜忌】诸病不忌。

九、木香

木香又名五香、五木香、广木香，为菊科植物云木香、越西木香、川木香等的根，主产于云南、四川、广西等地，其气芳香浓烈，可作调味品供食。

【品质】以气香味浓者为佳。

【食性】辛、苦，温。归脾、胃、大肠、胆经。

【养生】为调畅气机养生食品。日常食之可调畅气机、健脾安胎。适于脾胃气滞体质以及孕妇吐逆者食用。常用养生方如木香粥。

【食疗】行气止痛，温中和胃。

【应用】主要用于中寒气滞、胸腹胀痛、呕吐泄泻、痢疾里急后重。多配伍作调料使用。

此外，还可用于寒疝。

近代用于支气管哮喘。

【选方】

（1）木香粥：木香研末，入粥食。用于腹痛、泻痢。

（2）木香酒：木香研末浸酒饮。用于胸腹胀满，一切气滞不行（《调疾饮食辩》）。

【食法】可研末作调味品或浸酒饮。

【宜忌】

（1）常用量为 2 ~ 5 克，不宜久煮。

（2）有阴虚燥热者不宜食用。

十、白梅花

白梅花又名绿萼梅、绿梅花，为蔷薇科植物梅的花蕾，主产于江苏、浙江等地，作调味品供食。《随息居饮食谱》谓："梅花，半开时收藏，或蜜渍，或点茶，或蒸露，或熬粥，均妙。以绿萼、白梅为佳。"

【品质】以萼绿花白而气味清香者为佳。

【食性】酸、涩，平。归肝、胃经。

【养生】为调畅气机养生食品。日常食之可调畅气机、开胃生津、清神益思。适于气滞体质及无病强身者食用。

【食疗】疏肝解郁，和胃化痰。

【应用】

（1）用于肝气郁结，胸闷胁胀、胃脘疼痛、嗳气、食欲不振等。可单用冲泡代茶饮，或煮粥食。

（2）用于痰气交阻之梅核气，咽中似有物作梗。多配伍应用。

此外，还可用于瘰疬、疹痘稀而不透、头晕、吐痢。

【选方】

（1）白梅花茶：白梅花冲泡代茶饮。用于肝胃气痛。

（2）梅花橘饼汤：白梅花6克，橘饼2个，煮汤食。用于咽部梗塞感（《中草药手册》）。

（3）梅花蛋：鸡蛋打孔，入白梅花7朵，封口饭上蒸熟，去花食蛋，每日1枚，连食7日。用于瘰疬（《本草纲目拾遗》）。

（4）梅花饼：鲜白梅花，入白糖制成饼食。用于痘疹稀出不透（《不药良方》）。

【食法】可泡茶或煮粥食。

【宜忌】

（1）常用量为3～6克。

（2）诸养生不忌。

十一、玫瑰花（附：玫瑰花露）

玫瑰花又名徘徊花、笔头花、刺玫花，为蔷薇科植物玫瑰初放的花，主产于江苏、浙江、福建、四川，作调味品供食。《随息居饮食谱》谓："蒸露熏茶，糖收作馅，浸油泽发，其粉悦颜，酿酒亦佳。"《调疾饮食辩》又谓："果品中常用之物。"

【品质】以鲜而香浓者为佳。

【食性】甘、微苦，气香，温。归肝、脾经。

【养生】为调畅气血养生食品。日常食之可调畅气血、爽神悦志。适于气滞血瘀体质，以及妇女产后和日常调畅气血食用。常用养生方如玫瑰粥。

【食疗】疏肝理气，和血调经。

【应用】

（1）用于胸闷胁痛、胃脘胀痛。可单用冲泡代茶饮。

（2）用于月经不调、赤白带下、吐血、咯血、噤口痢、跌打瘀痛。多配伍红糖等同用。

此外，还可用于肝风头痛，乳痈初起，痔疮出血，急、慢性风湿痛。

近代用于肠炎。

【选方】

（1）玫瑰茶：玫瑰花阴干，冲汤代茶饮。用于肝胃气痛（《本草纲目拾遗》）。

（2）玫瑰膏：鲜玫瑰花浓煮，入白冰糖收膏，早晚开水冲食。用于肝郁吐血，月经不调。玫瑰膏装瓶密封，切勿泄气。如专调经，可用红糖收膏（《饲鹤亭集方》）。

（3）冰糖炖玫瑰：鲜玫瑰花捣汁，加冰糖炖食。用于肺病咳嗽吐血（《泉州本草》）。

（4）玫瑰汤：玫瑰花阴干，煮汤饮。用于噤口痢（《本草纲目拾遗》）。

（5）玫瑰粥：玫瑰花 5 朵，白糖适量，入糯米粥食。用于慢性痢疾、痔疮下血。

（6）二花茶：玫瑰花 4 ~ 5 朵，蚕豆花 10 ~ 15 克，开水冲泡代茶频饮。用于肝风头痛（《泉州本草》）。

（7）玫瑰散：玫瑰花去心蒂，焙成末，好酒调食。用于肿毒初起（《百草镜》）。

【食法】可泡茶、浸酒、制膏或煮食。

【宜忌】

（1）常用量为 3 ~ 6 克。

（2）诸养生不忌。

附：

玫瑰花露：为蔷薇科植物玫瑰花的蒸馏液。味淡。为调畅气机养生食品。适用于肝胃气机不畅者食用。食疗主要用于肝胃气痛。可温饮 50 ~ 100 克。

十二、荞麦

荞麦又名乌麦、荍麦、甜荞、荞子，为蓼科植物荞麦的种子，各地均有栽培，作粮食类供食。《随息居饮食谱》谓："易长易收，尤为救荒极品，各地皆宜广种为是。"

【品质】以产于北方者为佳。

【食性】甘，凉。归脾、胃、大肠经。

【养生】有"净肠草"之称，为下气洁肠养生食品。日常食之可下气通肠、清洁肠胃、去除污浊。适于喜嗜肥腻、肠胃不洁者食用。常用养生方如荞麦萝卜粥。

【食疗】下气宽肠，消食导滞。

【应用】主要用于绞肠痧痛、肠胃积滞、泄泻下痢。可单用磨粉炒黄冲食，或配伍萝卜等同用。

此外，还可用于白浊、带下。

【选方】

（1）炒荞麦粉：荞麦面炒黄，水调食。用于绞肠痧痛（《简便单方》）。

（2）荞麦砂糖散：荞麦面、砂糖水调食，用于噤口痢（《坦仙皆效方》）；

又方炒荞麦面、砂糖水调食，用于痢疾（《随息居饮食谱》）。

（3）荞麦萝卜粥：荞麦粉 100 克，萝卜 100 克，调味煮粥食。用于肠胃积滞，泄泻下痢。

（4）荞麦鸡蛋白饼：荞麦炒焦为末，调入鸡蛋白，作饼盐汤送食。用于男子白浊，女子赤白带下（《本草纲目》济生丹）。

【食法】可磨面炒黄冲食或作饼、粥食。

【宜忌】有脾胃虚寒者不宜食用。

✓ 总结

1. 理气类食物辛味具多，易耗气伤阴，故气虚及阴亏者不宜食用。

2. 理气类重点食物包括薤白、橘皮、玫瑰花。

✓ 思考题

1. 理气类食物在使用上应注意哪些事项？

2. 试述薤白的食疗功效、应用、常用配方及使用宜忌。

3. 试述橘皮的养生作用、应用及常用配方。

4. 试述玫瑰花的食疗功效、应用及常用配方。

5. 常见的理气类食物有哪些？列举重点食物以外的 5 种食物。

第六章　理血类食物

本章内容： 止血类食物：小蓟、槐花、猪肠

活血类食物：荸荠根、慈姑

教学时间： 2 课时

教学目的： 通过本章的教学，使学生了解相关的概念，掌握重点食物的作用与应用。了解一般常见食物的作用与应用。

教学要求： 1. 掌握重点食物的养生作用、食疗功效、应用范围、常用配方及其使用上的宜忌。

2. 了解一般常见食物的养生和食疗功效。

理血类食物是指以调理人体之血为主要作用的一类食物。

理血类食物除了见于相关章节的补血、凉血、温血类食物外，还有止血和活血类食物。

第一节　止血类食物

止血类食物是指以防止或制止体内外出血，保护血脉正常运行，以及治疗出血证候为主要作用的一类食物。

止血类食物具有凉血止血、收敛止血、化瘀止血、温经止血等不同作用，主要用于防止体内外出血和治疗各种出血病证。使用时除应根据不同的体质状况和出血原因进行选择外，还应配伍相关的食物一同应用，以增强效用。

一、小蓟

小蓟又名刺蓟菜、刺儿菜、青青菜，为菊科植物小蓟的全草，各地均有分布，作野菜类供食。苏颂谓："小蓟处处有，俗名青刺蓟，二三寸时其根作菜茹食甚美。"《食疗本草》又谓："取菜煮食之，除风热。"

【品质】以鲜嫩者为佳。

【食性】甘、微苦，凉。归肝、脾经。

【养生】为清热凉血养生食品。日常食之可清解内热、凉血泻火。适于热性体质、血热体质、易生疮痈体质，以及妇女产后食用。常用养生方如小蓟粥、炒刺儿菜等。

【食疗】凉血止血，解毒消肿。

【应用】

（1）用于咯血、吐血、衄血、尿血、血淋、便血、血崩等血热出血病证。本品清热凉血以止血，且兼可利尿，尤宜尿血、血淋。可单用捣汁饮，或配伍藕等同用。

（2）用于热毒疮痈。可单用煮食。

近代用于肝炎、高血压病、肾炎、产后子宫收缩不全所致出血不止。

【选方】

（1）小蓟饮：鲜小蓟捣汁饮，或调以砂糖饮。用于血淋、血崩。

（2）小蓟粥：小蓟、粳米，先以粳米煮粥，后入小蓟略煮即可，调味进食。用于吐血、便血。

【食法】可捣汁饮或煮食。

【宜忌】

（1）不宜用铁器炊具加工；不宜久煮。

（2）有脾胃虚寒者不宜食用。

二、槐花（槐米）

槐花又名槐蕊，其中花蕾又名槐米，为豆科植物槐的花朵或花蕾，大部分地区有产，多用于面点，或冲泡代茶饮。

【品质】以花蕾足壮而厚者为佳。

【食性】苦，凉。归肝、大肠经。

【养生】为清热凉血养生食品。日常食之可清热泻火、凉血泻热、预防中风。适用于热性体质、血热体质、皮肤易生疮疖，以及老年人食用。常用养生方如槐花茶。

【食疗】凉血止血，疏风清热。

【应用】

（1）用于肠风便血、痔血、尿血、血淋、崩漏、咯血、衄血、赤白痢下等血热出血病证。可单用煮汤代茶饮，或配伍猪肠等同用。

（2）用于风热目赤、痈疽疮毒。可单用或配伍应用。

此外，还可用于皮肤瘙痒、痤疮、肺热失音、喉痹。

近代用于高血压病、颈淋巴结结核、银屑病。

【选方】

（1）槐花猪肠：猪肠1条，槐花炒后研末填入猪肠内，米醋炒后煮食。用于暴热下血（《永类钤方》）。

（2）槐花散：槐花炒研，糯米汤调食。用于咯血，吐血（《梅师集验方》）。

（3）槐花茶：槐花煮汤代茶饮。用于皮肤瘙痒，面部痤疮，酒积湿热。

（4）炒槐花：槐花炒香频嚼。用于肺热失音及喉痹（《本草纲目》）。

【食法】宜煮汤代茶饮。

【宜忌】有脾胃虚寒者不宜食用。

三、鲜白茅根

鲜白茅根又名茅根、兰根、白花茅根，为禾本科植物白茅的新鲜根茎。全国各地均有产，以华北地区较多。属于既是食品又是中药材的物质。

【品质】以鲜品为佳。

【食性】甘，寒。归肺、胃、膀胱经。

【养生】为清热凉血养生食品。日常食之可补中益气、清泻肺胃热、入胃滋阴、生津止渴、解酒毒。适用于肺胃热性体质、血热体质、小便不利者食用。常用养生方如鲜白茅根饮、茅根赤豆粥等。

【食疗】凉血止血，清热利尿，清肺胃热。

【应用】

（1）用于多种血热出血之证，且单用有效，或配伍其他凉血止血类食物同用。如以鲜白茅根捣汁服用，可治鼻衄出血（《妇人良方》）；也可治吐血不止（《千金翼方》）。

（2）用于利水消肿、利尿通淋、利湿退黄。可单用治热淋（《肘后方》）；也可治水肿、小便不利（《医学衷中参西录》）。

（3）用于胃热呕吐，常与葛根同用，如茅根汤（《小品方》）。

近代还用于缩短出血和凝血、利尿、抑菌，治疗病毒性肝炎、流行性出血热、紫癜性苔藓样皮炎等。

【选方】

（1）白茅根饮：鲜白茅根、鲜芦根各 500 克，加水 2000 毫升，煎服代茶。可清热透疹，用于麻疹见形期（《小儿常见病单验方》）。

（2）黄芪茅根汤：黄芪 90 克，鲜白毛根 30 克，水煎服。可温阳益气、利尿消肿，用于急性肾小球肾炎（《中国中医药报》）。

（3）茅根猪肉羹：鲜茅根 150 克，瘦猪肉丝 250 克，煮制食用。适于体弱黄疸病人食用（《保健药膳》）。

（4）茅根菠萝速溶饮：鲜茅根 250 克，鲜菠萝汁 500 克，白糖 500 克，鲜茅根煎汁，加入菠萝汁，加热至稠黏时，停火，拌入白糖粉把煎液洗净，混匀，晒干，压碎，每次 10 克，以沸水冲化服用。可清热利湿，用于肾炎（《民间方》）。

（5）藕汁蜜糖露：鲜藕榨汁 150 毫升，鲜白茅根榨汁 150 毫升，蜂蜜 35 毫升，上物调匀内服。用于肺热型鼻腔干燥出血，色红但量不多，身热、咳嗽痰少、口干，舌红，脉数。

（6）茅根赤豆粥：鲜茅根 200 克，大米 200 克，鲜茅根煎煮取汁，与大米煮粥食用。可清热解毒、利水消肿。适于水肿、小便不利等（《补缺肘后方》）。

【食法】可捣汁饮、煎汤。

【宜忌】

（1）脾胃虚寒，溲多不渴者忌服。

（2）吐血因于虚寒者，非所宜也（《本草从新》）。

四、黑木耳

黑木耳又名木耳、云耳。为木耳科植物木耳的子实体。东北、东南、西南各地均产。作食用菌类供食，为著名食用菌之一。《随息居饮食谱》谓："煮宜极烂，荤素皆佳。"

【品质】以生于桑树、槐树者为佳。

【食性】甘，平。归胃、大肠经。

【养生】为益气强壮养生食品。日常食之可益气不饥、轻身强志、通利肠胃、防止出血。适于虚弱体质、易于出血体质，以及妇女、老年人和无病强身者食用。常用养生方如木耳粥、木耳烧豆腐、木耳炒猪肝等。

【食疗】凉血止血。

【应用】主要用于咯血、吐血、衄血、肠风、血痢、血淋、崩漏、痔血等多种出血病证。可单用煮食，或配伍荠菜、银耳、猪肉等同用。

此外，还可用于赤白带下、诸疮溃烂、大便干结。

近代用于高血压病、血管硬化、冠心病、眼底出血、贫血以及宫颈癌等。

【选方】

（1）木耳汤：黑木耳 30 克，煮汤，调以盐、醋进食，每日 2 次。用于血痢日夜不止，腹中疼痛，心神麻闷（《太平圣惠方》）。

（2）双耳汤：黑木耳 15 克，白木耳 15 克，调味煮汤食。用于肺痨咯血，衄血，高血压病。

（3）黑木耳炖大肠：黑木耳 15 克，猪大肠 100 克，调味炖食，每日 1 次，连食 1 周。用于大便下血，痔疮出血。

（4）木耳荠菜汤：黑木耳 15 克，荠菜 30 克，调味煮汤食。用于血淋，血痢，崩漏，高血压病。

（5）木耳炒黄花：黑木耳 20 克，黄花菜 80 克，调味炒食。用于血淋，痔血。

（6）木耳柿饼羹：黑木耳、柿饼，调以白糖，煮作羹食。用于便血，痔血。

（7）木耳红枣汤：木耳 10 克，红枣 6 枚，调以红糖炖食。用于崩漏，产后恶露不尽，贫血。

【食法】可炒食、煮食或研末调食。

【宜忌】本品性滑利肠，有脾虚肠滑者不宜食用。

五、马兰

马兰又名马兰头、红梗菜、鸡儿肠。为菊科植物马兰的全草或根。分布各地。以嫩苗作蔬菜供食。《随息居饮食谱》谓："嫩者可茹、可菹、可馅，蔬中佳品。诸病可餐。"

【品质】以青嫩者为佳。

【食性】辛，凉。归肝、胃、肺经。

【养生】为清热泻火养生食品。日常食之可清热泻火、凉血泻热。适用内热火重体质、血热易出血体质及湿热体质者食用。常用养生方如凉拌马兰头、马兰头拌豆腐干等。

【食疗】凉血止血，清热利湿，解毒消肿。

【应用】

（1）用于血热咯血、吐血、衄血、崩漏等。可单用捣汁饮，或配伍应用。

（2）用于湿热泄泻、痢疾、黄疸、水肿、小便淋痛等。

（3）用于咽喉肿痛、痈肿疔疮、痔疮。可单用或配伍应用。

此外，还可用于诸疟寒热、绞肠痧痛、小儿疳积、疳眼。

近代用于肠炎、菌痢、慢性气管炎、急性传染性肝炎、肺结核、胃溃疡、结膜炎、急性咽炎、扁桃体炎、流行性腮腺炎等。

【选方】

（1）马兰头蜂蜜饮：马兰头 50 克，用第二次淘米水洗净，捣烂取汁，调以蜂蜜温饮。用于衄血不止（《福建民间草药》）。

（2）马兰头汤：马兰头 60 克，煮汤食，或调味拌食，用于衄血，齿衄，紫斑，咯血；此方也可用于胃溃疡，结膜炎（《浙江民间常用草药》）；此方也可用于咽喉肿痛（《江西民间草药》）。

（3）马兰头黑豆小麦汤：马兰头、黑豆、小麦，佐酒煮食。用于水肿尿涩（《简便单方》）。

（4）马兰头砂糖饮：马兰头捣汁，调以砂糖，发日早服。用于诸疟寒热（《圣济总录》）。

（5）马兰头炒猪肝：马兰头、猪肝，调味炒食。用于小儿疳积，疳眼。

（6）马兰头炖心肺：马兰头、猪心、猪肺，调味炖食。用于肺结核（《云南中草药》）。

【食法】可捣汁饮、拌食或煮食。

【宜忌】寒性体质者不宜食用。

六、藕（附：藕粉、藕节）

藕又名莲藕、光旁，为睡莲科植物莲的肥大根茎，大部分地区都有分布，主产于南方，作蔬菜供食，亦可糖渍作果品。《随息居饮食谱》谓："亦可入馔，果中蜜品，久食休粮。以肥白纯甘者良。生食宜鲜嫩，煮食宜壮老，用砂锅，桑柴缓火煨极烂，入炼白蜜，收干食之，最补心脾。"

【品质】以肥白纯甘者为佳。

【食性】生者甘，寒；熟者甘，温。归心、脾、胃经。

【养生】生用为清热生津养生佳品。日常食之可清内热、生津液、润肠肺、散瘀血、解酒毒。适于热性体质、津亏内燥体质，以及妇女产后和酒后食用。常用养生方如凉拌藕。熟用为健脾养血养生佳品。日常食之可健脾胃、补五脏、养阴血、实下焦。适于脾胃虚弱体质、血虚体质、病后体虚，以及妇女产后和无病强身者食用。常用养生方如浓藕汤、鲤鱼藕汤等。

【食疗】生用：凉血散瘀，清热生津。

熟用：健脾开胃，养血生肌，止泻。

【应用】

生用：

（1）用于咯血、吐血、衄血、便血、尿血等出血病证。可单用生食或打汁饮。

（2）用于热病烦渴、热淋。多配伍应用。

此外，还可用于上焦痰热、痢疾、目赤疼痛、霍乱吐不止。

近代用于支气管扩张咯血、上消化道出血。

熟用：

（1）用于脾胃虚弱，食欲不振、大便泄泻。可单用煮食或蒸食，或配伍糯米等同用。

（2）用于血虚不足，疮疡久不收口。可单用煮浓汤食。

【选方】

（1）藕汁红糖饮：生藕取汁，调以红糖饮。用于吐血，便血，衄血，子宫出血。

（2）藕汁蜜饮：生藕取汁，调以蜂蜜饮。用于时气烦渴不止（《太平圣惠方》）。

（3）三汁饮：生藕汁、地黄汁、葡萄汁各等分，调以蜂蜜温饮。用于小便热淋（《本草纲目》）。

（4）二汁饮：生藕汁、梨汁各半合服，用于上焦痰热（《简便单方》）；此方也可用于吐血不止（《调疾饮食辩》）。

（5）藕蜜膏：藕汁、蜜糖，隔水炖成膏食。用于红白痢（《岭南采药录》）。

（6）绿豆藕：莲藕带节，装入绿豆，煮食，用于眼热赤痛（《岭南采药录》）；此方也可用于小儿皮肤疮疖。

（7）姜藕饮：生藕、生姜，研绞取汁饮。用于霍乱吐不止（《圣济总录》）。

（8）藕拌海蜇：莲藕、海蜇，调味拌食。用于小儿麻疹后。

（9）浓藕汤：莲藕熬浓汤饮服。用于阴虚肝旺，内热血少及诸失血证，久食自愈，不服他药可也（《随息居饮食谱》）。

（10）糯米藕：肥壮大藕、糯米、白糖各适量，将糯米灌入藕内，煮熟，切片蘸糖食。用于脾胃虚弱。

【食法】可生食、打汁、煮食或蒸食。

【宜忌】

（1）不宜用铁器炊具加工。

（2）有寒证者不宜食用。

附：

（1）藕粉：又名藕澄粉。以杭州西湖藕粉最佳。《随息居饮食谱》谓。"老藕捣浸澄粉，为产后、病后、衰老、虚劳妙品。"食性甘咸平。为补血强壮养生佳品。日常食之可补血养血、安神益智、开胃助食、轻身延年。适于血虚体质、产后血虚、病后虚弱、失血体虚以及老年体衰和无病强身者食用，又为妇女和老年人保健食品。常用养生方如藕粉羹、藕粉圆子。食疗能益血止血，调中开胃。主要用于虚损失血、泻痢食少。宜调以糖开水冲食或作羹食。选方如《调疾饮食辩》以本品煮粥，名藕粉粥，主补心脾，涩精滑，及妇人产后血虚、血滞。诸养生食疗不忌。

（2）藕节：又名光藕节、藕节疤。为藕根茎的节部。食性甘涩平，归肝、肺、胃经。养生少用。食疗能收敛止血，散瘀。主要用于吐血、衄血、咳血、尿血、血痢、崩漏等多种出血证，尤宜吐血和咯血，为止血食疗佳品。可煮食或捣汁次。选方如《本草纲目拾遗》以本品研粉冲食，用于产后吐血；《本草纲目》以本品捣汁饮，并滴鼻中，用于鼻衄不止；《太平圣惠方》以本品配伍荷叶研末，调以蜂蜜冲食，名双荷散，用于卒暴吐血；《本草汇言》以本品捣烂和酒绞汁饮，用于坠马血瘀，积在胸腹，唾血无数者；《全幼心鉴》以本品研末，以人参、白蜜煮汤冲食，用于大便下血。

七、蕹菜

蕹菜又名空心菜、瓮菜、无心菜、藤藤菜，为旋花科植物蕹菜的茎叶，主要分布于长江以南地区，作蔬菜供食，为夏秋高温季节的主要叶菜之一。

【品质】以鲜嫩者为佳。

【食性】甘，寒，滑。归肠、胃经。

【养生】为清热通便养生食品。日常食之可凉血热、清内热、利小便、通大便、利胎产。适于热性体质、血热体质、临产妇女及夏季养生食用。常用养生方如蕹菜粥。

【食疗】凉血止血，滑肠通便，清热利湿。

【应用】

（1）用于血热鼻衄、咳血、尿血、便血等。可单用或配伍应用。

（2）用于便秘、痔疮。可单用多食。

（3）用于淋浊、带下。可配伍应用。

此外，还可用于小儿夏季热、浮肿腹水、孕妇难产、饮食中毒。

近代用于糖尿病。

【选方】

（1）蕹菜白糖饮：蕹菜、白糖，共捣烂，沸水冲饮。用于鼻血不止（《岭南采药录》）。

（2）蕹菜蜂蜜饮：蕹菜捣烂取汁，调以蜂蜜饮。用于淋浊，小便血，大便血

（《闽南民间草药》）。

（3）蕹菜萝卜饮：蕹菜、萝卜共捣烂取汁，调以蜂蜜饮。用于肺热咳血，鼻衄，尿血。

（4）蕹菜白糖膏：蕹菜煮烂去渣留汤，加白糖煮如饴糖状，早晚进食，未愈再服。用于翻肛痔（《贵州省中医验方秘方》）。

（5）蕹菜炖肉：蕹菜、猪肉或鸡肉，调味炖食。用于妇女白带。

（6）蕹菜荸荠汤：蕹菜、荸荠，调味煮汤食。用于小儿夏季热，口渴，尿黄。

（7）蕹菜玉米须汤：蕹菜、玉米须各半，煮汤食。用于糖尿病。

（8）蕹菜酒饮：蕹菜捣汁，调以酒饮。用于产难（《唐瑶方》）。

【食法】可捣汁饮、炒食或煮食。

【宜忌】有脾虚泄泻者不宜食用。

八、茄子（附：茄蒂）

茄子又名落苏、昆仑瓜、酪酥、矮瓜。为茄科植物茄的果实。大部分地区有栽培。以嫩果作蔬菜供食，为夏季主要蔬菜之一。《随息居饮食谱》谓："种类不一，以细长深紫，嫩而子少者胜。荤素皆宜，亦可腌晒为脯。秋后者微毒，病人勿食。"

【品质】以紫嫩而子少者为佳。

【食性】甘，凉。归脾、胃、大肠经。

【养生】为清热泻火养生食品。适于内热火重体质、易患疮疖、易于便血，以及夏季养生食用。常用养生方如茄子粥。

【食疗】清热止血。

【应用】主要用于肠风下血、血痔。可单用或配伍应用。

此外，还可用于吐血、皮肤紫斑、水肿、黄疸。

近代用于高脂血症、高血压病。

【选方】

（1）茄子酒：茄子煨熟，浸酒，温酒空腹饮。用于久患肠风下血（《圣济总录》）。

（2）煨茄子：茄子用湿纸包裹煨熟，调以油、盐食。用于大便下血。

（3）茄子粥：茄子、粳米，煮粥，调以蜂蜜食。用于黄疸水肿。

【食法】可生食、凉拌、煮食或腌制食。

【宜忌】本品性凉而滑利，有虚寒滑泻、妇女不孕、习惯性流产及孕妇不宜食用。

附：

茄蒂：为茄的宿萼。养生少用。食疗能止血，消肿，止痛。主要用于肠风下血、痈毒初起、口疮。可煮食或烧存性研末调食。选方如《履巉岩本草》以本品烧存性为末，米汤调食，用于肠风下血不止。

九、猪肠

猪肠是猪的内脏器官，根据功能可分为大肠、小肠和肠头，大肠管径较粗，黏膜表面光滑，无肠绒毛，又称肥肠。

【品质】以猪大肠为佳。

【食性】甘，微寒。归大肠经。

【养生】为补益肠胃养生食品。日常食之可厚肠胃、强身体。适于肠胃薄弱体质、易于便血、易于脱肛者食用。常用养生方如猪肠粥。

【食疗】收敛止血。

【应用】主要用于便血、血痢、痔血、脱肛。可单用煮食，或配伍槐花等同用。此外，还可用于肠燥便秘，小便频数。

【选方】

（1）槐花炖猪肠：猪肠1条，装入槐花，加米醋炖食。用于痔瘘下血（《奇效良方》猪脏丸）。

（2）芫荽猪大肠汤：猪大肠1条，入芫荽煮食。用于肠风脏毒（《救急方》）。

（3）芝麻炖猪肠：猪肠1条，入黑芝麻炖食。用于肠燥便秘。

【食法】宜炖食。

【宜忌】有外感病者不宜食用。

第二节　活血类食物

活血类食物是指以通畅血脉，促进血行，调整脏腑功能，以及治疗瘀血证候为主要作用的一类食物，又称活血祛瘀类食物。

活血类食物善于走散，具有行血、散瘀、通经、利痹、消肿及定痛等作用，主要用于调畅机体血行和治疗瘀血阻滞证候。

活血类食物因其走散，故不适于妇女月经过多，对于孕妇又尤当慎用或忌用。

一、桃仁

桃仁又名桃核仁，为蔷薇科植物桃或山桃的种仁。各地普遍栽培。作炒货或作甜菜、点心配料供食。《本草图经》谓："七月采核破之，取仁阴干。今都下市贾多取炒货之，云食之亦益人。"

【品质】以仁大饱满者为佳。

【食性】苦、甘、平。归心、肝、大肠经。

【养生】为活血润燥养生食品。日常食之可活血脉、润肠腑。适于瘀血体质、肠燥体质及新产妇食用。常用养生方如桃仁粥等。

【食疗】活血行瘀，润燥滑肠，止咳平喘。

【应用】

（1）用于痛经、闭经、产后瘀阻腹痛、癥瘕积聚、跌打损伤等瘀血阻滞病证，以及肺痈、肠痈等。可单用煮食，或配伍藕等同用。

（2）用于肠燥便秘。可配伍蜂蜜等同用。

（3）用于咳嗽气喘。可配伍粳米煮粥食。

此外，本品活血润燥，还可用于皮肤血热燥痒、血滞风痹。

近代用于慢性阑尾炎、妇女子宫血肿、高血压病。

【选方】

（1）桃仁藕汤：桃仁20枚（去皮、尖），藕1块，煮汤食。用于产后血闭（《唐瑶经验方》）。

（2）桃仁姜枣汤：桃仁、生姜、大枣各15克，调以米酒，煮汤食。用于产后瘀血腹痛，妇女血瘀闭经。

（3）桃仁蜂蜜饮：桃仁10克（去皮、尖），打烂煮汤，调以蜂蜜饮。用于肠燥便秘。

（4）桃仁粥：桃仁10克（去皮、尖），加清水研磨取汁，粳米适量，煮粥食，用于上气咳嗽，胸膈痞满，气喘（《食医心镜》）；此方也可用于心腹疼痛（《饮膳正要》）。

【食法】宜煮食。

【宜忌】

（1）常用量为10～20克，习惯上除去种皮食用。

（2）不宜生食或多食；溃疡病、慢性胃炎者不宜食用；孕妇忌食。

二、姜黄

姜黄为姜科草本植物姜黄的根茎，产于四川、福建、广东等地。传统作为香辛料和调味品食用，且列入《香辛料和调味品名称》（GB/T 12729.1—2008）。传统既是食品又是中药材的物质。

【品质】以四川、广东产者质优。

【食性】苦、辛，温。归脾、肝经。

【养生】为调畅气血养生食品。日常食之可促进血行、调畅气机。适于气血瘀滞体质、月经不痛者食用。多作调味料使用，常用养生方如姜黄木瓜豆芽汤等。

【食疗】破血行气，通经止痛。

【应用】

（1）用于胸胁疼痛，经闭腹痛等症。本品辛散苦泄、温通，有活血行气止痛的功效，故可用治血瘀气滞所致的胸胁疼痛及经闭腹痛等症，常与当归、白芍等配合应用。

（2）用于风湿痹痛等症。姜黄辛散温通，能祛除风湿，擅于治疗风湿痹痛，常配伍当归、白术等同用，如五痹汤（《妇人良方》）。

此外，本品又可用于痈疡疮疖，抗炎，降脂，降压，利胆等。还可增加冠状动脉血流量，有抗心绞痛等作用。

【选方】

姜黄木瓜豆芽汤：姜黄、木瓜、黄豆芽、猪肉，煮汤食用。可破血行气、清热化湿、宣痹止痛，适于关节灼热、皮肤红肿局部肿胀变性、屈伸不利之风湿痛。

【食法】调味料、煎汤。

【宜忌】

（1）血虚无气滞血瘀者慎用．

（2）孕妇忌用。

三、芸薹（附：油菜子油）

芸薹又名胡菜、青菜、油菜，为十字花科植物芸薹或油菜的嫩茎叶，各地均有栽培，作蔬菜供食，为我国传统蔬菜之一。《随息居饮食谱》谓："烹食可口。散血消肿，破结通肠。子可榨油，故一名油菜。"

【品质】以肥嫩者为佳。

【食性】辛，凉。

【养生】为清热解毒养生食品。日常食之可清热毒、利肠胃。适于热性体质、肠胃不洁及妇女新产后食用。常用养生方如油菜粥。

【食疗】散血消肿，清热解毒。

【应用】

（1）用于劳伤吐血、血痢、癥瘕。可单用捣汁温饮或煮食。

（2）用于热毒疮疖、乳痈。可单用捣汁饮或煮食。

此外，还可用于产后瘀血、恶露不下。

【选方】

（1）油菜汤：油菜（全株）煮汤饮。用于劳伤吐血（《四川中药志》）。

（2）芸薹蜂蜜饮：芸薹叶捣汁，入蜜温饮。用于血痢日夜不止，腹中绞痛，心神烦闷（《太平圣惠方》）。

（3）油菜粥：油菜 100 克，粳米 50 克，调味煮粥食。用于血痢，产后恶露不下，乳痈。

【食法】可捣汁温饮或煮食。

【宜忌】本品性属发物，故麻疹后及目疾者不宜食用。

附：

油菜子油：又名菜子油，为油菜子的脂肪油，为滋养强壮养生食品。日常食之可滋养五脏、强壮身体。适于虚弱体质、大便干结及无病强身者食用。食疗主要用于肠梗阻。可直接口服。

四、恭菜根（附：莙达菜）

恭菜根又名莙达儿、莙达根、甜萝卜，为藜科植物恭菜的根（根用恭菜）。东北及内蒙古栽培较多。作蔬菜或制砂糖。

【品质】以肥大者为佳。

【食性】甘，平。

【养生】为调畅气血养生食品。日常食之可促进血行、调畅气机。适于气血瘀滞体质者食用。常用养生方如恭菜粥。

【食疗】活血通经，宽胸下气。

【应用】

（1）用于血瘀经闭。可单用煮食。

（2）用于胸脘胀满痞闷。可单用煮食。

【选方】

恭菜粥：恭菜切块，粳米适量，煮粥食。用于妇女经闭。

【食法】宜煮食。

【宜忌】诸养生不忌。

附：

莙达菜：又名恭菜（叶用恭菜）、甜菜、牛皮菜，南方及西南地区常见栽培，作蔬菜供食，为常见的蔬菜之一。食性甘凉，归脾、胃、大肠经。为清热解毒养生食品。日常食之可清热解毒、通利五脏、调经止带。适于热性体质、小便短赤以及小儿和妇女食用，尤宜夏季食用。常用养生方如莙达菜汤。食疗能清热解毒，行瘀止血。主要用于麻疹透发不畅、热毒下痢、妇女经闭、淋病、吐血。此外，还可用于妇女带下。可煮食或捣汁饮。选方如《四川中药志》以本品配伍芫荽子、樱桃核煮汤食，用于成人及小孩出麻疹应期不透；《唐本草》以本品作粥食，用于解热毒，止热痢；《四川中药志》以本品配伍白及、猪条口肉炖食，用于吐血。有脾虚泄泻者不宜食用。

五、河蟹（附：蟹爪）

河蟹又名螃蟹、毛蟹、稻蟹，为方蟹科动物中华绒螯蟹的肉和内脏，大部分地区均有分布，作水产品供食。《本草纲目》谓："凡蟹生烹、盐藏、糟收、酒浸、酱汁浸皆为佳品。"《随息居饮食谱》又谓："和以姜、醋，风味绝伦。"

【品质】以霜后大而脂满者为佳。

【食性】咸，寒。归肝、胃经。

【养生】为滋阴清热养生食品。日常食之可滋阴液、清内热。适于阴虚内热体质者食用。常用养生方如清蒸蟹、蟹黄汤包等。

【食疗】清热，散血，续绝伤。

【应用】主要用于跌打筋骨损伤。本品清热、散血、续绝伤，故适用于跌打筋骨损伤。可配伍酒、醋等同用。

此外，还可用于产后血闭腹痛、疟疾、黄疸、喉风肿痛、小儿胎毒。

【选方】

（1）蒸蟹：螃蟹1只，紫苏叶6克，蒸熟，佐以姜米、醋、酒进食。用于跌打筋骨损伤，产后腹痛血不下。

（2）盐蟹汁：螃蟹盐渍取汁含饮。用于喉风肿痛（《本草纲目》）。

【食法】可蒸食或酒浸食。

【宜忌】

（1）宜佐以姜、醋同食。

（2）不宜与荆芥、柿子同食。

（3）孕妇及脾胃虚寒、大便泄泻者不宜食用。

（4）食蟹中毒者，可以紫苏、冬瓜汁、蒜汁、姜汁饮服解之。

附：

蟹爪：为蟹的爪。养生少用。食疗能破血、消积、堕胎。主要用于产后瘀积腹痛、癥瘕、产难。可煮食。选方如《千金方》以本品配伍甘草煮汤，入阿胶烊化服，用于胎动及难产子死腹中。孕妇不宜食用。

六、醋

醋又名苦酒、淳酢、米醋，各地均有生产，作调料供食。

【品质】以米醋陈久而味厚气香者为佳。

【食性】酸、苦，温。归肝、胃经。

【养生】为补养强壮养生食品。日常食之可养肝强筋、开胃消食、强壮身体。适于胃弱食少及无病强身者食用。

【食疗】活血祛瘀，止血，安蛔，解毒。

【应用】

（1）用于产后血晕、癥瘕、黄疸。多配伍应用。

（2）用于吐血、衄血、大便下血。可单用或配伍应用。

（3）用于胆道蛔虫症。蛔得酸则静，故可用于安蛔。可单用热饮。

（4）用于解鱼、肉、菜诸毒。

此外，还可用于咽喉肿痛，肠滑泻痢，体虚盗汗，疝气冲痛，呃逆，鱼骨卡喉。近代用于急、慢性传染性肝炎，结核病盗汗，伤寒病肠出血，高血压病。

【选方】

（1）一味米醋饮：米醋30～50毫升，调以少量开水温饮，用于胆道蛔虫症急性发作，腹痛剧烈；又方含饮，用于咽喉肿痛。

（2）米醋姜糖饮：米醋、生姜、红糖各适量，煮汤饮。用于食鱼、蟹过敏，发风疹，遍身瘙痒。

（3）糖醋猪骨汤：米醋1000克，鲜猪骨500克，红、白糖各200克，共煮（不加水）至沸后30分钟，滤汁，成人每次30～40毫升，小儿10～15毫升，每日3次饭后饮，1个月为1疗程，慢性者可服2～3个疗程。用于急、慢性肝炎。有高热者不宜食用。

（4）醋拌芹菜：芹菜100克，开水略烫后捞出，拌以醋食。用于高血压病。

（5）醋浸花生仁：醋浸花生仁，每次7～10粒，第二天早晨连醋食，连食10～15天。用于高血压病。

【食法】可冲饮或作调料食。

【宜忌】

（1）不宜与茯苓同食。

（2）有外感病者不宜食用。

七、红花（附：红花子油）

红花又名红蓝花、刺红花、草红花，为菊科植物红花的花，各地多有栽培。

【品质】以色鲜红而花片长者为佳。

【食性】辛，温。归心、肝经。

【养生】为调畅血行养生食品。日常食之可调畅血行、通利经脉。适于瘀血体质者食用。常用养生方如红花酒。

【食疗】活血通经，祛瘀止痛。

【应用】主要用于痛经、闭经、难产、死胎、产后瘀阻腹痛、癥瘕、跌打损伤瘀痛，以及关节疼痛。可单用浸酒饮。

此外，还可用于喉痹。

近代用于冠心病心绞痛，血栓性脉管炎。

【选方】

（1）红花酒：红花浸酒饮。用于多种瘀血病证。

（2）红花汁：鲜红花捣汁饮。用于喉痹噎塞不通（《本草蒙筌》）。

【食法】可取汁作天然色素入撰或浸酒饮。

【宜忌】

（1）常用量为 3 ~ 10 克。

（2）孕妇忌食。

附：

红花子油：为红花子榨的油。为保健食用油。食疗能降血脂。主要用于高脂血症、动脉硬化。作调料供食。

八、慈姑

慈姑又名茨菰、白地栗，为泽泻科植物慈姑的球茎，各地均有分布，作蔬菜供食。《本草纲目》谓："……掘以为果，须灰汤煮熟，去皮食，乃不麻涩戟人咽也。嫩茎亦可爊食。"《随息居饮食谱》又谓："入肴加生姜以制其寒。"

【品质】以皮薄肉嫩者为佳。

【食性】苦、甘、微寒。归心、肝、肺经。

【养生】为清热利窍养生食品。日常食之可清热利窍、调畅血行。适于热性体质、瘀血体质及临产妇食用。常用养生方如慈姑烧肉、慈姑豆腐、慈姑炖鸡等。

【食疗】行血通淋，滑胎利窍，化痰止咳。

【应用】

（1）用于产后血闷、淋病。可单用捣汁饮或煮食。

（2）用于难产、胎衣不下。可单用捣汁饮或煮食。

（3）用于咳嗽痰中带血或咳血。本品化痰止咳以治咳嗽痰血。可配伍蜂蜜等同用。

近代用于尿路结石。

【选方】

（1）慈姑汤：慈姑煮汤食。用于淋浊，石淋（《福建民间草药》）。

（2）慈姑荠菜汤：慈姑切片，荠菜，调味煮汤食。用于淋病。

（3）慈姑汁：慈姑捣汁饮。用于产后血闷，攻心欲死，产难，衣不出（《唐本草》）。

（4）慈姑蜂蜜：慈姑去皮捣烂，拌以蜂蜜、米泔，饭上蒸熟热食。用于肺虚咳血（《滇南本草》）。

【食法】可去皮后捣汁饮或煮食。

【**宜忌**】本品行血，故孕妇及失血者不宜食用。

✔ 总结

1. 理血类食物除了见于相关章节的补血、凉血、温血类食物外，还有止血和活血类食物。

2. 止血类重点食物包括小蓟、槐花、猪肠。

3. 活血类重点食物包括蒌菜根和慈姑。

✔ 思考题

1. 活血类食物在使用上应注意哪些事项?

2. 试述小蓟的食疗功效、应用、常用配方及使用宜忌。

3. 试述慈姑的食疗功效、应用、常用配方及使用宜忌。

4. 常见的止血类食物有哪些? 列举重点食物以外的 5 种食物。

5. 在其他章节中具有活血作用的食物有哪些? 请列举 3 种。

第七章　消食类食物

本章内容： 消食类食物：萝卜、山楂、鸡内金

教学时间： 2课时

教学目的： 通过本章的教学，使学生了解相关的概念。掌握重点食物的作用与应用。了解一般常见食物的作用与应用。

教学要求： 1. 掌握重点食物的养生作用、食疗功效、应用范围、常用配方及其使用上的宜忌。

2. 了解一般常见食物的养生和食疗功效。

消食类食物是指以增强脾胃运化功能，促进食物消化吸收，以及治疗饮食积滞证候为主要作用的一类食物。

消食类食物适用于脾胃虚弱体质和饮食积滞证候。

一、萝卜（附：莱菔子、萝卜叶）

萝卜又名芦菔、莱菔、紫菘、土酥，为十字花科植物莱菔的根，各地均有栽培，为我国主要蔬菜之一。《随息居饮食谱》谓："四季有之，可充粮食。故膳夫云：贫窭之家，与盐饭偕行，号为三白，不仅为蔬菜中圣品也。种类甚多，以坚实无筋、皮光肉厚者胜。荤肴素馔，无不宜之。亦可腌晒作腊，酱制为脯。"

【品质】以坚实无筋而皮光肉厚者为佳。

【食性】辛、甘，凉。归肺、胃经。

【养生】有"蔬中圣品"之称，为健脾化痰养生食品。日常食之可健脾助运、化痰去湿、清洁肠腑、醒酒解毒、肥壮健人、抵御风寒、泽胎养血，久食并能预防胆石症，入馔能杀鱼腥气，解茄子毒。适于脾胃虚弱体质、痰湿体质、清洁肠腑，以及酒后、孕妇和无病强身者食用，尤宜熟食或配伍猪肉同食。常用养生方如萝卜烧肉、萝卜粥等。

【食疗】消食化积，下气宽中，清化痰热，散瘀止血。

【应用】

（1）用于食积胀满、消化不良、反胃吞酸、积滞痢疾。本品消食化积，尤善消豆腐积滞，并能下气宽中，清洁肠腑。可单用生食、煮食，或配伍应用。

（2）用于肺热痰嗽失音、咯血、衄血，吐血，便血，以及消渴。可单用取汁饮，或配伍冰糖等同用。

此外，还可用于中风，淋病，带下，水土不服，解补药壅滞。

近代用于急、慢性气管炎，矽肺，肺结核咯血，流行性感冒，百日咳，白喉，结核性、机械性、粘连性肠梗阻，胆石症，尿路结石，煤气中毒，高脂血症，高血压病，冠心病，糖尿病等。

【选方】

（1）萝卜葱白汁：萝卜、葱白，捣汁饮。用于小儿食物停滞，消化不良。

（2）萝卜蜂蜜汤：萝卜捣碎，调以蜂蜜煮汤，细细嚼食，用于翻胃吐食（《普济方》）；又方蜜炙萝卜，细嚼任意食之，用于反胃噎食，砂石诸淋，噤口痢疾，肠风下血（《随息居饮食谱》）。

（3）生萝卜片：萝卜切片，生嚼数片，或生菜嚼之亦佳。用作食物作酸。干者、熟者、盐腌者，及胃冷者，皆不效（《濒湖集简方》）。

（4）萝卜汁：萝卜捣汁饮，用于噤口痢（《食物本草》）；此方也可用于消渴口干（《食医心镜》）；此方也可用于中风头晕肢麻，语言不灵（《实用经效单方》）；此方也可用于硅肺、矽肺，防治流行性感冒、百日咳、胆石症。

（5）萝卜姜汁蜂蜜饮：萝卜汁、姜汁、蜂蜜，开水冲食，用于赤白痢疾；又方去姜汁用于痢疾里急后重，及诸滞胀痛，痢后肠痛（《普济方》）。

（6）萝卜粥：萝卜60克切片，粳米适量，煮粥食。用于痢疾（《格致余论》）；此方也可用于消食利膈，痢疾腹痛，里急后重，无萝卜时以干萝卜丝切碎入粥亦妙（《调疾饮食辩》）；又方捣汁和米煮粥食，用于消渴（《随息居饮食谱》）。

（7）萝卜蔗糖饮：萝卜汁、蔗糖，开水冲饮。用于小儿腹泻。

（8）冰糖炖萝卜：萝卜汁、冰糖，隔水炖化食。用于咳嗽痰多。

（9）萝卜羊肉汤：萝卜、羊肉或鲫鱼，煮汤频食，用于劳嗽咳嗽（《日华子本草》）；此方也可用于肺痿咳血（《随息居饮食谱》）。

（10）萝卜姜汁饮：萝卜生捣汁，调入姜汁饮。用于失音不语（《普济方》）。

（11）萝卜米酒饮：萝卜捣汁，和米酒饮。用于鼻衄（《本草纲目》）。

（12）二汁饮：萝卜汁、藕汁，和匀饮。用于吐血，便血。

（13）萝卜炖肉：萝卜、猪肉，炖熟频食。用于消渴（《随息居饮食谱》）。

（14）瞑眩膏：大萝卜切厚片，涂以白蜜，慢火炙干，反复多次，候冷细嚼，佐以盐汤下。用于诸淋疼痛不可忍，及砂石淋（《朱氏集验医方》）。

（15）一味萝卜汤：白萝卜500克切片，浓煮汤食，一次食完，每日一次。用于结核性、粘连性、机械性肠梗阻（内蒙古《中草药新医疗法资料选编》）。

（16）红景天浇汁萝卜：红景天3克，萝卜500克，萝卜切厚片，上笼蒸5分钟，红景天煎水取汁，勾芡调味，浇在萝卜上食用。可补气清肺，益智养心。适用于气虚所致的心悸、失眠、健忘等症。

【食法】可捣汁饮、生食或煮食。

【宜忌】生者甘凉，熟者甘温；消食宜生食，化痰热宜捣汁饮，养生宜煮食。

附：

（1）莱菔子：又名萝卜子。食性辛甘平，归肺、胃经。养生少用。食疗能下气消食，化痰。主要用于食积气滞，胸腹胀满，腹痛泄泻，下痢后重，咳嗽痰喘。此外，还可用于百日咳，误服补药。可煮汤饮。选方如《食医心镜》单用本品煮汤饮，用于积年上气咳嗽，多痰喘促，唾脓血；临床报道以本品研粉，白砂糖水冲服，用于百日咳。本品耗气，有气虚者不宜食用。

（2）萝卜叶：又名萝卜菜、萝卜樱，为萝卜的叶，为健脾理气养生食品。日常食之可健脾胃、洁肠腑、畅气机。适于脾胃虚弱体质、气滞体质及无病强身者食用。常用养生方如萝卜樱粥。食疗能清利咽喉，消食和中。主要用于咽痛音哑，胸膈痞闷，食滞不消，呕吐酸水，痢疾。此外，还可用于乳汁不通，小便出血，水上不服。可煮汤食。有气血虚弱者不宜食用。

二、山楂

山楂又名酸查、红果子，为蔷薇科植物山楂或野山楂的果实，主产于山东、河北、河南、辽宁、江苏等地，作果品或制作糕、酱、糖果、饮料等供食。《随息居饮食谱》谓："大者去皮核，和糖蜜捣为糕，名查糕，色味鲜美，可充万物。"

【品质】以个大色红而肉厚者为佳。

【食性】酸、甘，微温。归脾、胃、肝经。

【养生】为消食活血养生食品。日常食之可健脾开胃、消化饮食、活血通脉、解酒醒酒。适于脾运不健体质、小儿过食、新产妇女、喜食肉食油腻、肥胖体质、瘀血体质及餐前酒后食用。常用养主方如山楂粥、山楂羹。

【食疗】消食化积，活血散瘀。

【应用】

（1）用于肉食积滞，脘腹胀满、腹痛泄泻、积滞下痢、小儿疳积，以及痰饮痞满吞酸、黄疸、疝气偏坠胀痛。本品消食化积，尤擅消油腻肉食积滞，为油腻肉食积滞食疗佳品。可单用或配伍应用。

（2）用于痛经、产后瘀阻腹痛、恶露不尽。可单用煮食，或配伍红糖等同用。

此外，还可用于腰痛、痘疹干黑危困、肠风下血。

近代用于细菌性痢疾、绦虫病、高脂血症、高血压病、冠心病、肝炎、坏血病。

【选方】

（1）山楂汤：山楂肉 50 克，煮汤食，用于食肉不消（《简便单方》）；此方也可用于诸滞腹痛（《方脉正宗》）。

（2）山楂粥：山楂片、粳米，调以白糖，煮粥食。用于伤食泄泻。

（3）山楂散：山楂肉炒研为末，红痢用蜂蜜拌，白痢用红白糖拌，红白相兼用蜂蜜和砂糖各半拌匀，米汤空腹调食。用于痢疾赤白相兼（《医钤类编》）。

（4）山楂红糖汤：山楂煮汤，调以红糖，空腹进食。用于产妇恶露不尽，腹中疼痛，或儿枕作痛（朱震亨）。

【食法】可鲜食、炒干研末食或煮食。

【宜忌】

（1）不宜与人参同食。

（2）多食耗气、损齿、易饥，有气虚羸弱、脾胃虚弱及空腹不宜食用。

三、鸡内金（附：鸭肫衣）

鸡内金又名鸡肫胵、鸡肫内黄皮、鸡肫皮，为雉科动物家鸡的砂囊内壁。

【品质】以个大色黄者为佳。

【食性】甘，平。归脾、胃、小肠、膀胱经。

【养生】为健脾补脾养生食品。日常食之可健脾胃、助消化。适于脾胃虚弱体质，以及小儿和无病强身者食用。常用养生方如益脾饼。

【食疗】健脾胃，消食滞，止遗溺，化结石。

【应用】

（1）用于食积不化，脘腹胀满、呕吐反胃、泄泻下痢、小儿疳积。可单用研末服，或配伍应用。

（2）用于遗尿、遗精。可单用或配伍应用。

（3）用于胆石症、尿路结石。可单用或配伍金钱草等同用。

此外，还可用于消渴、尿血、崩漏、带下、闭经、小儿温疟。

近代用于骨结核、肠结核。

【选方】

（1）鸡内金散：鸡内金研末，乳汁调服，用于食积胀满（《本草求原》）；此方也可用于噤口痢疾（《本草纲目》）；又方炒焦研末，早晚以热黄酒半盅冲服，用于遗精（《吉林中草药》）；此方也可用于骨结核，肠结核（《本草求原》）。

（2）益脾饼：白术、干姜、鸡内金研末，入熟枣肉同捣为泥，作小饼炙干，空腹作点心细嚼咽之。用于脾胃虚寒，饮食减少，长作泄泻，完谷不化（《医学衷中参西录》）。

（3）期颐饼：芡实、鸡内金轧细过罗，白面，白砂糖，作极薄小饼，烙成焦黄色随意食之。用于老人气虚，不能行痰，致痰气郁结，胸胁满闷，胁下作痛。凡气虚痰盛之人，服之皆效，兼治疝气（《医学衷中参西录》）。

【食法】可研末服或制作面点。

【宜忌】诸养生不忌。

附：

鸭肫衣：又名鸭肫胵、鸭肫皮、鸭内金，为鸭科动物家鸭的砂囊壁。养生食疗同鸡内金，可作鸡内金代用品，并能用于骨鲠和噎膈反胃。可研末服。

四、麦芽（附：大麦）

麦芽又名大麦蘖、麦蘖、大麦毛、大麦芽，为禾本科植物大麦的成熟果实经发芽而制成，各地均产。作粮食类供食。

【品质】以粒大饱满而芽完整者为佳。

【食性】甘，微温。归脾、胃经。

【养生】为健脾消食养生食品。日常食之可健脾胃、助消化、疏肝气。适于脾胃虚弱体质、肝郁体质者食用。常用养生方如麦芽粥。

【食疗】消食，和中，下气，回乳。

【应用】

（1）用于食积不化，脘腹胀满、食欲不振、嗳气吞酸、呕吐泄泻。尤能消麦面食积。多配伍山楂、鸡内金等同用。

（2）用于妇女断乳或乳汁郁积所致乳房胀痛回乳。可单用，用量宜大。

此外，还可用于肝郁气滞，肝脾不和，水肿。

近代用于急、慢性肝炎，尤对消除厌食症状效果显著。

【选方】

（1）麦芽鸡内金散：麦芽、鸡内金，炒黄研末，调以白糖，开水送食。用于小儿消化不良。

（2）麦芽回乳汤：麦芽炒焦60克，煮汤食。用于回乳。

（3）麦芽赤豆粥：麦芽、赤小豆、粳米，煮粥食。用于水肿。

【食法】可煮食或炒后研末食。

【宜忌】多食消耗元气，催生落胎，回乳断奶，故气虚体弱、孕妇及产妇授乳期不宜食用。

附：

大麦：又名牟麦、饭麦，食性甘咸凉，归脾、胃经。为益气健脾养生食品。日常食之可益气健脾、清暑解热。适于脾胃虚弱体质及夏季养生食用。常用养生方如大麦粥。食疗能消食和胃，利水消肿。主要用于食滞泄泻、小便淋痛、水肿。此外，还可用于产后体虚。可煮食或作面粉食。选方如《肘后方》以大麦面炒香，米汤调食，用于过食饱胀；《太平圣惠方》以本品煮汤，调以姜汁、蜂蜜，饭前进食，用于卒小便淋涩痛。诸养生不忌。

五、猪脾（附：牛脾）

猪脾又名联贴、草鞋底、猪横脷，为猪科动物猪的脾。

【品质】以洁净者为佳。

【食性】甘、涩，平。归脾、胃经。

【养生】为补益脾胃养生食品。日常食之可补益脾胃、促进消化。适于脾胃虚弱体质、消化不良以及小儿食用。常用养生方如猪脾粥。

【食疗】健脾胃，助消化。

【应用】主要用于脾胃虚弱，食欲不振、食后不化。可单用或配伍应用。

此外，还可用于消渴。

【选方】

（1）猪脾羹：猪脾、陈橘皮、生姜、人参、葱白、陈米，煮作羹，去橘皮空腹进食。用于脾胃虚热（《本草图经》）。

（2）猪脾粥：猪脾1具，猪胃1具，洗净细切，加入米如常法煮粥，空腹进食。

用于脾胃气弱，不下食，米谷不化（《圣济总录》）。

（3）猪脾散：猪脾焙焦研末，蜂蜜调食。用于消渴。

（4）鳙鱼淮山猪横脷汤：鳙鱼1条、淮山15克，猪横脷1条，姜3片，先将鳙鱼洗净斩成小块，下油锅煎至双面微黄色，放鲜淮山和猪横脷，加开水，大火煮20分钟调味后焖烧成熟即可。适于消化功能不好，而且容易腹泻者尤为适用。

【食法】宜煮食。

【宜忌】诸养生不忌。

附：

牛脾：又名牛连贴。食性甘、微酸，温。养生同上。食疗能健脾消积。主要用于脾胃失调、消化不良、食积痞满。此外，还可用于痔疮。宜煮食或焙干研末服。选方如《滇南本草》以本品配伍鸡肫皮焙黄研末，开水调食，忌面食、生冷，用于小儿脾胃不好，或吐或泻，伤食不思饮食，面黄肌瘦，目无睛光；《千金翼方》单以本品煮熟，空腹进食，勿与盐酱等，用于疗痔。诸养生不忌。

六、谷芽

谷芽又名蘖米、谷蘖、稻蘖、稻芽，为禾本科植物稻的成熟果实经发芽而制成，大部分地区有产，作粮食类供食。

【品质】以南方早稻谷加工者为佳。

【食性】甘，温。归脾、胃经。

【养生】为健脾益胃养生食品。日常食之可健脾益胃、辅助消化。适于脾胃虚弱体质、病后脾虚食少，以及小儿和无病强身者食用。常用养生方如谷芽露。

【食疗】健脾开胃，消食和中。

【应用】主要用于脾失健运，食后不化、脘腹胀满、泄泻、食欲不振。本品重在健脾胃开胃，消食之力较弱，补中有消为其特点，故促消化而不伤胃气。多与麦芽等配伍同用。

【选方】

（1）谷芽露：谷芽蒸露，代茶饮服。用于消食，健脾，开胃，和中，生津液，益元气，治病后脾土不健者（《中国医学大辞典》）。

（2）谷芽饼：谷芽研末，调以姜汁、盐少许，和作饼焙干食。用于启脾进食。

【食法】可煮食或研末食。

【宜忌】诸养生不忌。

七、锅焦

锅焦又名锅巴、黄金粉，为烧干饭时所起的焦锅巴，作粮食类供食。

【品质】以金黄焦厚不糊者为佳。

【食性】苦、甘，平。

【养生】为补气健脾养生食品。日常食之可补脾胃、助消化。适于脾胃虚弱体质、消化不良及小儿和老年人食用。常用养生方如三鲜锅巴、锅巴海参、锅巴肉片等。

【食疗】补气健脾，消食止泻。

【应用】主要用于气虚脾失健运，食积不化，久泻不止。本品苦甘，补脾健脾，并能消食止泻，为脾虚不运食疗佳品，尤宜于老幼脾虚水谷不化之泄泻。多配伍山楂、鸡内金、莲肉等同用。

此外，还可用于胃寒呕吐。

【选方】

（1）锅焦饼：锅焦、神曲（炒）、砂仁（炒）、山楂（蒸）、莲肉（去心）、鸡肫皮（炒），共研细末，入白糖、米粉，和匀焙作饼食。常用于小儿健脾消食（《周益生家宝方》锅焦丸）。

（2）锅焦莲肉散：锅焦、莲肉，共研末，调以白糖，每食 3 ~ 5 匙，每日 3 次，食后服下。用于老幼脾虚久泻不愈（《梁侯瀛集验良方》）。

（3）锅巴粥：锅巴 100 克，山楂片 10 片，橘饼 20 克，白砂糖适量，煮粥食。用于小儿消化不良，食积腹痛，脾虚久泻。

（4）玉露霜：白术（炒）、陈皮、莲肉（去心）、薏苡仁（炒）、糯米（炒）、绿豆（炒）、熟陈米锅巴（炒）、糖霜适量，共研细末，开水调食。用于老人脾泻。

（5）炒锅巴：锅巴 100 克，姜丝、葱丝各适量，炒食。用于胃寒呕吐。

【食法】可研末调食、煮食或炒食。

【宜忌】诸养生不忌。

✔ 总结

1. 消食类食物是指以增强脾胃运化功能，促进食物消化吸收，以及治疗饮食积滞证候为主要作用的一类食物。

2. 消食类重点食物包括萝卜、山楂和鸡内金。

✔ 思考题

1. 试述萝卜的养生作用、应用及常用配方。

2. 试述暝眩膏的制作方法、食用方法及应用。

3. 试述山楂的食疗功效、应用及其使用宜忌。

4. 常见的消食类食物有哪些？列举重点食物以外的 5 种食物。

第八章　祛湿类食物

本章内容： 利水渗湿类食物：茯苓、薏苡仁、赤小豆、鲤鱼、冬瓜等

芳香化湿类食物：砂仁、白豆蔻、草豆蔻、草果、藿香

祛风湿类食物：海棠、木瓜、乌梢蛇、鹿蹄肉、蟒蛇肉等

教学时间： 4课时

教学目的： 通过本章的教学，使学生了解相关的概念，掌握重点食物的作用与应用。了解一般常见食物的作用与应用。

教学要求： 1. 掌握重点食物的养生作用、食疗功效、应用范围、常用配方及其使用上的宜忌。

2. 了解一般常见食物的养生和食疗功效。

祛湿类食物是指以调节体内水液代谢，促进水湿排出，以及治疗水湿证候为主要作用的一类食物。

祛湿类食物又可以进一步分为利水渗湿类食物、芳香化湿类食物和祛风湿类食物。

拓展知识点：
湿邪

第一节　利水渗湿类食物

利水渗湿类食物是指以通调水道，渗泄水湿，调节体内水液代谢，以及治疗水湿证候为主要作用的一类食物。其中味属甘淡、淡能渗湿的食物，习称淡渗利湿食物。

利水渗湿类食物通过增加尿量，通畅小便，使体内蓄积的水湿从小便排出体外。部分食物兼有清热利湿的作用。主要用于调节体内水液代谢和治疗小便不利、水肿、淋病、腹水、痰饮、湿温、黄疸、湿疮、带下等水湿病证。

利水渗湿类食物易耗伤阴液，故阴虚津伤者慎用。

一、茯苓

茯苓又名茯菟、云苓、松苓、白茯苓，为多孔菌科植物茯苓的干燥菌核，主产于安徽、湖北、河南、云南等地。作食用菌供食。

【品质】以产于云南者为佳。

【食性】甘、淡，平。归心、脾、肾经。

【养生】为补益心脾养生佳品。本品补益强壮作用较好，且性质平和，尤宜养生食用。日常食之可补脾胃、益心智、抗衰老、安胎元、利水湿。适于脾胃虚弱体质、神经衰弱体质、老年体衰、久病体虚、孕妇体虚、湿性体质，以及无病强身者食用。常用养生方如茯苓包子、茯苓夹饼、茯苓糕等。

【食疗】利水渗湿，健脾止泻，宁心安神。

【应用】

（1）用于小便不利、水肿，以及痰饮咳嗽、眩晕。可单用或配伍应用。

（2）用于脾虚食少、大便泄泻。多配伍山药、人参等同用。

（3）用于心悸、失眠。可配伍胡桃肉、桂圆、牛乳等同用。

此外，还可用于遗精、淋浊、五劳七伤、消渴、淋病。

近代用于慢性肾炎水肿、防治癌症。

【选方】

（1）茯苓粥：茯苓粉 10 克，大米 50 克，煮粥食。用于脾虚食少，大便泄泻。

（2）茯苓宁神羹：茯苓粉、胡桃肉、酸枣仁、桂圆肉，制甜羹食。用于心悸，失眠，健忘。

（3）茯苓散：白茯苓末 10 克，米汤调食。用于心虚梦泄或白浊（《仁斋直指方》）。

（4）茯苓酒：茯苓粉同曲米酿酒饮。用于头风虚眩，暖腰膝，主五劳七伤。

（5）茯苓牛乳饮：茯苓霜 10 克，牛乳 250 克，煮沸饮。用于失眠，虚弱劳伤。

（6）茯苓山药散：白茯苓（去皮）、干山药（去皮），共研细末，米汤调食。用于小便多，滑数不禁（《儒门事亲》）。

（7）茯苓大枣粥：茯苓粉 30 克，粳米 60 克，大枣 10 克，白糖适量。将大枣去核，浸泡后连水同粳米煮粥，粥成时加入茯苓粉拌匀，稍煮即可。利水渗湿，健脾补中。适用于小儿脾虚久泻，肺肾两虚型哮喘症等（《民间验方》）。

【食法】多以茯苓粉作粥、饼、糕、酒等食用。

【宜忌】

（1）不宜与米醋同食。

（2）诸养生不忌。

二、薏苡仁

薏苡仁又名薏珠子、回回米、米仁、药玉米、催生子，为禾本科植物薏苡的种仁，大部分地区有产，主产于福建、辽宁、河北，作粮食类供食。《随息居饮食谱》谓："煮汤饮，亦可蒸食，煮粥煮饭，无不宜之。"

【品质】以粒大饱满而色白纯净者为佳。

【食性】甘、淡，凉。归脾、肺、肾经。

【养生】为健脾利湿养生食品。日常食之可健脾胃、利水湿、强筋骨、清内热。适于痰湿体质、热性体质及无病强身者食用。常用养生方如薏苡仁粥。

【食疗】健脾利湿，清热排脓。

【应用】

（1）用于泄泻、小便不利、水肿、淋浊、脚气、白带，以及湿痹，筋脉挛急。可配伍冬瓜、赤豆等同用。又本品性寒凉，利湿并能清热，故还可用于湿热淋证。

（2）用于肺痈、肠痈。可配伍赤豆、冬瓜仁、桃仁等同用。

此外，还可用于消渴饮水、黄疸。

近代用于肺水肿、湿性筋膜炎、慢性肠胃病、溃疡病、尿路感染、阑尾炎、风湿性关节炎、扁平疣以及防治癌症。

【选方】

（1）薏米山药粥：薏米 50 克，山药 100 克，调味煮粥食。用于脾虚泄泻。

（2）薏米冬瓜赤豆汤：薏米 30 克，冬瓜 200 克，赤小豆 30 克，煮汤食。用于小便不利，水肿。

（3）薏苡仁粥：薏米仁研末，同粳米煮粥，天天食之，用于久风湿痹，补正气，利肠胃，消水肿，除胸中邪气，筋脉拘挛，消渴饮水（《本草纲目》）；又方以薏米同粳米煮粥食，用于除湿，利腰脚（《调疾饮食辩》）；此方也可用于扁平疣。

（4）薏苡仁酒：薏苡仁粉，同曲米酿酒，或袋盛煮酒饮。用于祛风湿，强筋骨，健脾胃（《本草纲目》）。

（5）薏米汤：薏苡仁煮汤热饮，夏天冷饮，以通为度，用于砂石热淋，痛不可忍（《杨氏经验方》）；此方也可用于黄疸。

（6）薏米炖猪蹄：薏苡仁、猪蹄，调味炖食。用于风湿痹痛，脚气肿痛。

（7）薏苡仁酒汤：薏苡仁捣碎，煮汤，入酒少许进食，用于肺痿唾脓血（《梅师集验方》）；又方薏苡仁捣烂，入酒少许调食，用于肺痈咯血（《济生方》）。

【食法】可煮食或制酒饮。

【宜忌】本品性专达下，故孕妇不宜食用。

三、赤小豆（附：赤小豆芽、赤小豆花）

赤小豆又名赤豆、红豆、朱小豆，为豆科植物赤小豆或赤豆的种子。大部分地区有栽培。作粮食类和副食品供食。

【品质】以紧小色赤者为佳。

【食性】甘、酸，平。归心、小肠经。

【养生】为利水解毒养生食品。日常食之可利小便、解热毒、助胎产、瘦肥人。适于痰湿体质、热毒体质、肥胖体质、孕妇临产及夏季养生食用。常用养生方如赤豆粥。

【食疗】利水除湿，通乳，解毒排脓。

【应用】

（1）用于水肿腹满、脚气浮肿，以及湿热黄疸、泻痢。可单用煮食，或配伍冬瓜、鲤鱼、鲫鱼、鸭肉等同用。

（2）用于产后乳汁不下。可单用煮浓汤食。

（3）用于热毒痈肿。可配伍薏苡仁等同用。

此外，还可用于痔疮便血、产难。

近代用于肝硬化腹水、肾炎水肿、营养不良性水肿。

【选方】

（1）赤小豆汤：赤小豆煮汤食，用于水肿；又方煮浓汤食，用于产后乳汁不下（《产书方》）。

（2）赤小豆鲤鱼汤：赤小豆 100 克，鲤鱼 1 条，煮汤食，用于脚气浮肿，大腹水肿（《食疗本草》）；此方也可用于肝硬化腹水，肾炎水肿，营养不良性水肿。

（3）赤豆冬瓜汤：赤小豆50克，冬瓜250克，煮汤食。用于水肿。

（4）赤豆花生麦芽大枣汤：赤小豆、花生、麦芽、谷芽、大枣。煮汤食。用于脚气。

（5）赤小豆粥：赤小豆200克，粳米100克，煮粥食。用于小便不利，水肿，脚气（《调疾饮食辩》）。

（6）赤豆薏米粥：赤小豆200克，薏米100克，煮粥食。用于肠痈。

（7）赤小豆炖鸭：赤小豆、鸭肉，调味炖食。用于营养不良性水肿。

【食法】宜煮食。

【宜忌】瘦人津枯者不宜食用。

附：

（1）赤小豆芽：为赤小豆的种子经水浸发芽而成，为清热解毒养生食品。日常食之可清热解毒、凉血泻热。适于热性体质、血热体质者食用。常用养生方如赤豆芽汤。食疗主要用于便血、妊娠胎漏。可煮食。

（2）赤小豆花：又名腐婢，为赤小豆的花。食性辛，平。养生少用。食疗能清热，止渴，醒酒。主要用于疟疾、痢疾、消渴、痔瘘下血、伤酒头痛。可冲泡代茶或煮汤羹食。

四、鲤鱼

鲤鱼又名赤鲤鱼。为鲤科动物鲤鱼的肉。除西部高原以外，各地淡水中均产。陶弘景谓："诸鱼之长，食品上味。"《随息居饮食谱》又谓："可鲜、可脯。"

【品质】以鲜嫩者为佳。

【食性】甘，平。归脾、肾经。

【养生】为补益利水养生食品。日常食之可补益强壮、利水去湿。适于虚弱体质、痰湿体质、孕妇浮肿，以及妇女产后和无病强身者食用。常用养生方如鲤鱼粥。

【食疗】利水消肿，下气，通乳。

【应用】

（1）用于水肿胀满，以及黄疸、水泻、痢疾。为水湿病证食疗佳品。可单用煮食，或配伍赤小豆、大蒜、花生等同用。

（2）用于咳喘气逆。可配伍生姜等同用。

（3）用于产后乳汁不通。可单用煮汤食，或配伍姜、葱等同用。

此外，还可用于胎动不安、妊娠浮肿。

近代用于肝硬化浮肿或腹水、慢性肾炎水肿。

【选方】

（1）米酒煮鲤鱼：大鲤鱼1条，米酒150克，煮令酒干进食，不用醋、盐、豉。用于卒肿满，身面皆肿大（《补缺肘后方》）。

（2）鲤鱼赤豆汤：大鲤鱼1条，去头尾及骨，赤小豆50克，煮汤食，用于水病身肿（《外台秘要方》）；又方以本品配伍赤小豆，先煮赤小豆令开，再入鲤鱼，不加油、盐、醋及其他调料炖食，用于肝硬化浮肿或腹水；此方也可用于通乳。

（3）鲤鱼粥：赤尾鲤鱼500克，破开，生矾2克，研末入鱼腹中，火纸包裹，外以黄土泥包裹，放灶内煨熟取出，去纸泥，煮粥食，用于水肿胀满（《医方摘要》）；又方以鲤鱼煮粥，鲤鱼500克以上者为佳，愈大愈妙，勿去鳞，名鲤鱼汁粥，专消水肿（《调疾饮食辩》）；又方鲤鱼烧灰为末，糯米粥调食，用于咳嗽（《药性论》）。

（4）煨鲤鱼：大鲤鱼1条，去内脏，不去鳞，放火中煨熟，分次食用。用于黄疸（《吉林中草药》）。

（5）韭菜鲤鱼汤：鲤鱼、韭菜，调味煮汤食。用于臌胀。

（6）姜醋鲤鱼汤：鲤鱼1条，切作鲙，调以姜、醋，煮食。用于上气咳嗽，胸膈胀满气喘（《食医心镜》）。

（7）鲤鱼汤：鲤鱼1条，煮汤淡食，入猪蹄同煮更佳，用于产后乳汁不通；又方单以本品煮汤食，用于胎动不安，妊娠身肿（《本草拾遗》）；又方以鲤鱼1尾，黑大豆40克，煮浓汤淡饮。用于妊娠晚期浮肿。

（8）鲤鱼茗醋汤：鲤鱼1条，茶叶、食醋各适量，煮汤食。用于慢性肾炎水肿。

【食法】宜煮食。

【宜忌】外感热病后不宜食用。

五、冬瓜（附：冬瓜皮）

冬瓜又名白瓜、东瓜、枕瓜，为葫芦科植物冬瓜的果实，各地普遍栽培。《随息居饮食谱》谓："荤素咸宜。惟冷食则滑肠耳！以搭棚所种，瓜不着地，皮色纯青，多毛，味纯甘而不酸者良。"

【品质】以肉厚汁多而味纯甘者为佳。

【食性】甘、淡，凉。归肺、大肠、小肠、膀胱经。

【养生】为清热利水养生食品。日常食之可清热泻火、利水渗湿、减肥瘦人、清热解暑及消退痱子。孕妇常食，并能泽胎化毒，令儿无病。适于热性体质、肥胖痰湿体质、热病初愈、孕妇及夏季养生食用。常用养生方如冬瓜粥、火腿烧冬瓜、冬瓜炖鸭肉等。

【食疗】利水，消痰，清热，解毒。

【应用】

（1）用于水肿、胀满、脚气、淋病。可单用煮食，或配伍赤小豆、鲤鱼、鲫鱼等同用。

（2）用于痰吼、咳喘。可配伍冰糖、生姜等同用。

（3）用于暑热烦闷、消渴、泻痢。可单用煮汤或捣汁饮。

（4）用于解鱼、酒毒。宜捣汁饮。

此外，还可用于消暑湿，产后乳少，痄夏。

近代用于营养不良性水肿，慢性肾炎水肿。

【选方】

（1）煨冬瓜：冬瓜 1 枚，黄土泥裹之，煨熟，绞汁饮，用于产后久病，津枯口燥，四肢浮肿（《古今录验》）；又方冬瓜任意食，愈多愈妙，用于水肿危证（《兵部手集》）；又方冬瓜内白瓤煮汁淡饮，以多为妙，如嫌味淡可略加醋，不得加盐、加糖，用于水肿烦渴，小便少者。

（2）冬瓜汤：冬瓜煮汤食。用于血淋（《名医类案》）。

（3）冬瓜赤豆汤：冬瓜 300 克，赤小豆 50 克，调味煮汤食。用于水气浮肿胀满。

（4）冬瓜鲤鱼汤：冬瓜 500 克，鲤鱼 1 条，白水煮汤食。用于水肿，慢性肾炎水肿。

（5）冬瓜蜜汁饮：冬瓜取汁，调以蜂蜜饮。用于孕妇小便不利。

（6）冬瓜生姜汤：冬瓜、生姜，调味煮汤食。用于痰吼，气喘（《滇南本草》）。

（7）冰糖蒸冬瓜：冰糖、冬瓜，蒸食，用于哮喘；此方也可用于痢疾。

（8）冬瓜汁饮：冬瓜生捣汁饮，用于大热大渴（《调疾饮食辩》）；此方可用于小儿渴痢（《千方金》）；此方也可用于食鱼蟹或河豚中毒（《小品方》）。

（9）二汁饮：生冬瓜汁、生萝卜汁合饮，甚者加苦荬汁、梨汁。用于热痢噤口（《调疾饮食辩》）。

【食法】可煮食或捣汁饮。

【宜忌】

（1）养生宜热食，减肥宜冷食。

（2）有虚寒肾冷、久病滑泄者不宜食用。

附：

冬瓜皮：又名白瓜皮。食性甘微寒，归脾、肺经。养生少用。食疗尤善利水消肿，并能清暑化湿。主要用于水肿、小便不利、脚气、暑湿泄泻、荨麻疹。宜煮汤食。

六、冬葵叶

冬葵叶又名葵菜、冬苋菜、冬寒菜，为锦葵科植物冬葵的嫩苗或叶。大部分地区有分布。作蔬菜供食。《本草纲目》谓："葵菜，古人种为常食，今之种者颇少。"《农书》又谓："葵为百菜之圣，备四时之馔，可防荒俭，可以葅腊，其根可疗疾。"

【品质】以鲜嫩者为佳。

【食性】甘，寒，滑。

【养生】为清利滑窍养生食品。日常食之可清利湿热、滑利养窍，孕妇临产进食，并能使胎滑易产，缩短产程。适于湿热体质、孕妇临产及产后食用。常用养生方如干贝烧冬苋菜。

【食疗】清热利湿，通乳滑窍。

【应用】

（1）用于湿热黄疸、肺热咳嗽、热毒下痢。可单用煮汤食，或配伍豆腐等同用。

（2）用于乳汁不通、小便不行、大便涩滞。可单用煮汤食。

此外，还可用于妇女带下、小儿发斑。

近代用于肺炎。

【选方】

（1）冬苋菜汤：冬苋菜60克，调味煮汤食，用于湿热黄疸，热毒下痢；此方也可用于乳汁不通。

（2）冬苋菜豆腐汤：冬苋菜、豆腐，煮汤食。用于肺热咳嗽。

（3）冬苋菜汁：生葵叶绞取汁饮。用于小儿发斑，散恶毒气（《太平圣惠方》）。

（4）冬苋菜粥：冬苋菜煮粥食。用于肺炎（《重庆草药》）。

【食法】可煮食、炒食或捣汁饮。

【宜忌】本品寒滑，有脾冷肠滑及孕妇不宜食用。

七、荠菜（附：荠菜花）

荠菜又名鸡心菜、鸡脚菜、香荠菜、护生草，为十字花科植物荠菜的全草。大部分地区有分布，以嫩株作蔬菜供食。

【品质】以野生青嫩者为佳。

【食性】甘，凉。归肝、胃经。

【养生】为清热利水养生食品。日常食之可清内热、利小便、凉血热、健脾胃、助消化，并能预防麻疹。适于热性体质、血热体质、脾胃虚弱体质以及麻疹流行期食用。常用养生方如荠菜粥、荠菜包子、荠菜炒肉丝等。

【食疗】清热利水，凉血止血，平肝降压。

【应用】

（1）用于痢疾、水肿、淋病。可单用作汤菜食，或配伍豆腐、芦笋等同用。

（2）用于吐血、咯血、便血、尿血、崩漏、月经过多等血热出血病证。可单用煮汤食，或配伍藕等同用。

（3）用于高血压病。可单用煮汤食。

此外，还可用于感冒发热、麻疹、头痛、饮食积滞。

近代用于肠炎、肾炎水肿、乳糜尿、肾结核尿血、产后出血、视网膜出血。

【选方】

（1）荠菜汤：荠菜 100 克，调味煮汤食，用于痢疾（《广西中草药》）；又方煮汤不加油、盐食，用于乳糜尿；此方也可用于产后流血。

（2）荠菜芦笋汤：荠菜、芦笋各等量，调味煮汤食。用于水肿。

（3）荠菜豆腐汤：荠菜、豆腐，调味煮汤食。用于痢疾。

（4）荠菜蜜枣汤：荠菜、蜜枣各等量，煮汤食。用于内伤吐血（《湖南药物志》）。

（5）荠菜海参瘦肉汤：荠菜、海参、瘦肉，调味煮汤食。用于肾炎水肿。

（6）荠菜蛋汤：荠菜 100 克，鸡蛋 1 枚，调味煮汤食。用于肾结核尿血。

【食法】可煮食、炒食或调馅作面点食。

【宜忌】诸养生不忌。

附：

荠菜花：又名地米花。食性甘、淡，凉。为健胃消食养生食品。日常食之可健脾胃、助消化、凉血热。适于脾胃虚弱体质、血热体质者食用。常用养生方如荠菜花汤。食疗能健胃，止痢，止血。主要用于食积腹胀、痢疾、尿血、崩漏。可作汤食。

八、南苜蓿

南苜蓿又名金花菜、黄花菜、草头，为豆科植物南苜蓿的全草，大部分地区有栽培，以嫩时作蔬菜供食。

【品质】以嫩者为佳。

【食性】苦，平。

【养生】为清热利尿养生食品。日常食之可清内热、利小便、瘦肥人。适于热性体质、肥胖体质及夏季养生食用。常用养生方如黄花菜粥、黄花炒肉丝等。

【食疗】清热，利尿。

【应用】主要用于黄疸、痢疾、小便不利、浮肿，以及痔疮出血。可单用煮食，或配伍木耳、豆腐等同用。

此外，还可用于风湿筋骨疼痛。

近代用于肠炎、膀胱结石、白血病、维生素 K 缺乏症。

【选方】

（1）黄花菜汤：黄花菜 50 克，调味煮汤食。用于黄疸。

（2）黄花菜粥：黄花菜 100 克，粳米 100 克，调以食盐、味精，煮粥食。用于痢疾，肠炎。

（3）苜蓿烧豆腐：苜蓿叶、豆腐，调以猪油，烧食，连续食用。用于浮肿（《吉林中草药》）。

（4）苜蓿汁：鲜南苜蓿捣汁饮。用于膀胱结石（《中草药手册》）。

【食法】可煮食、炒食或捣汁饮。

【宜忌】有虚寒体质者不宜食用。

九、金针菜

金针菜又名萱草花、黄花菜、宜男花，为百合科植物萱草、黄花萱草或小萱草的花蕾，各地均有栽培，经蒸熟晒干，作蔬菜供食。《随息居饮食谱》谓："荤素宜之，与病无忌。"

【品质】以色金黄而干燥者为佳。

【食性】甘，凉。

【养生】为清利湿热养生食品。日常食之可清湿热、利小便、益心智、明目视、安五脏。适于热性体质、湿热体质、神经衰弱体质，以及妇女产后和夏养生食用。补血可代猪肝。常用养生方如金针菜粥、金针菜炖肉、黄花菜鸡蛋汤等。

【食疗】清热利湿，解毒，通乳。

【应用】

（1）用于小便赤涩、黄疸、胸膈烦热，以及夜不安寐。可单用煮汤食，或配伍冰糖等同用。

（2）用于风火牙痛、痔疮出血。可单用或配伍应用。

（3）用于产后乳汁不下。可配伍猪蹄同用。

此外，还可用于食积、夜盲症、小儿鼻血、砂淋、妇女血虚。

近代用于腮腺炎、肝炎、尿路结石、神经衰弱。

【选方】

（1）金针菜汤：金针菜 20 克，煮汤淡食，用于小便赤涩；此方也可用于牙痛（《岭南采药录》）。

（2）冰糖炖金针菜：金针菜、冰糖，炖食。用于失眠。

（3）金针菜红糖汤：金针菜煮汤，调以红糖，早饭前进食。用于内痔出血（福建《中草药新医疗法资料选编》）。

（4）金针菜炖猪蹄：金针菜 30 克，猪蹄 1 具，清炖淡食。用于产后乳汁不下。

【食法】宜煮食。

【宜忌】有虚寒体质者不宜食用。

十、莴苣

莴苣又名莴苣菜、千金菜、莴笋，为菊科植物莴苣的茎和叶，大部分地区有栽培，作蔬菜供食。《调疾饮食辩》谓："此菜生熟皆佳。其叶渐剥梗渐高。可一二尺，名莴笋。削去外皮，盐腌、酱藏、糖蜜饯皆脆美。"

【品质】以肥大如笋而肉质细嫩者为佳。

【食性】甘、苦，凉。归肠、胃经。

【养生】为清热利尿养生食品。日常食之可清内热、利小便、强筋骨、洁齿牙。适于热性体质者食用。常用养生方如莴苣粥、莴苣豆腐汤、莴苣炒肉片等。

【食疗】清热利尿，通乳。

【应用】

（1）用于小便不利、尿血、腹水。可单用生食或配伍应用。

（2）用于产后乳汁不通。可煮汤食。

此外，还可用于腹痛、牙衄、鼻衄，解酒毒。

近代用于坏血病、乳腺炎。

【选方】

（1）凉拌莴苣：鲜莴苣去皮切丝，调味凉拌食。用于小便不利，尿血。

（2）莴苣汤：鲜莴苣去皮切片，入酒煮汤食。用于产后乳汁不通（《本草纲目》）。

（3）莴苣粥：莴苣丝 100 克，净猪肉末 50 克，粳米适量，调以麻油、食盐、味精，煮粥食。用于小便不利，尿血，妇女产后乳汁不通。

【食法】可生食或煮食、炒食。

【宜忌】

（1）本品多食昏人眼，有脾胃虚寒及目疾者不宜食用。

（2）生姜汁能制其毒。

十一、茵陈蒿

茵陈蒿又名茵陈、绵茵陈，为菊科植物茵陈蒿的嫩苗，大部分地区有产。《本草纲目》谓："昔人多莳为蔬。……今淮扬人二月二日犹采野茵陈苗，和粉面作茵陈饼食之。"

【品质】以质嫩香浓者为佳。

【食性】苦、辛，微寒。归肝、胆、脾经。

【养生】为清热利湿养生食品。日常食之可清利湿热、通利小便。适用于湿热体质及梅雨湿热季节和夏季养生食用。常用养生方如茵陈饼。

【食疗】清热利湿，利胆退黄。

【应用】主要用于湿热黄疸、小便不利。可单用大量煮汤食，或配伍甘草等同用。

此外，还可用于伤暑发热。

近代用于胆囊炎、肝炎。

【选方】

（1）茵陈甘枣汤：茵陈 50 克，甘草 10 克，大枣 10 枚，调以砂糖，煮汤食。用于黄疸，传染性肝炎。

（2）茵陈汤：茵陈苗 20 克，调味煮汤食。用于伤暑发热。

【食法】宜煮食。

【宜忌】有气虚血弱者不宜食用。

十二、鲫鱼

鲫鱼又名鲋，为鲤科动物鲫鱼的肉，各地淡水中均产，肉质细嫩，味鲜美，为我国重要食用鱼类之一。《本草图经》谓："鲫鱼，亦有大者重二三斤，性温无毒，诸鱼中最可食。"

【品质】以大而雄者为佳。

【食性】甘，平。归脾、胃、大肠经。

【养生】为补脾利水养生食品。日常食之可益脾胃、补虚羸、通乳汁、利水湿，且性质平和，不濡不燥，尤宜养生食用。适于脾胃虚弱体质、久病虚弱、妇女产后、痰湿体质，以及无病强身者食用。常用养生如鲫鱼粥、荷包鲫鱼等。

【食疗】补脾利水。

【应用】主要用于脾胃虚弱、纳少无力、痢疾、便血、水肿、淋病。可单用煮食，或配伍赤小豆、冬瓜、砂仁、生姜、陈皮等同用。

此外，还可用于产后乳汁不足，妊娠浮肿，妇女崩漏，痔疮，小肠疝气，小儿麻疹不透，消渴饮水，脱肛，子宫下垂。

近代用于营养不良性水肿，慢性肾炎水肿。

【选方】

（1）鹘突羹：鲫鱼 250 克，细切作鲙，沸豉汁热投之，调以胡椒、干姜、莳萝、橘皮等研末，空腹进食。用于脾胃气冷，不能下食，虚弱无力（《食医心镜》）。

（2）鲫鱼紫蔻汤：大活鲫鱼 1 条，紫蔻 3 粒研末，入鱼腹内，调以生姜、陈皮、胡椒，煮汤食。用于脾胃虚弱不欲食，食后不化（《吉林中草药》）。

（3）鲫鱼莼菜羹：鲫鱼、莼菜，作羹食。用于胃弱不下食（《唐本草》）。

（4）煨鲫鱼：鲫鱼1条，不去鳞、鳃，去肠肚，入白矾少许，纸裹，煨令香熟，佐以盐、醋进食，用于噤口痢（《百一选方》）；又方以鲫鱼去肠留鳞，茶叶入鱼腹中，纸包煨熟食，用于消渴饮水（《活人心统》）。

（5）清蒸鲫鱼：鲜鲫鱼1条，如常修治，砂仁面5克，甘草末3克入鱼腹中，用线缝合，清蒸至熟烂，分次进食，忌盐、酱。用于全身水肿。

（6）鲫鱼冬瓜汤：鲫鱼1条，冬瓜250克，炖汤淡食。用于腹水、浮肿。

（7）鲫鱼砂葱汤：鲫鱼1条，砂仁3克，葱10根，煮汤食。用于水肿（《明州医话》）。

（8）鲫鱼猪蹄汤：鲫鱼1条，猪前蹄1只，煮汤食。用于产后乳汁不足。

（9）鲫鱼黑豆汤：鲫鱼1尾，黑豆250克，煮汤淡饮。用于妊娠肿胀。

（10）鲫鱼羹：鲫鱼作羹食。用于痔血（《随息居饮食谱》）。

（11）米酒煮鲫鱼：米酒煮鲫鱼常食。用于酒积下血（《随息居饮食谱》）。

（12）茴香鲫鱼汤：鲫鱼1条，同茴香煮食。用于小肠疝气（《生生编》）。

（13）清炖鲫鱼：鲜鲫鱼1条，清炖食。用于小儿麻疹透发不畅。

（14）鲫鱼头汤：鲫鱼头煮汤食。用于脱肛，子宫下垂。

【食法】宜蒸食或煮食。

【宜忌】

（1）不宜与芥菜同食。

（2）不宜油炸食。

十三、鳢鱼

鳢鱼又名黑鱼、黑鳢鱼、乌鱼，为鳢科动物乌鳢的肉，大部分地区河流、湖沼中有分布，作水产品供食，肉质肥美。

【品质】以肥嫩者为佳。

【食性】甘，寒。归脾、胃、肺经。

【养生】为补益利水养生食品。日常食之可补肝肾、益阴血、健脾胃、调经血、利水湿。适于肝肾亏虚体质、妇女血虚体质、久病虚弱、术后体虚、痰湿体质，以及无病强身者食用。常用养生方如鳢鱼粥。

【食疗】健脾利水。

【应用】主要用于水肿、湿痹、脚气、痔疮。可单用煮食，或配伍冬瓜、葱白、赤小豆等同用。

此外，还可用于妊娠水肿、下元虚损、妇女干血痨。

近代用于肾病水肿、心病水肿、营养不良性水肿、肺结核。

【选方】

（1）鳢鱼冬瓜汤：鳢鱼大者1条，冬瓜250克，葱白适量，煮汤食，用于

10 种水气病（《食医心镜》）；此方也可用于痔疮下血（《随息居饮食谱》）。

（2）鳢鱼小豆汤：鳢鱼合小豆白煮食。用于肿满（陶弘景）。

（3）煨鳢鱼：活鳢鱼去腹垢，入大蒜令满，外涂黄泥，炭火炙食。用于水肿腹大，屡效（《本经逢原》）。

（4）茴香煮鳢鱼：茴香煮鳢鱼食。用于下元虚损（《滇南本草》）。

（5）鳢鱼姜枣汤：鳢鱼 1 条，生姜 3 片，大枣 3 枚，煮汤食，每周食 2 ~ 3 次。用于肺结核。

【食法】宜煮食。

【宜忌】诸养生不忌。

十四、枳椇子

枳椇子又名拐枣、木蜜、树蜜等，为鼠李科植物枳椇的带有肉质果柄的果实或种子。主产于陕西、广东、湖北、浙江、江苏、安徽、福建等地，属于既是食品又是中药材的物质。

【品质】以饱满、有光泽为佳。

【食性】甘、酸，平。归脾、胃经。

【养生】为清热利湿养生食品。日常食之可清利湿热、润五脏、通利小便、醒酒安神。适用于湿热体质及梅雨湿热季节和饮酒过度者食用。常用养生方如枳椇猪肺汤等。

【食疗】解酒毒，止渴除烦，止呕，利大小便。

【应用】

（1）用于饮酒多发积，为酷热蒸熏，五脏津液枯燥，血泣小便并多，肌肉消烁，专嗜冷物寒浆。可与麝香同用（《世医得效方》）。

（2）用于小儿惊风。可单用水煎服。

（3）用于酒色过度，成劳吐血。可与红甘蔗等同用（《重庆草药》）。

（4）用于伤暑烦渴，头晕，尿少。可与竹叶同用（《华山药物志》）。

【选方】

（1）枳椇猪肺汤：鲜枳椇子、猪心、猪肺、红蔗糖，炖汤食用。可解渴除烦，用于酒痨吐血。

（2）枳椇子酒：枳椇子干、烧酒、泡酒饮用。用于风湿性关节炎。

（3）枳椇子饮：鲜枳椇子 50 克，梨 100 克，甘蔗 250 克，榨汁饮用。用于解酒。

（4）葛根枳椇子饮：葛根 20 克，葛花 10 克，枳椇子 15 克，煎汁饮。用于急性酒精中毒所致头痛头晕、燥热口渴等症。

【食法】泡酒、煎汤。

【宜忌】《得配本草》："脾胃虚寒者禁用。"

第二节　芳香化湿类食物

芳香化湿类食物是指气味芳香，以化湿运脾，增强脾胃运化湿浊的能力，以及治疗湿浊中阻证候为主要作用的一类食物。

芳香化湿类食物辛香温燥，能宣化湿浊，醒脾健胃，调畅气机，主要用于增强脾胃运化湿浊的功能和治疗湿浊困脾证候，以及湿温、暑湿证候。

芳香化湿类食物性偏温燥，易致伤阴，有阴虚者不宜食用。其次，芳香化湿类食物多属辛香调味品，使用时量不宜大。再者，因其芳香，含有挥发油，入馔不宜久烹，以免降低效用。

一、砂仁（附：砂仁壳、砂仁花）

砂仁又名春砂仁、缩砂仁、缩砂蜜。为姜科植物阳春砂、海南砂或缩砂的果实或种子。主产于广东、广西等地。作调味品供食。

【品质】以阳春砂为佳。

【食性】辛，温。归脾、胃经。

【养生】为化湿行气养生食品。日常食之可健脾化湿、行气和中，孕妇食之并能安胎。适于痰湿体质及孕妇食用。常用养生方如砂仁粥。

【食疗】化湿行气，温中止泻，安胎。

【应用】

（1）用于湿阻中焦，脾胃气滞，食欲不振、恶心呕吐、脘腹胀痛、泄泻下痢。本品辛散温通，善于化湿行气，为醒脾和胃食疗佳品，故适于一切脾胃湿阻及气滞病证。多配伍作调料使用。

（2）用于寒泻冷痢。多配伍干姜、猪腰子等同用。

（3）用于妊娠恶阻、胎动不安。可单用或配伍应用。

此外，还可用于便血、血崩、胃下垂、脱肛、痰气膈胀、食物中毒。

【选方】

（1）缩砂猪腰：砂仁去皮研末，猪腰1个切开，入砂仁末，煮熟食。用于小儿滑泄，肛头脱出。

（2）砂仁鲫鱼：鲫鱼1条，砂仁、陈皮、姜、葱等入鱼腹内烧食。用于脾胃寒泻。

（3）缩砂散：缩砂仁2克研细末，入姜汁，米汤调食，用于妊娠胃虚气逆，呕吐不食（《济生方》）；又方单用砂仁末冲服，用于食物中毒（《事林广记》）。

（4）缩砂酒：砂仁研粗末浸酒饮。用于和胎气，除心腹痛，消食积（《调疾饮食辩》）。

（5）砂仁粥：砂仁研末，入热粥略煮供食。用于便血，血崩。

（6）砂仁猪肚：砂仁 6 克，猪肚 1 个，砂仁入猪肚内，调味炖食。用于胃下垂。

（7）砂仁萝卜散：砂仁捣碎，入萝卜汁浸透，焙干研末，饭后开水调食。用于痰气膈胀（《简便单方》）。

【食法】可研末调食、煮食或浸酒饮。

【宜忌】

（1）常用量为 2 ~ 6 克。

（2）入汤粥宜后下，不宜久煮。

附：

（1）砂仁壳：又名砂壳、春砂壳。养生食疗同砂仁而力弱。

（2）砂仁花：又名春砂花，为阳春砂的花朵及花序梗。食性辛平。养生食疗同砂仁壳，并能利肺化痰以止咳喘。可煮汤代茶饮。

二、白豆蔻（附：豆蔻壳、豆蔻花）

白豆蔻又名白蔻、白蔻仁、豆蔻、蔻米，为姜科植物白豆蔻的果实，广东、广西、云南有栽培，主产于越南、泰国，作调味品供食。

【品质】以个大饱满而香气浓厚者为佳。

【食性】辛，温。归脾、胃、肺经。

【养生】为化湿行气养生食品。日常食之可醒脾胃、去湿浊、畅气机，酒后并能解酒毒。适于脾胃气滞体质和湿困脾胃体质者食用。常用养生方如白蔻粥。

【食疗】化湿行气，温中止呕，健胃消滞，解酒。

【应用】

（1）用于湿阻中焦，脾胃气滞，胸闷腹胀、脘腹冷痛、食欲不振等。多配伍作调料使用。

（2）用于胃虚呕吐、呕逆、反胃以及妊娠呕吐。可单用研末调食，或配伍生姜、砂仁等同用。

（3）用于宿食不消。可配伍作调料使用。

（4）用于解酒毒。

此外，还可用于疟疾。

【选方】

（1）豆蔻粥：白豆蔻 3 克研末，粳米煮粥，粥成入豆蔻末，略煮进食。用于脾胃湿阻气滞，脘腹胀满，食欲不振。

（2）白豆蔻散：白豆蔻 3 克研末，米酒送食。用于胃口寒作吐及作痛者（《赤水玄珠》）。

（3）白蔻姜糖饮：白豆蔻3克，生姜3克，煮汤，调以红糖饮。用于妊娠呕吐。

【食法】宜煮汤或研末调食。

【宜忌】

（1）常用量为3～6克。

（2）入汤、粥宜后下，不宜久煮。

（3）有阴虚火旺者不宜食用。

附：

（1）豆蔻壳：又名向豆蔻壳、白蔻衣、蔻壳。养生食疗同白豆蔻而力弱。

（2）豆蔻花：为白豆蔻的花。食性辛平。养生少用。食疗能开胃理气，止呕，宽闷胀。

三、草豆蔻

草豆蔻又名草蔻、草蔻仁、草果，为姜科植物草豆蔻的种子团，主产于广西、广东，作调味品供食。

【品质】以个大坚实而气味浓厚者为佳。

【食性】辛，温。归脾、胃经。

【养生】为温补脾胃养生食品。日常食之可温补脾胃、开胃助食、燥湿行气、解鱼肉毒。适于脾胃虚寒体质及寒湿体质者食用。常用养生方如豆蔻羊肉汤。

【食疗】温中燥湿，开郁行气。

【应用】主要用于寒湿困脾，脘腹胀满或冷痛、食欲不振、噫膈反胃、呕吐泄泻，以及痰饮积聚、寒疝、瘴疟。多配伍作调料使用。

此外，还可用于妇女带下、口臭，解鱼、肉毒。

【选方】

（1）豆蔻汤：草豆蔻肉、生姜、甘草，煮汤饮。用于脾胃虚弱，不思饮食，呕吐满闷，心腹疼痛（《博济方》）。

（2）豆蔻子汤：豆蔻子、生姜、人参、甘草，煮汤饮。忌海藻、菘菜。用于呕逆不下食，腹中气逆（《广济方》）。

（3）豆蔻羊肉汤：羊肉100克，豆蔻3克，煮汤食。用于胃寒冷痛。

【食法】宜煮汤食。

【宜忌】

（1）常用量为3～6克。

（2）不宜用铁器加工；不宜久煮。

（3）有阴虚津亏者不宜食用。

四、草果

草果又名草果仁、草果子，为姜科植物草果的果实，主产于云南、广西、贵州，作调味品供食。

【品质】以个大饱满者为佳。

【食性】辛，温。归脾、胃经。

【养生】为温中燥湿养生食品。日常食之可温暖脾胃、散寒燥湿、促进消化。适于脾胃虚寒体质、寒湿体质及冬季养生食用。常用养生方如草果羊肉汤。

【食疗】燥湿除寒，祛痰截疟。

【应用】

（1）用于寒湿阻滞脾胃，脘腹胀痛、呕吐泻痢，以及痰饮痞满。多配伍作调料使用。

（2）用于疟疾。多配伍应用。

此外，还可用于饮食积滞、肾虚腰痛，解面食、鱼、肉诸毒。

【选方】

（1）酒煮草果：草果仁2个，酒煮饮。用于脾痛胀满（《仁斋直指方》）。

（2）草果猪肾粥：草果、猪肾、粳米，煮粥食。用于肾虚腰痛无力。

【食法】可煮汤或浸酒饮。

【宜忌】

（1）常用量3～6克。

（2）不宜用铁器加工。

（3）有气血虚弱者不宜食用。

五、藿香

藿香为唇形科草本植物广藿香或藿香的地上部分，主产于广东、海南等地，属于既是食品又是中药材的物质。

【品质】以茎枝色绿、叶多、香气浓者为佳。

【食性】辛、微温。归脾、胃、肺经。

【养生】为开胃解暑养生食品。日常食之可健脾益胃、芳香开胃、促进食欲。适于脾胃不和、肺虚有寒、不思饮食、饮酒口臭者，其善于解暑，为解暑要药，尤宜夏季解暑食用。常用养生方如藿香粥等。

【食疗】化湿、止呕、解暑。

【应用】

（1）用于寒湿困脾所致的脘腹痞闷，少食作呕，神疲体倦等，常与苍术等同用（《和剂局方》）。

（2）用于湿浊中阻所致之呕吐，若偏于湿热者，配竹茹等；脾胃虚弱者，配党参、白术等。

（3）用于暑月外感风寒，内伤生冷而致恶寒发热，头痛脘闷，呕恶吐泻暑湿证者，可配紫苏等。

近代用于防腐、抗菌、收敛止泻、增强消化力等。

【选方】

（1）藿香粥：藿香15克（鲜品30克），取汁，与粳米煮粥食用。可解暑祛湿、开胃止呕，适于夏季感受暑热、头晕目眩、胸脘痞闷、呕吐泄泻、食欲不振等（《食用药膳学》）。

（2）炸藿香：鲜藿香400克，温热水洗净，用盐略腌后挂稀糊，炸制食用。可芳香辟秽、化湿理气（《食用药膳学》）。

（3）藿香饮：党参、藿香、陈皮，生姜，水煎服。用于小儿腹痛（《不知医必要》）。

【食法】可煮粥、作菜食用、煎服。

【宜忌】阴虚血燥者不宜用。

第三节　祛风湿类食物

祛风湿类食物是指以祛除风湿，解除肢体疼痛，以及治疗风湿痹证为主要作用的一类食物。

祛风湿类食物能祛除肌肉、关节、经络间的风湿，有的并能舒筋、通络、止痛及强壮筋骨，主要用于舒筋通络和治疗风湿痹痛。

祛风湿类食物多浸酒饮用，以增强祛风湿和舒筋活络的作用。

一、海棠

海棠又名木李、木梨、光皮木瓜，陕西、山东及长江流域以南均有栽培，作果品供食。

【品质】以个大色黄者为佳。

【食性】酸，平。

【养生】为舒筋活络养生食品。日常食之可舒筋活络、祛湿化痰。适于肢体酸重及痰湿体质者食用。常用养生方如海棠粥。

【食疗】祛除风湿，舒筋活络，和胃化痰。

【应用】

（1）用于风湿痹痛，筋脉拘挛，腰膝酸痛，脚气湿痹。可单用煮食或浸酒饮。

（2）用于恶心呕吐，吐泻转筋，痢疾。可单用煮食或煨食。

此外，还可用于瘰疬、咳嗽、解酒。

近代用于肺炎、支气管炎、肺结核。

【选方】

（1）蒸海棠：海棠蒸食。用于腰膝酸痛，脚气湿痹。

（2）海棠粥：海棠、粳米，煮粥食。用于吐泻转筋。

（3）煨海棠：海棠煨食。用于痢疾（《日华子本草》）。

【食法】可蒸食、煮食或蜜饯食。

【宜忌】诸养生不忌。

二、木瓜

木瓜又名皱皮木瓜、宣木瓜等，为蔷薇科植物贴梗海棠的成熟果实，主产于广西、安徽、四川、浙江等地，属于既是食品又是中药材物质。

【品质】安徽宣城产的"宣木瓜"品质较好。

【食性】酸，温。归肝、脾经。

【养生】为健脾和胃养生食品。日常食之可滋脾和胃、美容养颜、催乳、丰胸、抗衰老、抗肿瘤。适于胃脘胀闷、嗳气吞酸、呃逆恶心、厌食、营养缺乏、产妇乳汁少及女性等一般人群食用，常用养生方如木瓜炖雪蛤、木瓜鱼尾汤等。

【食疗】舒筋活络、和胃化湿。

【应用】

（1）用于风湿痹证，腰膝关节酸重疼痛等，可配生地等同用（《普济本事方》）。

（2）用于脚气水肿，祛湿舒筋，可与槟榔、苏叶等同用。

（3）用于湿浊中焦之腹痛吐泻转筋。偏寒者，常配紫苏、茴香等，如木瓜汤（《三因方》）；偏热者，多配薏苡仁等（《霍乱论》）。

此外，尚有消食、生津止渴、抗肿瘤等作用。

【选方】

（1）木瓜鱼尾汤：木瓜 750 克，鲩鱼尾 600 克，煲汤食用。用于健胃通乳，适合妇女产后食用。

（2）青木瓜猪脚汤：猪脚、青木瓜、黄豆，煮汤调味食用。用于利湿强骨，健脾消食。

（3）木瓜粥：木瓜 30 克，粳米 100 克，煮粥食用，用于脚气水肿（《中国中医药报》）。

（4）花旗参木瓜排骨：排骨 600 克，木瓜 300 克，花旗参 25 克，陈皮 5 克，煲汤食用。可清热润燥、生津止渴、滋阴养颜，用于肺虚久咳嗽、失血、咽干口渴、虚热烦倦（《中国中医药报》）。

【食法】可生食、煮汤羹等。

【宜忌】

（1）《食疗本草》：不可多食，损齿及骨。

（2）《医学入门》：忌铅、铁。

（3）《本草经疏》：下部腰膝无力，由于精血虚，真阴不足者不宜用。伤食脾胃未虚，积滞多者，不宜用。

三、乌梢蛇

乌梢蛇为游蛇科动物乌梢蛇除去内脏的肉体，全国大部分地区有分布。

【品质】以肥嫩者为佳。

【食性】甘，平。归肝经。

【养生】为祛风活络养生食品。日常食之可祛风活络、舒筋通脉。适于肢体麻木、筋骨无力及老年人食用。常用养生方如乌梢蛇酒。

【食疗】祛风湿，通经络。

【应用】

（1）用于风湿痹证及中风半身不遂，尤宜于风湿顽痹，日久不愈者。可与防风等同用（《太平圣惠方》）。

（2）用于小儿急慢惊风、破伤风，常配伍使用。

（3）用于麻风、疥癣，常配伍使用。

【选方】

（1）乌梢蛇酒：乌梢蛇1条，酒500毫升，泡酒饮用。可祛风通络、攻毒，用于风湿痹痛、肌肤麻木、骨和关节结核、小儿麻痹症、麻风、皮疹瘙痒、疥癣（《本草纲目》）。

（2）乌蛇汤：乌梢蛇切片，煮汤食用。用于荨麻疹、湿疹脓疮等。

【食法】可煮汤羹、浸酒。

【宜忌】血虚生风者慎服。

四、鹿蹄肉

鹿蹄肉为鹿科动物梅花鹿或马鹿的蹄肉，主产于东北、河北等地。作野味类供食。

【品质】以梅花鹿蹄肉者为佳。

【食性】甘，平。归肝、肾经。

【养生】为强壮筋骨养生食品。日常食之可强筋骨、壮腰脚。适于筋骨无力、腰膝酸痛及老年人食用。常用养生方如鹿蹄汤。

【食疗】祛风湿，壮筋骨。

【应用】主要用于风寒湿痹，腰脚酸痛。可单用煮食，或配伍人参等同用。

【选方】

（1）鹿蹄汤：鹿蹄4只，陈皮5克，草果5克，煮令烂熟，取肉入五味，空腹进食。用于诸风虚，腰脚疼痛，不能践地（《饮膳正要》）。

（2）人参鹿蹄汤：人参10克，鹿蹄2只，调味煮汤食。用于肾虚腰脚软弱，阳痿。

（3）鹿蹄肉羹：鹿蹄1具，熟制作羹，空腹食用。用于中风、腰膝疼痛、不能践地（《太平圣惠方》）。

【食法】宜煮食。

【宜忌】诸养生不忌。

五、蟒蛇肉（附：黄梢蛇）

蟒蛇肉又名蚺蛇肉，为蟒蛇科动物蟒蛇的肉，分布于广东、广西、云南、福建等地，以肉供食，肉味鲜美。《随息居饮食谱》谓："味美胜鸡。"

【品质】以肉质肥嫩者为佳。

【食性】甘，温。归肝经。

【养生】为祛风活络养生食品。日常食之可祛风活络、舒筋通脉。适于肢体麻木、筋骨无力及老年人食用。常用养生方如蚺蛇酒。

【食疗】祛风，杀虫。

【应用】主要用于风痹、瘫痪、疠风、疥癣。可单用煮食或浸酒饮。

此外，还可治狂犬咬伤。

【选方】

（1）蟒蛇羹：蟒蛇肉作羹食。用于风痹、瘫痪。

（2）蟒蛇酒：蟒蛇肉袋装浸白酒饮。用于诸风瘫痪、筋挛骨痛、痹木瘙痒、杀虫辟瘴及疠风疥癣恶疮（《濒湖集简方》）。

（3）蟒蛇散：蟒蛇肉炙后研末，调食。用于狂犬咬伤（《千金方》）。

【宜忌】诸养生不忌。

附：

黄梢蛇：又名过树龙、上竹龙、黄肚龙、素蛇，为游蛇科动物灰鼠蛇除去内脏的全体，分布于浙江、江西、福建、台湾、广东、广西、湖南、云南等地，以肉供食，为我国主要食用蛇之一。养生同上。食疗能祛风湿。主要用于风湿痹痛、肌肤麻木、瘫痪、小儿麻痹。可煮食或浸酒饮。选方如以本品配伍眼镜蛇、金环蛇浸酒饮，名三蛇酒，用于风湿痹痛，肌肤麻木，半身不遂。

六、金环蛇

金环蛇又名手中蛇、金蛇、金包铁、金角带，为眼镜蛇科动物金环蛇的肉。分布于福建、广东、广西、云南、江西等地，以肉供食。

【品质】以肥嫩者为佳。

【食性】咸，温。归肝经。

【养生】为祛风活络养生食品。日常食之可祛风活络、舒筋通脉。适于久居寒湿、肢体麻痹或疼痛及老年人腰腿麻木者食用。常用养生方如金环蛇酒。

【食疗】祛风湿，通经络。

【应用】主要用于风湿麻痹，手足瘫痪以及肿痛。可单用煮食或浸酒。

【选方】

（1）蛇羹：金环蛇肉，调味煮羹食。用于风湿麻痹。

（2）金环蛇酒：金环蛇肉浸白酒，密封 2 ~ 3 个月饮服。用于风湿痹痛，手足瘫痪。

【食法】可煮食或浸酒饮。

【宜忌】有血虚燥枯者不宜食用。

七、五加皮酒

五加皮酒为五加或短梗五加等的根皮煮浓汁和曲米酿制而成，作保健饮料供食。《本草纲目》《调疾饮食辩》等有载。

【品质】以纯净者为佳。

【食性】辛，温。归肝、肾经。

【养生】为活血强筋养生食品。日常饮之可活血脉、强筋骨。适于肢体麻木、筋骨无力及老年人饮用。

【食疗】祛风湿，强筋骨。

【应用】主要用于风寒湿痹、筋骨挛急、腰腿酸痛、下肢痿弱、阳痿、小儿行迟等。

此外，五加皮还用于水肿，阴囊湿痒。

近代五加皮用于慢性胃炎，胃、十二指肠溃疡，贫血，神经衰弱。

【宜忌】有阴虚火旺者不宜饮用。

✓ 总结

1. 利水渗湿类食物与淡渗利湿食物的概念。

2. 利水渗湿类重点食物包括茯苓、鲤鱼、赤小豆、薏苡仁。

3. 芳香化湿类食物包括砂仁、白豆蔻、草果等。

4. 祛风湿类食物包括木瓜、海棠、五加皮酒等。

✓ 思考题

1. 试述茯苓的养生作用、食疗功效、应用范围、常用配方及其使用上的宜忌。

2. 鲤鱼的常用食疗古方有哪些？简述其配方组成、制作方法及其应用（列举 3 个食疗古方）。

3. 试述赤小豆的养生作用及应用。

4. 试述薏苡仁的食疗功效、应用范围及常用配方（列举 3 个食疗古方）。

5. 常见的利水渗湿类食物有哪些？各列举重点食物以外的 5 种食物。

6. 试述芳香化湿类食物的功效及使用注意事项。

7. 试述祛风湿类食物的概念及功效特点。

第九章　清热类食物

本章内容：清热类食物：马齿苋、金银花、西瓜

教学时间：2 课时

教学目的：通过本章的教学，使学生了解相关的概念，掌握清热类食物在使用上的注意事项。掌握重点食物的作用与应用。了解一般常见食物的作用与应用。

教学要求：1. 掌握重点食物的养生作用、食疗功效、应用范围、常用配方及其使用上的宜忌。

2. 了解一般常见食物的养生和食疗功效。

清热类食物是指以清泻里热，解除热毒，凉血泻热，调整热性体质，以及治疗里热证候为主要作用的一类食物。

清热类食物性属寒凉，具有清热、泻火、解毒、凉血等作用，主要用于热性体质和治疗里热证候。

清热类食物寒凉之性偏胜，易损伤人体阳气，特别是脾胃阳气。故脾胃虚寒、寒性体质及妇女产后不宜食用。

一、马齿苋

马齿苋又名马齿菜、长命菜、安乐菜、长寿菜，为马齿苋科植物马齿苋的全株，大部分地区有分布。以茎叶作蔬菜供食。《调疾饮食辩》谓："处处有之，野生。亦可种莳。作蔬宜大叶者，嫩而有味。入药则取小叶。……此物虽微，亦曾入天厨供御膳矣。"

【品质】以棵小色青绿而嫩者为佳。

【食性】酸，寒。归大肠、肝、脾经。

【养生】为清热解暑养生佳品。日常食之可清热解暑、利肠滑胎。适于热性体质、孕妇临产、皮肤易生疮毒，以及预防心血管疾病、预防胃肠道疾病和夏季养生食用，又为夏季和孕妇临产保健食品。常用养生方如马齿苋粥、马齿苋馄饨等。

【食疗】清热解毒，凉血止血，利尿通淋。

【应用】

（1）用于湿热泻痢，下痢脓血、里急后重。可单用绞汁饮，或配伍应用。

（2）用于赤白带下、崩漏、便血、痔血，以及火毒痈疖。可单用绞汁饮，或配伍应用。

（3）用于热淋、血淋。可单用绞汁饮。

此外，还可用于肺痈，湿脚气，产后虚汗。

近代用于细菌性痢疾，急性肠胃炎，急性阑尾炎，百日咳，乳腺炎，尿路感染，肾炎水肿，钩虫病等。对大肠杆菌、痢疾杆菌、伤寒杆菌等均有较强的抑制作用，特别是对痢疾杆菌的抑制作用很强，所以马齿苋适宜患有急慢性痢疾肠炎以及膀胱炎、尿道炎人群食用。

【选方】

（1）马齿苋粥：马齿苋菜 150 克，粳米 100 克，煮粥，不入盐、醋，空腹淡食，用于血痢（《太平圣惠方》）；又方入酱汁煮食，用于脚气浮肿，心腹胀满，小便涩少（《本草纲目》）。

（2）马齿苋蜂蜜饮：生马齿苋取汁煮沸，调以蜂蜜饮。用于产后血痢，小便不通，脐腹疼痛（《经效产宝》）。

（3）马齿苋鸡蛋白饮：马齿苋取汁，鸡蛋白1枚先煮沸，入马齿苋汁温饮。用于赤白带下，不问老稚孕妇悉可服（《海上集验方》）。

（4）马齿苋汁饮：马齿苋取汁饮，用于小便热淋（《太平圣惠方》）；又方生捣汁热水冲服，用于产后虚汗（《妇人良方》）。

（5）马齿苋汤：鲜马齿苋250克，煮汤，调以白糖饮。用于小儿单纯性腹泻。

（6）马齿苋醋汤：鲜马齿苋250克，煮汤，调以食醋和白糖，每日1次或分2次空腹饮，连食3天为一疗程。用于钩虫病。

【食法】可捣汁饮或煮食。

【宜忌】

《本草经疏》曰："凡脾胃虚寒，肠滑作泄者勿用。煎饵方中不得与鳖甲同入。"故凡脾胃素虚、腹泻便溏之人及孕妇、尤其是习惯性流产孕妇忌食。马齿苋忌与甲鱼同食，否则会使食用者肠胃消化不良等。

二、金银花（附：银花露）

金银花又名忍冬花、双花、二宝花，为忍冬科植物忍冬花的花蕾，大部分地区有产，以山东产量最大，河南产质量较佳，作饮料或入馔供食。

【品质】以肥大、色青白的花蕾为佳。

【食佐】甘，寒。归肺、胃、大肠经。

【养生】为清热解毒养生佳品。日常食之可清热解暑、凉血解毒。适于热性体质、血热体质、热病后调养、皮肤易生疮毒体质，以及夏季养生和小儿易生热痱子者食用，又为夏季保健饮料。常用养生方如银花茶。

【食疗】清热解毒。

【应用】

（1）用于外感热病，发热头痛、咽喉肿痛。本品尤擅长清热解毒，适于一切外感热性病证，为清热解毒食疗佳品。可配伍应用。

（2）用于热毒泻痢、下痢脓血。可单用煮汤代茶，或配伍蜂蜜等同用。

（3）用于痈肿疮毒。本品甘寒，清热解毒，散痈消肿，为治一切内痈外痈之要药。可单用或配伍应用。

近代用于大叶性肺炎、肺脓疡、流行性乙型脑炎、细菌性痢疾、钩端螺旋体病、急性乳腺炎、胆道感染、阑尾炎、外伤感染等多种急性热病和传染性疾病。此外，还可用于荨麻疹。

【选方】

（1）银菊茶：银花、菊花各10克，开水冲泡代茶饮。有清热解暑止渴之功效，用于外感热病、咽喉肿痛以及一切痈肿疮毒。

（2）银花散：银花焙干研末，红痢以白蜜水调食，白痢以砂糖水调食。用于痢疾（《惠直堂经验方》）。

（3）忍冬甘草汤：忍冬花 30 克，甘草 10 克，煮汤代茶频饮，能饮酒者用酒煮饮。用于一切内外痈肿（《医学心悟》）。

（4）金银花酒：金银花、金银花叶，煮酒，鲜者尤佳。用于一切奇疡恶毒初起，服之则立消，已成脓者服之则易溃、易敛（《调疾饮食辩》）。

（5）金银花莲子羹：金银花 25 克，莲子 50 克，白糖适量。先将金银花洗净，莲子温水浸泡去芯，用旺火烧沸，再转小火熬煮至莲子熟烂，放入金银花煮 5 分钟后加白糖调匀即可。具有清热解毒、健脾止泻的功效。

（6）金银花粥：金银花 20 克，加水煮汁去渣。粳米 100 克加水煮半熟时，兑入金银花汁，继续煮烂成粥。具有清热解毒的功效，适用于中老年人风热感冒、慢性支气管炎、菌痢及肠道感染等患者服用。

【食法】可开水冲泡代茶或煮食。

【宜忌】有脾胃虚寒者不宜饮用。

附：

银花露：又名金银露、忍冬花露。养生同上。食疗能清热，消暑，解毒。主要用于暑温口渴、热毒疮疖。可隔水炖温饮。

三、西瓜（附：西瓜皮、西瓜子仁）

西瓜又名寒瓜、天生白虎汤，为葫芦科植物西瓜的果实，各地均有栽培，为夏季消暑果品。

【品质】以味极甜而作梨花香者为佳。

【食性】甘，寒。归心、胃、膀胱经。

【养生】为清热解暑养生佳品。日常食之可清内热、解暑热、生津液、利小便。适于热性体质及夏季养生食用，又为夏令保健食品。常用养生方如西瓜粥。

【食疗】清热解暑，除烦止渴，利尿。

【应用】主要用于暑热烦渴、热盛津伤、小便短赤、口舌生疮、目赤疼痛，以及喉痹。可单用取汁饮。

此外，还可用于解酒毒。

近代用于高血压病、胆囊炎、膀胱炎、肝炎、乙型脑炎、急慢性肾炎水肿、肝硬化腹水等。

【选方】

（1）西瓜汁饮：上好红瓤西瓜取汁频饮，用于阳明热甚，舌燥烦渴者，或神情昏冒，不寐，语言懒出者（《本草汇言》）；又方取西瓜浆水徐徐饮之，用于口疮甚者（《丹溪心法》）。

（2）西瓜西米粥：西瓜瓤 800 克去子，西米 50 克，橘饼 30 克，冰糖 50 克，煮粥食。用于热病烦渴，小便短赤，咽喉肿痛。

（3）瓜肉干：瓜肉曝干腌之，亦可酱渍，作小菜食。用于目赤，口疮（《随息居饮食谱》）。

（4）西瓜白糖饮：西瓜汁入白糖饮。用于乙型脑炎抽风。

（5）西瓜大蒜盅：西瓜1个，挖洞装入大蒜100克，隔水蒸食。用于急慢性肾炎，肝硬化腹水。

【食法】可生食或煮食。

【宜忌】本品多食易积寒助湿，故有中寒湿盛者不宜食用。

附：

（1）西瓜皮：又名西瓜青、西瓜翠衣、西瓜翠，为西瓜的果皮。食性甘凉，归心、胃、膀胱经。养生同上。食疗能清热解暑，利尿消肿。主要用于暑热烦渴、小便短赤、咽燥肿痛、口舌生疮、水肿。此外，还可用于黄疸。近代用于高血压病、肾炎浮肿、膀胱炎、糖尿病。可煮汤食。有中寒湿盛者不宜食用。

（2）西瓜子仁：食性甘平。为清肺润肠养生佳品。日常食之可清肺热、润肠胃。适于肺热体质、肠燥体质者食用。常用养生方如冰糖炖西瓜子仁。食疗能清肺化痰。主要用于吐血、久嗽。此外，还可用于牙龈出血、衄血、便秘。近代用于高血压病、急性膀胱炎。可生食、炒食或煮食。选方如《随息居饮食谱》单用本品一味浓煮食。用于吐血，久嗽皆妙。

四、蒲公英

蒲公英又名黄花苗、黄花地丁、黄花三七，为菊科植物蒲公英的全株，大部分地区有分布，以嫩株作野菜供食。《唐本草》谓："叶似苦苣，花黄，断有白汁，人皆啖之。"《随息居饮食谱》又谓："嫩可为蔬，老则入药，洵为上品。"《本草纲目》亦将其列入"菜部"。

【品质】以嫩株者为佳。

【食性】苦、甘，寒。归肝、胃经。

【养生】为清热解毒养生食品。日常食之可解热毒、泻内火、乌须发、壮筋骨、通乳汁。适于热性体质、皮肤易生疮毒体质，以及妇女产后食用。常用养生方如蒲公英粥、凉拌蒲公英等。

【食疗】清热解毒，利湿通淋。

【应用】

（1）用于热毒痈肿、疮疡及内痈。可配伍应用。

（2）用于湿热黄疸、小便淋沥涩痛。可单用或配伍应用。

此外，还可用于痢疾、催乳。

近代用于上呼吸道感染、扁桃体炎、咽喉炎、流行性腮腺炎、眼结膜炎、肝炎、胃炎、肠炎、菌痢、急性乳腺炎、阑尾炎、淋巴结炎、肺炎、急性胆囊炎、胰腺炎、尿路感染、盆腔炎等多种感染性疾病。

【选方】

（1）蒲公英汤：蒲公英50克，调味煮汤食。用于妇人乳痈（《新修本草》）。

（2）蒲公英粥：蒲公英60克，粳米50克，调味煮粥食。用于下乳，治乳痈（《粥谱》）。

【食法】宜煮食或制成饮料。

【宜忌】本品不宜多食，过多易致缓泻。

五、橄榄（附：橄榄仁）

橄榄又名青果、白榄、甘榄，为橄榄科植物橄榄的果实，主产于广东、福建等地。《本草纲目》谓："生食甚佳，蜜渍盐藏皆可致远。"又谓："盐过不苦涩，同栗子食甚香。"

【品质】以个大肉厚而多汁者为佳。

【食性】甘、涩、酸，平。归肺、胃经。

【养生】为清肺生津养生佳品。日常食之可清肺润肺、生津养胃、开胃健脾。适于肺热体质、胃燥体质，以及无病强身者食用。常用养生方如蜜饯盐橄榄、甘草橄榄、五香橄榄等。

【食疗】清肺利咽，生津止渴，化痰止咳，解毒。

【应用】

（1）用于咽喉肿痛。可单用生食，或配伍萝卜同用。

（2）用于烦渴。可单用嚼汁饮。

（3）用于咳嗽、百日咳。可配伍冰糖等同用。

（4）用于解酒及鱼鳖中毒。可单用捣汁饮，或煮浓汤饮。

此外，还可用于鱼骨鲠喉，肠风下血，解野蕈中毒。

近代用于癫痫，肠炎腹泻，菌痢，猩红热，咽喉炎。

【选方】

（1）青龙白虎汤：鲜青果、鲜萝卜，煮汤食，用于时行风火喉痛，喉间红肿（《王氏医案》）；此方也可用于咳嗽，百日咳；此方也可用于预防白喉、流感、流行性脑膜炎。

（2）冰糖炖橄榄：生橄榄20粒打碎，冰糖50克，炖食。用于百日咳，咳嗽。

（3）橄榄汁：橄榄捣汁或煎浓汤饮。用于河豚鱼鳖诸毒，诸鱼骨鲠（《随息居饮食谱》）。

（4）橄榄汤：橄榄肉10个，煮汤饮，用于酒伤昏闷（《本草汇言》）；此方也可用于急性菌痢。

（5）橄榄散：橄榄烧灰（存性）研末，米汤调食，用于肠风下血（《本草求真》）；此方也可用于肠炎腹泻。

【食法】可生食、捣汁饮、煮食或制蜜饯食。

【宜忌】诸养生不忌。

附：

橄榄仁：《随息居饮食谱》谓："小儿及病后，宜以为果饵。"食性甘平。养生少用。食疗能润燥，解鱼、酒毒。主要用于肺燥咽痛、食鱼及酒中毒。近代用于预防麻疹。可生食或煮食。选方如橄榄糕，以本品捣碎磨粉制成糕饼食，用于预防麻疹。

六、苋菜

苋菜又名苋、青香苋，为苋菜科植物苋的茎叶，各地均有栽培，以南方为多，以嫩苗作蔬菜供食，老茎供腌渍加工。

【品质】以肥而柔嫩者为佳。

【食性】甘，凉。归大肠、小肠经。

【养生】为清热利窍养生佳品。日常食之可清热利窍，临产妇食之则胎滑易产。《本草衍义补遗》谓："与马齿苋同服下胎，妙，临产时煮食，易产。"适于热性体质及孕妇临产前食用，又为孕妇临产保健佳品。常用养生方如苋菜粥。

【食疗】清热解毒，通利下窍。

【应用】

（1）用于热毒赤白痢疾。可单用煮浓汤食，或配伍马齿苋等同用。

（2）用于二便不通。可单用煮汤食。

此外，还可用于热淋、产后瘀血腹痛。

近代用于菌痢、肠炎、膀胱炎、尿道炎、咽喉炎、盆腔炎、子宫癌。

【选方】

（1）紫苋粥：紫苋菜100克，粳米50克，煮粥，空腹进食，用于产前后赤白痢（《寿亲养老新书》）；又方加大蒜煮粥食，用于菌痢、肠炎。

（2）苋菜白糖饮：鲜苋菜取汁，调以白糖或蜂蜜，开水冲饮。用于咽喉炎。

（3）苋菜汤：紫苋菜200克，调味煮汤食。用于子宫癌。

【食法】可煮食或捣汁饮。

【宜忌】

（1）《随息居饮食谱》谓："尤忌与鳖同食。"

（2）本品寒滑，有脾虚便溏及孕妇不宜食用。

七、菘菜（附：干冬菜）

菘菜又名白菜、小白菜、夏菘、油白菜，为十字花科植物青菜的幼株，各地广为栽培，作蔬菜供食。《随息居饮食谱》谓："荤素皆宜，蔬中美品。种类不一，冬末最佳。腌食晒干，并如上法，诸病不忌。喻氏尝曰：白饭青蔬，养生妙法。肉食者鄙，何可与言？鲜者滑肠，不可冷食。"

【品质】以肥嫩者为佳。

【食性】甘，平。归肠、胃经。

【养生】为清肺养胃养生佳品。日常食之可清肺热、养胃津、净肠胃、利小便，并可预防坏血病和皮肤病。适于肺热体质、胃燥体质及清洁肠胃养生食用。常用养生方如青菜粥。

【食疗】解热除烦，通利肠胃。

【应用】主要用于胸闷烦热、肺热咳嗽、大便秘结。本品解热除烦，通利肠胃，故适用于烦热和便秘。可单用煮食或捣汁饮。

此外，还可用于消渴、发背。

【选方】

（1）菘菜汁：鲜菘菜取汁饮，用于胸闷烦热，消渴；此方也可用于发背（《伤寒类要》）。

（2）青菜粥：青菜250克，粳米100克，调味煮粥食。用于肺热咳嗽，大便秘结。

【食法】可煮食、炒食或捣汁饮。

【宜忌】

（1）养生宜煮食，不宜冷食。

（2）诸病不忌。

附：

干冬菜：又名梅干菜、陈干菜，为青菜的茎叶经盐腌蒸晒而成。《本草纲目拾遗》谓："白菜以盐腌之作虀，名曰冬菜，颇利膈下气。其卤汁煮豆及豆腐，能清火益肺，诚食中佳品也。"又谓干冬菜"年久者，出之颇香烈，开胃，噤口痢及产蓐，以之下粥，大有补益。"食性苦咸平，归肺、肾经。为滋补清热养生食品。日常食之可滋阴补血、清肺泻火、开胃助食。适于阴虚内热体质、热性体质、痨病体虚者食用，常用养生方如干菜烧肉。食疗能滋阴清肺，化痰利膈，开胃下气。主要用于肺热咳嗽、喉痛、失音、噤口痢。此外，还可用于虚劳、产蓐。可煮食。选方如《本草纲目拾遗》以本品泡汤饮，用于声音不出；以本品煮粥食，用于噤口痢和产蓐；民间以本品配伍猪肉红烧食，名干菜烧肉，用于虚劳咳嗽。

八、茭白（附：菰米）

茭白又名菰菜、菰笋、茭笋、茭瓜，为禾本科植物菰的花茎经菰黑粉菌侵入后，刺激其细胞增生而形成的肥大嫩茎，分布南方各地的湖沼中，作蔬菜供食，为江南名菜之一。《本草图经》谓："生熟皆可食，甚甜美。"

【品质】以肥大白嫩者为佳。

【食性】甘，寒。归肺、脾经。

【养生】为清热利湿养生佳品。日常食之可解热毒、清湿热、利二便、解酒毒。适于热性体质、湿热体质及妇女产后食用。常用养生方如茭白炒肉丝、香菇烩茭白等。

【食疗】清热解毒，除烦止渴，利湿通便。

【应用】

（1）用于烦热、消渴、目赤。可单用捣汁饮，或配伍应用。

（2）用于湿热黄疸、痢疾、热淋。可单用或配伍应用。

此外，还可用于催乳、通便。

近代用于高血压病。

【选方】

（1）茭白汁饮：生茭白捣汁，热水冲饮，用于烦热，止渴，除目黄，利大小便，止热淋（《调疾饮食辩》）；又方煮食，用于止渴及小儿暑泻，大人亦宜（《本草纲目拾遗》）。

（2）茭白粥：茭白 100 克，粳米 100 克，猪肉末 50 克，香菇适量，调以食盐、味精，煮粥食。用于湿热黄疸，妇人乳少，大便秘结，高血压病。

（3）茭白炖猪蹄：茭白 50 克，通草 10 克，猪蹄 1 具，调味炖食。用于催乳（《湖南药物志》）。

（4）煨茭粑：茭粑煨熟或和面作饼食。用于止水泻绝佳（《调疾饮食辩》）。

【食法】可捣汁饮或煮食。

【宜忌】

（1）不宜与蜂蜜同食。

（2）本品性寒滑利，有脾肾虚寒、精滑便泄及尿路结石者不宜食用。

附：

菰米：又名黑米、雕胡米、茭米、茭白子，为禾木科菰属植物的颖果，我国大部分湖泊有产。食性甘冷，归胃、大肠经。为清胃泻热养生佳品。日常食之可清胃泻热、通利肠腑。适用于胃热体质及清洁肠腑食用。常用养生方如菰米粥。食疗能清热除烦，止渴。主要用于烦热、口渴。近代用于心脏病及用作利尿剂。宜煮食。

九、苦瓜

苦瓜又名锦荔枝、癞葡萄、凉瓜、癞瓜，为葫芦科植物苦瓜的果实，各地均有栽培，主产于广东、广西等地，以嫩果作蔬菜供食，成熟果瓤可生食，鲜红甘甜。《随息居饮食谱》谓："可酱可腌，鲜时烧肉，先瀹去苦味。"

【品质】以皮表如荔枝核者为佳。

【食性】苦，寒。归心、脾、胃经。

【养生】为清热解暑养生佳品。日常食之可清心火、解暑热、明目。适于热性体质、火盛目赤及夏季养生食用，又为夏令保健食品。常用养生方如苦瓜焖蛤、苦瓜排骨汤等。

【食疗】清暑涤热，明目解毒。

【应用】

（1）用于中暑发热、热病烦渴、痢疾。可单用生食、煮汤，或绞汁开水冲饮。

（2）用于赤眼疼痛、痈肿丹毒。可单用煮食。

【选方】

（1）苦瓜茶：鲜苦瓜1个去瓤，纳入茶叶，悬挂阴干，每次6～10克煮汤或开水冲泡代茶饮。用于中暑发热（《福建中草药》）。

（2）苦瓜汤：鲜苦瓜1个，去瓤切碎，调味煮汤食。用于烦热口渴（《福建中草药》）。

（3）苦瓜汁饮：鲜苦瓜捣烂绞汁1杯，开水冲饮，用于痢疾（《福建中草药》）；又方调以白糖，用于痢疾。

（4）苦瓜粥：苦瓜100克，粳米50克，冰糖100克，煮粥食。用于痢疾，目赤疼痛。

【食法】可捣汁冲饮或煮食。

【宜忌】

（1）本品嫩时偏寒，宜于清热；熟则偏温，宜于养生。

（2）养生宜与鱼、肉等动物性原料配伍同用。

（3）有脾胃虚寒者食之令人吐泻腹痛，故不宜食用。

十、黄瓜（附：生瓜、越瓜、地瓜）

黄瓜又名胡瓜、王瓜、刺瓜，为葫芦科植物黄瓜的果实，各地普遍栽培。《随息居饮食谱》谓："可菹可馔，兼蔬蔬之用。"

【品质】以鲜嫩者为佳。

【食性】甘，凉。归脾、胃、大肠经。

【养生】为清热泻热养生佳品。日常食之可清内热、利小便、解暑热。适于热性体质、夏季养生及无病强身者食用，又为夏令保健食品。常用养生方如黄瓜炒肉片、黄瓜猪肝汤等。

【食疗】清热，解毒，利水。

【应用】

（1）用于热病烦渴、咽喉肿痛、下痢。可单用鲜食，或配伍应用。

（2）用于水肿。可单用煮食，或配伍应用

此外，瓜干陈久者，能补脾气，止腹泻。

【选方】

（1）黄瓜蜜：嫩黄瓜同蜜食 10 余枚。用于小儿热痢（《海上名方》）。

（2）黄瓜干粥：黄瓜干 200 克，粳米 50 克，煮粥，或调以蜂蜜食。用于小儿泄泻。

（3）双味黄瓜：黄瓜 1 个，切作 2 片，以醋煮一半，水煮一半，俱烂，空腹顿食。用于水病肚胀至四肢肿（《千金髓方》）。

【食法】可鲜食或煮食。

【宜忌】有脾寒胃冷者不宜多食。

附：

（1）生瓜：又名羊角瓜、菜瓜。为葫芦科植物菜瓜的果实。各地普遍栽培。食性甘，微寒。养生同上。食疗能解暑清热，除烦止渴。主要用于暑热烦渴、消渴。宜酱腌食。

（2）越瓜：又名菜瓜、稍瓜、生瓜。为葫芦科植物越瓜的果实。各地多有栽培。《本草纲目》谓："其瓜生食，可充果蔬，酱豉糖醋藏浸皆宜，亦可作菹。"食性甘寒。养生同上。食疗能解热毒，利小便。主要用于热病烦热口渴、小便不利。可生食、煮食或腌食。有脾胃虚寒者不宜多食。

（3）地瓜：又名凉薯、豆薯、沙葛。为豆科植物豆薯的块根。南部及西南各地普遍栽培。作蔬菜供食，或代水果，肉白味甜多汁。食性甘凉。养生同上。食疗能清热生津止渴。主要用于热病口渴。近代用于漫性酒精中毒。可生食或煮食。选方如《四川中药志》以本品用白糖拌食，用于慢性酒精中毒。

十一、水芹

水芹又名楚葵、水英、芹菜、野芹菜，为伞形科植物水芹的全草。大部分地区有分布。陶弘景谓："二月、三月作英时，可作菹及熟瀹食之。又有渣芹，可为生菜，亦可生噉。"

【品质】以白嫩者为佳。

【食性】甘、辛，凉。归肺、胃经。

【养生】为清热利尿养生佳品。日常食之可清泻内热、通利小便、清洁肠胃、强壮身体。适于热性体质、小便短赤、清洁肠胃，以及无病强身者食用。常用养生方如芹菜粥、芹菜炒肉丝、芹菜豆腐等。

【食疗】清热，利尿，止血。

【应用】

（1）用于感冒发热、肺热咳嗽、百日咳。可单用绞汁饮。

（2）用于黄疸、水肿、淋病、白带。可单用捣汁饮或煮汤食。

（3）用于尿血、便血、血崩等血热出血病证。可单用捣汁饮，或配伍藕等同用。

此外，还可用于霍乱吐痢、食欲不振、风湿神经疼痛。

近代用于高血压、乳糜尿、糖尿病。

【选方】

（1）水芹汁饮：水芹绞汁饮，用于小儿暴热，大人酒后热毒，鼻塞，身热，利大小肠（《本草拾遗》）；此方也可用于小便不利（《湖南药物志》）；此方也可用于小便出血（《太平圣惠方》）；此方也可用于糖尿病，高血压病；又方用井水和饮，用于小便淋痛（《太平圣惠方》）。

（2）水芹汤：水芹捣烂，调味煮汤食。用于黄疸。

（3）二汁饮：水芹汁、藕汁，合饮。用于尿血，衄血。

（4）芹菜叶汤：芹菜叶细切，煮汤饮。用于小儿霍乱吐痢（《子母秘录》）。

【食法】可鲜食、捣汁饮或煮食。

【宜忌】

（1）不宜久煮，以免性味减弱。

（2）不宜与米醋同食。

（3）有脾胃虚寒者不宜食用。

十二、椿叶

椿叶又名香椿叶、椿芽、香椿头。为楝科植物香椿的叶。各地均有栽种。《随息居饮食谱》谓："入馔甚香，亦可瀹热腌焙为脯，耐久藏。"

【品质】以清明前后采摘嫩芽者为佳。

【食性】苦、辛，平。归心、脾、大肠经。

【养生】为清热解毒养生食品。日常食之可清内热、解热毒、利肠胃。适于热性体质及肠胃积热者食用。常用养生方如香椿粥、香椿拌腐皮等。

【食疗】清热解毒，祛风。

【食疗】

（1）用于肠炎、痢疾、膀胱炎、尿道炎、盆腔炎、赤白带下、痔肿。可单用或配伍使用。

（2）用于感冒。可配伍煮汤食。

【选方】

（1）香椿汤：香椿叶100克，调味煮汤食。用于赤白痢疾（《福建民间草药》）。

（2）香椿粥：香椿叶、粳米，调以食盐、麻油、味精，煮粥食。用于肠炎、痢疾、痔肿。

（3）香椿拌豆腐：香椿叶、豆腐，过水拌食。用于下痢。

（4）香椿炒鸡蛋：香椿叶50克，鸡蛋2个，调味炒食。用于下痢。

【食法】宜烫后食或煮食、炒食。

【宜忌】本品多食易致动风发疾，有宿疾者不宜食用。

十三、香蕉

香蕉又名蕉子、蕉果，为芭蕉科植物甘蕉的果实，主产南方各地，作果品类供食。

【品质】以色黄味甜而香气浓郁者为佳。

【食性】甘，寒。

【养生】为清热润燥养生佳品。日常食之可清热泻火、生津润燥、清洁肠腑。适于热性体质、津亏内燥体质、清洁肠腑，以及秋季养生食用。常用养生方如冰糖炖香蕉。

【食疗】清热，润肠，解毒。

【应用】

（1）用于热病烦渴。可单用鲜食。

（2）用于肠燥便秘、痔疮下血。可单用生食或煮食。

（3）用于解酒毒。可单用生食。

此外，还可用于咳嗽日久。

近代用于习惯性便秘、高血压病、血管硬化症。

【选方】

（1）炖香蕉：香蕉2个，不去皮，炖熟，连皮进食。用于痔及便后血（《岭南采药录》）。

（2）冰糖炖香蕉：香蕉2个，加冰糖隔水炖食。用于燥热咳嗽，咳嗽日久。

【食法】可生食或煮食。

【宜忌】有脾寒肠滑及痰嗽咳喘者不宜食用。

十四、甘蔗

甘蔗又名干蔗、竿蔗、糖粳，为禾本科植物甘蔗的茎秆，南方各地广为栽培。

【品质】以皮青粗大味甜者为佳。

【食性】甘，寒。归肺、胃经。

【养生】为清热生津养生佳品。日常食之可清内热、生津液、润肺肠。适于热性体质、津亏内燥体质，以及秋季养生食用，又为秋季保健食品。常用养生方如天生复脉汤。

【食疗】清热生津，下气和中，清肺润燥。

【应用】

（1）用于热病津伤，烦热口渴。可单用榨浆饮，或配伍梨汁、西瓜汁等同用。

（2）用于噎膈、反胃呕吐。可单用取汁饮，或配伍生姜汁同用。

（3）用于肺燥干咳、肠燥便秘。可配伍萝卜汁、百合汁、荸荠汁等同用。

此外，还可用于解酒毒，中风失音。

近代用于支气管炎、肺结核、胃癌初期。

【选方】

（1）天生复脉汤：甘蔗去皮榨浆饮，用于热病津伤（《随息居饮食谱》）；又方去皮食，用于发热口渴，小便涩少，若口痛，捣汁饮（《外台秘要》）；又方取汁温饮，用于干呕不息（《补缺肘后方》）；又方取汁开水冲饮，用于心神恍惚，神魂不定，中风失音（《滇南本草》）。

（2）蔗姜饮：甘蔗汁1杯，生姜汁数滴，和饮，用于反胃，朝食暮吐，暮食朝吐，旋旋吐者（《梅师集验方》）；此方也可用于妊娠呕吐；此方也可用于解河豚毒（《滇南本草图说》）。

（3）甘蔗粥：甘蔗汁、青粱米，煮粥，日食2次，极润心肺。用于虚热咳嗽，口干涕唾（《本草纲目》）；又方以本品配伍萝卜汁、百合汁饮，用于虚热咳嗽。

（4）甘蔗荸荠百合汁：甘蔗汁30克，荸荠汁15克，百合15克，先以水适量煎百合20分钟后，兑入甘蔗汁、荸荠汁服用。具有清热泻火、开胃消食、生津润燥、化痰祛湿的功效，对慢性咽炎有较好的治疗作用。

【食法】宜榨浆饮。

【宜忌】

（1）本品隔水蒸后进食，可防甘寒滋腻生痰。

（2）有脾胃虚寒、中满滑泄者不宜食用。

十五、莼菜

莼菜又名水葵、水芹，为睡莲科植物莼菜的茎叶，分布于长江以南地区。柔滑鲜美，宜作汤羹食。《随息居饮食谱》谓："甘凉柔滑，吴越名蔬。"

【品质】以鲜嫩者为佳。

【食性】甘，寒。归肝、脾经。

【养生】为清热解暑养生佳品。日常食之可清胃火、利小便、解暑热。适于胃热体质、皮肤易生疮疡、热病初愈，以及夏季养生食用，又为夏季保健佳品。常用养生方如莼菜鲫鱼羹。

【食疗】清热解毒，下气止呕。

【应用】

（1）用于黄疸、热痢。本品甘寒，清热解毒，故适用于黄疸和热痢。可单用或配伍应用。

（2）用于呕吐。本品下气止呕，尤宜于胃热气逆呕吐。可配伍鲫鱼等同用。

此外，还可用于小便不利、水肿、消渴、热痹。

近代用于高血压病、胃癌。

【选方】

（1）莼菜羹：莼菜和姜、醋作羹食。大清胃火，消酒积，止暑热成痢（《本草汇言》）。

（2）莼菜鲫鱼羹：莼菜和鲫鱼作羹食，用于下气止呕（《食疗本草》）；又方作清羹食，用于胃气弱，不下食者至效，又宜老人（《唐本草》）。

（3）莼菜鳢鱼羹：莼菜和鳢鱼作羹食。用于小便不利，水肿，能逐水（陶弘景）。

（4）冰糖炖莼菜：冰糖、莼菜，炖食。用于高血压病。

（5）莼菜汤：莼菜煮汤食。用于胃癌。

【食法】宜作汤羹食。

【宜忌】本品性寒滑利，有中寒滑泻者不宜食用。

十六、蚌肉

蚌又名河歪、河蛤蜊，蚌肉为蚌科动物蚌类的肉，大部分地区江河、湖沼中有产。作水产品供食。

【品质】以肥大者为佳。

【食性】甘、咸，寒。归肝、肾经。

【养生】为滋阴凉血养生食品。日常食之可滋阴养肝、补益虚损、凉血清热。适于阴虚内热体质、久病虚损，以及无病强身者食用。常用养生方如青菜烧蚌肉。

【食疗】滋阴清热，明目解毒。

【应用】

（1）用于虚热心烦、消渴、血崩、带下、痔血。可单用煮食。

（2）用于目赤、火眼。可单用煮食，或配伍应用。

此外，还可用于托斑疹，解痘毒，除酒毒，消水肿。

近代用于高血压病。

【选方】

（1）蚌肉汤：蚌肉煮汤食，用于妇人消渴，血崩（《古鄞食谱》）；又方煨食，用于崩漏，带下，痔疮（《随息居饮食谱》）；又方加葱花、香菇煮食，用于痔漏，带下（《奉化方食》）。

（2）蚌肉金针菜汤：蚌肉、金针菜，煮汤食。用于咳嗽，火眼，胃热呕吐（《四明医馀录》）。

（3）蚌肉粥：蚌肉100克，籼米100克，葱末、姜末、精盐、料酒、麻油各适量，先以麻油及调料炒蚌肉，以籼米煮粥，粥成后加入炒蚌肉略煮进食。用于妇人劳损下血、肝热目赤、酒毒、高血压。

【食法】宜煮食或炒食。

【宜忌】有脾胃虚寒、肠滑便泻者不宜食用。

十七、粟米（附：陈粟米、粟米泔汁、粟芽）

粟米又名小米、谷子、稞子，为禾本科植物粟的种仁，北方广为栽培，作粮食类供食。

【品质】以色金黄者为佳。

【食性】甘、咸，凉。归肾、脾、胃经。

【养生】有"肾之谷"之称，为益肾健脾养生食品。日常食之可益肾养阴、健脾益胃、补益虚损、泻降胃火、强壮身体。适于肾虚脾弱体质、虚热体质、病后虚损、孕妇产后，以及无病强身者食用。常用养生方如粟米粥。

【食疗】清热和中，利尿通淋。

【应用】

（1）用于脾胃虚热，反胃、呕吐、消渴、泄泻。可单用煮粥食，或配伍山药、大枣等同用。

（2）用于淋病。可单用煮粥食。

此外，还可用于胃热腹痛、鼻衄。

【选方】

（1）粟米粥：粟米50克，煮粥，调以白糖食，用于泄泻；又方以本品杵粉煮粥，调以食盐，空腹进食，用于脾胃气弱，食不消化，呕逆反胃，汤饮不下（《食医心镜》）；又方以本品煮饭进食，用于烦渴，热痢，热淋（《调疾饮食辩》）；又方单以本品煮粥食，用于病淋（《医通》）；又方以粟米粉煮粥食，用于热腹痛，鼻衄（《本草拾遗》）；此方也可用于益丹田，补虚损，开肠胃（《本草纲目》）。

（2）粟米山药粥：粟米、淮山药，共研细末，煮粥，调以白糖食。用于小儿泄泻，消化不良。

【食法】宜煮粥食。

【宜忌】

（1）不宜与杏仁同食。

（2）诸病及养生不忌。

附：

（1）陈粟米：为储存陈久的粟米。食性苦寒。养生少用。食疗长于清热。主要用于热痢、烦热、消渴、鼻衄。宜煮粥食。

（2）粟米泔汁：为淘洗粟米的泔水。养生少用。食疗主要用于烦热、消渴。可以新研米淘洗取汁饮。

（3）粟芽：又名蘖米、粟蘖，为粟发芽的颖果。食性苦甘。养生少用。食疗能健脾消食。主要用于食积胀满、不思饮食，尤长于消米面果实积滞。宜煮食。

十八、绿豆（附：绿豆芽、绿豆皮、绿豆粉）

绿豆又名青小豆，为豆科植物绿豆的种子，大部分地区有栽培。

【品质】以紧小者为佳。

【食性】甘，凉。归心、胃经。

【养生】有"豆中第一佳品"之称，为清热解暑养生食品。日常食之可清热解暑、通利小便、厚肠益胃，且虽凉而不伤胃，尤宜养生食用。适于热性体质、皮肤易患疮毒体质，以及夏季养生和预防小儿出热痱子食用。常用养生方如绿豆银花汤、五色豆粥等。

【食疗】清热，清暑，利尿，解毒。

【应用】

（1）用于暑热烦渴、消渴。可单用煮汤冷食，或配伍赤豆、白糖等同用。

（2）用于热毒下痢。可单用煮食。

（3）用于水肿、热淋。可配伍赤豆、薏苡仁等同用。

（4）用于痈肿疮毒、食物中毒、酒毒、药物中毒。可单用生研取汁饮，或配伍甘草等同用。

此外，还可用于胃热多食易饥。

近代用于腮腺炎、晚期血吸虫病腹水、农药中毒、铅中毒。

【选方】

（1）绿豆汤：绿豆 100 克淘净，大火一滚，取汤停冷色碧进食，如多滚则色浊，不堪进食，用于解暑（《遵生八笺》）；又方煮烂研细，澄滤取汁，早晚饭前进食，名绿豆汁，用于消渴，小便如常（《圣济总录》）；又方煮浓汁饮，并煮粥食，用于消渴饮水（《普济方》）。

（2）蒸绿豆角：绿豆角蒸熟，随意进食。用于赤痢经年不愈（《太平圣惠方》）。

（3）绿豆粥：绿豆、粳米，煮粥食。用于解热毒，止烦渴，凡病稍近热者，无不宜之，平人暑月常食此粥，亦极佳（《调疾饮食辩》）。

（4）扁鹊三豆汤：绿豆、赤豆、黑豆各等量，调以甘草，煮汤食。用于消暑热，解疮毒。

（5）绿豆大麦糯米散：绿豆、大麦、糯米各等量，炒熟磨粉，白汤调食。用于多食易饥，三五日见效（《集验方》）。

（6）绿豆白菜心汤：绿豆 100 克，白菜心 2～3 个，先煮绿豆至熟，再入白菜心煮约 20 分钟，取汁顿饮，每日 1～2 次。用于腮腺炎。

（7）大蒜绿豆汤：绿豆、大蒜，煮烂，调以食糖进食。用于晚期血吸虫病腹水。

（8）绿豆盐饮：绿豆 500 克，食盐 100 克，捣细，冷开水浸泡数分钟后过滤取汁饮，尽量多饮，或以绿豆制成生豆浆饮。用于农药中毒。

（9）绿豆甘草汤：绿豆 200 克，甘草 10 克，煮汤分两次饮。用于铅中毒。

【食法】可煮食或研末调食。

【宜忌】有脾胃虚寒、肠滑便泄者不宜食用。

附：

（1）绿豆芽：又名豆芽菜，为绿豆经浸后发出的嫩芽。《随息居饮食谱》谓："浸罨发芽，摘根为蔬，味极清美。"食性甘寒。养生同上。食疗长于解毒通淋。主要用于解热毒、酒毒及热淋。可煮食。有脾胃虚寒者不宜多食。

（2）绿豆皮：又名绿豆壳、绿豆衣，为绿豆的种皮。食性甘寒。养生少用。食疗能解热毒，化斑疹，利小便，退目翳。主要用于斑疹、水肿腹胀、目翳。本品清暑之力皮不及豆，解毒之力皮胜于豆。近代用于麻疹合并肠炎。可煮食。选方如《仁斋直指方》以本品配伍白菊花、谷精草、柿饼煮食，每食 1～2 枚，每日 3 次，并饮其汁，用于痘后目翳；内蒙古《中草药新医疗法资料选编》以本品煮汤，调以白糖饮，用于麻疹合并肠炎，至痊愈为止。

（3）绿豆粉：又名真粉。为绿豆经水磨加工而得的淀粉。《随息居饮食谱》谓："宜作糕饵素馔，食之清积热，解酒渴诸毒。"食性甘凉。养生同绿豆。食疗能清热解毒，但粉不及皮。主要用于解热药及酒食诸毒、霍乱吐利。可水调食。选方如《本草纲目》以本品烫皮进食，用于解烧酒毒；《生生编》以本品配伍白糖调食，用于霍乱吐痢。

十九、豆腐（附：豆腐浆、豆腐皮）

《随息居饮食谱》谓："处处能造，贫富攸宜，淘素食中广大教主也。亦可入荤馔。冬月冻透者味尤美。"

【品质】以嫩而白者为佳。

【食性】甘，寒。归脾、胃、大肠经。

【养生】为补益清热养生食品。日常食之可补中益气、清热润燥、生津止渴、清洁肠胃。适于热性体质、胃燥体质、热病后调养，以及无病强身者食用。常用养生方如豆腐烧肉、凉拌豆腐等。

【食疗】清热和中，生津止渴。

【应用】

（1）用于休息痢。可配伍醋等同用。

（2）用于消渴。可单用煮汤食。

此外，还可用于肺热咳嗽，哮喘，便秘，吐血，崩漏，水肿，乳汁不足，水土不服。

【选方】

（1）醋煮豆腐：豆腐、食醋，煮食，用于休息痢（《普济方》）；又方饭前食，用于崩漏［《山西省中医验方秘方汇集（第一辑）》］。

（2）萝卜豆腐汤：豆腐、萝卜、饴糖，煮汤食。用于咸哮，痰火吼喘。

（3）豆腐红糖汤：豆腐 500 克，红糖 100 克，煮汤食，用于吐血（《陕西中医交流验方汇编》）；又方配伍黑糖煮食，用于通乳（《常见病验方研究参考资料》）。

（4）葱煎豆腐：葱煎豆腐进食。用于水肿臌胀［《对山医话（卷二）》］。

【食法】宜煮食。

【宜忌】诸养生不忌。

附：

（1）豆腐浆：又名豆浆。食性甘平。为补虚清热养生食品。日常食之可补脾益胃、清肺利咽、下气通腑。适于脾胃虚弱体质、肺热体质及无病强身者食用。常用养生方如豆浆粥。食疗能补虚润燥，清肺化痰。主要用于虚劳咳嗽、痰火哮喘、便秘、淋浊。近代用于上消化道出血，先兆子痫及子痫。宜煮沸饮。选方如《本草纲目拾遗》以本品煮粥食，名甜浆粥，用于补虚羸；以本品五更冲鸡蛋，调以白糖进食，用于宁嗽补血；以本品配伍鸡蛋、腐皮、桂圆，调以白糖煮沸，五更空腹进食，用于产后虚弱；《经验广集》以本品配伍饴糖煮食，用于痰火吼喘。

（2）豆腐皮：又名豆腐衣。为豆腐浆煮沸后浆面所凝结的薄膜。《随息居饮食谱》谓："浆面凝结之衣，揭起晾干为腐皮，充饥入馔，最宜老人。"食性甘淡平。为养胃清热养生食品。日常食之可养胃清热，孕妇产前食之则胎滑易产。适于虚热胃燥体质、孕妇临产食用。常用养生方如腐皮鸡蛋汤。食疗能清肺消痰。

主要用于肺热咳嗽、便秘。此外，还可用于自汗。可冲食。选方如《回生集》用热黑豆浆冲食豆腐皮，用于自汗。诸养生不忌。

二十、茶叶

茶叶又名苦茶、茗、茶芽、酪奴。因加工方法不同，又有绿茶和红茶等多种。作饮料供食。《随息居饮食谱》谓："以春采色青、炒焙得法、收藏不泄气者良。"

【品质】以清明前后采摘初发嫩芽者为佳。

【食性】苦、甘，凉。归心、肺、胃经。

【养生】为清神健胃养生食品。日常饮之可悦志爽神、解腻健胃、生津止渴、消痰减肥、泻降内火，并能防治坏血病。适于热性体质、肥胖体质及少壮火盛者饮用。

【食疗】清利头目，除烦止渴，解腻消食，利尿消肿，解毒止利。

【应用】

（1）用于头痛、目昏、嗜睡。可单用泡茶饮。

（2）用于热病津伤，心烦口渴。可单用泡茶饮。

（3）用于过食油腻肉食，食积不化。可于饭后泡茶饮。

（4）用于小便不利、水肿。可单用或配伍应用。

（5）用于热毒泻痢。可单用泡茶饮，或配伍生姜、醋、盐水梅等同用。

此外，还可用于久年心痛，腰痛难转，感冒无汗，患痢脱肛，羊癫风，三阴疟，解酒毒。

近代用于急、慢性菌痢，阿米巴痢疾，急性胃肠炎，急、慢性肠炎，急性传染性肝炎，伤寒，小儿中毒性消化不良，羊水过多症，牙本质过敏症，高脂血症。

【选方】

（1）一味浓茶饮：茶叶浓泡，饮数杯，用于嗜食乳酪，膈腻［《名医类案（卷二）》］；又方好茶炙后研末，浓煮饮服，用于热毒下痢，久患痢者亦宜饮之（孟诜）；又方以绿茶煮汤，饭前空腹饮，用于痢疾；又方一味浓茶饮服，用于菌痢，阿米巴痢疾，急性胃肠炎，急慢性肠炎，伤寒，急性传染性肝炎；又方红茶泡饮，用于羊水过多症，牙本质过敏症。

（2）醋茶：茶叶煮汤，调以食醋饮服，用于泄泻（《本草别说》）；此方也可用于伤暑泻痢（《本草纲目》）；此方也可用于腰痛难转（《食疗本草》）；此方也可用于久年心痛（《兵部手册》）；又方以盐水梅去核、腊茶煮汤，调以食醋饮服，用于血痢（《圣济总录》）。

（3）姜茶散：干姜炒后研末，好茶研末，先以茶末煮汤，再调以干姜末饮服，用于霍乱后，烦躁不安（《圣济总录》）；又方以茶叶、姜片煮汤饮，用于患痢脱肛［《续名医类案（卷二九）》］；又方以细茶15克，生姜6克，红糖30克，沸水冲泡浓饮，用于痢疾腹泻。

（4）葱茶汤：葱白、茶叶、胡桃、生姜片、绿豆各等量，煮汤饮，用于感冒无汗［《山西省中医验方秘方汇集（第一辑）》］；又方去绿豆煮汤饮，用于风寒无汗，发热头疼（《本草纲目》）。

（5）茶叶蛋：茶叶煮鸡蛋进食。用于赤眼（《民间药与验方》）。

【食法】宜沸水冲泡饮。

【宜忌】

（1）《本经逢原》谓："产徽者曰松萝，长于化食；产浙绍者曰日铸，专于清火；产闽者曰建茶，专于辟瘴；产六合者曰苦丁，专于止痢；产滇南者曰普洱茶，则兼消食辟瘴、止痢之功。"

（2）绿茶性质偏凉，红茶性质偏温，故夏季宜饮绿茶，冬季宜饮红茶。

（3）饮茶宜热、宜淡、宜少；不宜冷饮、过浓、过多，早晨空腹最忌。

（4）有脾胃虚寒、血虚、失眠、便秘、精冷滑泄及新产妇者不宜饮用。

二十一、决明子

决明子为豆科植物决明或小决明的干燥成熟种子。全国各地均有栽培，主产于安徽、广西、四川等地。属于既是食品又是中药材的物质。

【品质】以颗粒均匀、饱满、黄褐色者为佳。

【食性】甘、苦、咸，微寒。归肝、大肠经。

【养生】为补肝明目养生中药材。日常食之可滋补肝阴、清肝明目、润肠通便。适于肝肾阴亏、视物昏花、目暗不明、大便秘结者及高血压、高血脂者食用，常用养生方如杞菊决明子茶、决明子粥等。

【食疗】清热明目、润肠通便。

【应用】

（1）用于目赤肿痛、羞明多泪、目暗不明，可与菊花等同用。

（2）用于内热肠燥、大便秘结，可与火麻仁等同用。

（3）用于肝阳上亢之头痛、眩晕，常配菊花等同用。

【选方】

（1）决明子粥：决明子10～15克，粳米50克、冰糖适量，先把决明子放入锅内炒至微有香气，取出，待冷后煎汁，去渣，放入粳米煮粥食用。可清肝，明目，通便。适用于高血压、高血脂症以及习惯性便秘等（《粥谱》）。

（2）菊楂决明饮：菊花10克，生山楂片15克，决明子15克，煎汁饮用。可疏风散热平肝，润肠通便降压。适用于高血压兼有冠心病患者，对阴虚阳亢、大便秘结等症更有效（《民间验方》）。

（3）杞菊决明子茶：枸杞子10克，菊花3克，决明子20克，沸水冲泡饮用。

可清肝泻火、养阴明目、降压降脂。用于肝火阳亢型脑卒中后遗症。

（4）决明子饮：决明子、肉苁蓉各 12 克，蜂蜜适量。将决明子炒熟研末，与肉苁蓉（切碎）用沸水冲泡后，滤液加入蜂蜜，供用。适用于虚性便秘患者。

（5）山楂决明荷叶汤：山楂 15 克，决明子 15 克，荷叶半张，山楂切片、荷叶切丝，同决明子加水煎汁饮用。可祛脂降压，适于高血压之头晕目眩及高血脂等症（《食物疗法》）。

【食法】可煎服或泡茶饮。

【宜忌】

（1）用于润肠通便，不宜久煮。

（2）气虚便溏者不宜用。

二十二、鱼腥草

鱼腥草又名蕺菜，主产于长江流域以南各省，微具鱼腥气，新鲜者更为强烈。属于既是食品又是中药材的物质。

【品质】以淡红褐色、茎叶完整、无泥土等杂质者为佳。

【食性】辛，微寒。归肺经。

【养生】为清热消食养生食品。日常食之可清热、解毒、清肺热、增进食欲、增强免疫力。适于肺热人群、食欲不佳及夏季养生食用，常用养生方如凉拌鱼腥草、鱼腥草炖猪肚等。

【食疗】清热解毒，消痈排脓，利尿通淋。

【应用】

（1）为治肺痈之要药，用于痰热壅肺、胸痛、咳吐脓血，常与桔梗、芦根等同用；用于肺热咳嗽、痰黄气急，常与黄芩等同用。

（2）用于膀胱湿热、小便淋漓涩痛，可与白茅根等同用。

（3）用于外痈疮毒，常与金银花、野菊花、蒲公英等同用。

现代药理研究对流感杆菌、金黄色葡萄球菌等多种革兰阳性及阴性细菌均有不同程度抑制作用，有抗病毒、镇静、止血、镇咳等作用。

【选方】

（1）鱼腥草茶：鱼腥草 5 ~ 10 克，用白开水浸泡 10 ~ 12 分钟后代茶饮。用于习惯性便秘。

（2）鱼腥草饮：鲜鱼腥草 500 克，捣汁饮用。用于清热解毒、消痈排毒、利水通淋。

（3）凉拌鱼腥草：鱼腥草去除老根、须，调料凉拌食用。用于清热解毒，对上呼吸道感染、尿路炎症等有辅助疗效。

（4）鱼腥草炖猪肚：将鱼腥草填入猪肚中，炖汤食用。用于肺病咳嗽、盗汗等。

（5）鱼腥草炒肉丝：猪肉 200 克，鱼腥草 100 克，炒制食用。用于肺炎、瘦弱干咳、营养不良、脱肛等。

【食法】可凉拌、煮食、煮粥、煎服等。

【宜忌】

（1）本品含挥发油，不宜久煎。

（2）虚寒证及阴证疮疡忌服。

二十三、栀子

栀子为茜草科植物栀子的干燥成熟果实。9～11 月果实成熟呈红黄色时采收。属于既是食品又是中药材的物质。

【品质】以个小、完整、仁饱满、内外色红者为佳。

【食性】苦，寒。归心、肺、三焦经。

【养生】为清热泻火养生食品。日常食之可清热泻火。适用于热性体质、虚烦不眠、肝火目赤、口舌生疮者食用，如栀子粥、栀子茶等。

【食疗】泻火除烦，清热利湿，凉血解毒。

【应用】

（1）用于热病心烦、躁扰不宁。可与淡豆豉连用，如栀子豉汤（《伤寒论》）。

（2）用于肝胆湿热郁蒸制黄疸，常配伍茵陈、大黄等药，如茵陈蒿汤（《伤寒论》）；或与黄柏用，如栀子柏皮汤（《金匮要略》）。

（3）用于治血热妄行之吐血、衄血等证，常配伍白茅根、侧柏叶等。

（4）用于肝胆火热上攻之目赤肿痛，常配伍大黄用，如栀子汤（《圣济总录》）。

现代药理研究证明，栀子具有利胆、镇静和降压等作用。

【选方】

（1）栀子粥：取栀子仁 5 克，碾成细末，先煮粳米 100 克为稀粥，待粥将熟时，调入栀子仁末，稍煮即成。本品可清热泻火。用于目赤肿痛、黄疸性肝炎、胆囊炎等（《实用药膳学》）。

（2）栀子茶：取栀子、芽茶各 30 克，加水适量，煎煮，去渣取汁饮用。可清泻肝火、凉血降压，用于高血压、头痛、头晕、目赤等（《实用药膳学》）。

【食法】可煮食、煎服或泡茶饮。

【宜忌】

（1）本品苦寒伤胃，脾虚便溏者不宜用。

（2）本品生用擅于泻火、清热、凉血、解毒；炒焦可缓和苦寒之性，以免伤胃；炒炭则增强凉血止血的作用。

二十四、淡竹叶

淡竹叶又名碎骨子、山鸡米、金鸡米、迷身草，为禾本科植物淡竹叶的茎叶。主产于长江流域至华南各地。属于既是食品又是中药材的物质。

【品质】以色青绿、叶大、梗少、无根及花穗者为佳。

【食性】甘、淡，寒。归心、胃、小肠经。

【养生】为清热利水养生中药材。日常食之可清内热、利小便。用于热性体质者、口舌易生疮疡及夏季消暑养生食用。常用养生方如淡竹叶粥等。

【食疗】清热除烦，利尿。

【应用】

（1）用于热病伤津，心烦口渴，可与麦门冬等同用（《医学心悟》）。

（2）用于心、胃火盛，口舌生疮及移热小肠热淋涩痛，可配白茅根等。

现代药理研究具有退热、增加尿中氯化物排泄、抗癌等作用。

【选方】

（1）淡竹叶粥：淡竹叶、茵陈煎制取汁，与粳米煮粥食用。用于小儿心脏风热、精神恍惚（《太平圣惠方》）。

（2）竹叶酒：淡竹叶250克、曲、米适量。淡竹叶煎汁，同曲、米酿酒，去糟渣饮用。用于小便赤涩、热痛、心烦口渴、呕哕、口舌生疮（《杂集》）。

【食法】可煮食、煎服或泡茶饮。

【宜忌】无实火、湿热者慎服，体虚有寒者禁服。

二十五、鲜芦根

鲜芦根为禾本科植物芦苇的新鲜根茎，全年均可采挖，除去芽、须根及膜状叶，鲜用或晒干，全国各地均有分布，属于既是食品又是中药材的物质。

【品质】以条粗壮、黄白色、有光泽、无须根、质嫩者为佳。

【食性】甘，寒。入肺、胃经。

【养生】为清热生津养生中药材。日常食之可清内热、生津液、利小便。用于热性体质者及夏季养生食用。常用养生方如鲜芦根炖冰糖、鲜芦根粥等。

【食疗】清热泻火、生津止渴、除烦止呕、利尿。

【应用】

（1）用于热病伤津、烦热口渴者，以其鲜汁配麦冬汁、梨汁、荸荠汁、藕汁服，如五汁饮（《温病条辨》）。

（2）用于清胃热而止呕逆，鲜品配青竹茹、生姜等煎服，如芦根饮子（《千金方》）。

（3）用于肺热咳嗽。常配黄芩等药用。若治风热咳嗽，可配桑叶、菊花等，如桑菊饮（《温病条辨》）；若治肺痈吐脓，则多配薏苡仁、冬瓜仁等，如苇茎汤（《千金方》）。

（4）用于热淋涩痛，小便短赤，常配白茅根等。

近代用于解热、镇静、镇痛、降血压、降血糖、抗氧化剂雌性激素样作用等。

【选方】

（1）鲜芦根炖冰糖：鲜芦根 100 克，冰糖 50 克，水适量，放瓦盅内隔水炖熟，去渣代茶饮。本品清热生津、润肺和胃、除烦止呕。适于胃热口臭、胃热烦渴、呕吐等。以夏季炎热时应用较多。

（2）鲜芦根粥：用新鲜芦根 100 克，青皮 5 克，粳米 100 克，生姜两片，先将芦根洗净，切成 1 厘米长的段，与青皮同放入锅内，加适量冷水，浸泡 30 分钟。用大火将上药煮沸，然后改文火煎 20 分钟，捞出药渣，加入粳米，煮至粳米开花后食用。适于胃病兼有脘腹灼热、疼痛、烦躁易怒、口苦咽干者。

（3）生芦根粥：鲜芦根 100 ~ 150 克，竹菇 15 ~ 20 克，粳米 100 克，生姜 2 片。取鲜芦根洗净，切成小段，与竹茹同煎取汁，去渣，入粳米同煮粥，粥欲熟时加入生姜，稍煮即可（煮粥宜稀薄）。本粥清热，除烦，生津，止吐。适用于妇女妊娠恶阻以及一切高热引起的口渴心烦、胃热呕吐或呃逆不止等症（《食医心鉴》）。

（4）五汁饮：梨汁 30 克，荸荠汁、藕汁各 20 克，麦冬汁 10 克，鲜芦根汁 25 克。将 5 种汁放入锅内，加水适量，置大火上烧沸，改小火煮 30 分钟即可。可生津止渴，润肺止咳，清热解暑，适用于肺胃有热烦渴，或肺燥干咳者（《温病条辨》）。

【食法】可煮食、煎服或泡茶饮。

【宜忌】脾胃虚寒者不宜食用。

✔ **总结**

1.清热类食物寒凉之性偏胜,易损伤人体阳气,特别是脾胃阳气。故脾胃虚寒、寒性体质及妇女产后不宜食用。

2.清热类重点食物包括马齿苋、金银花和西瓜。

✔ **思考题**

1.试述马齿苋的养生作用及应用。

2.马齿苋的常用食疗古方有哪些? 简述其配方组成、制作方法及其应用（列举 3 个食疗古方）。

3.试述金银花与西瓜的养生作用及应用。

4.解释"天生白虎汤"与"天生复脉汤"。

5.常见的清热类食物有哪些? 列举重点食物以外的 5 种食物。

第十章　化痰止咳平喘类食物

本章内容：化痰类食物：桔梗、海蜇头
　　　　　　止咳平喘类食物：甜杏仁、银杏

教学时间：2 课时

教学目的：通过本章的教学，使学生了解相关的概念，掌握重点食物的作用与应用。
了解一般常见食物的作用与应用。

教学要求：1. 掌握重点食物的养生作用、食疗功效、应用范围、常用配方及其使
用上的宜忌。
2. 了解一般常见食物的养生和食疗功效。

化痰止咳平喘类食物根据其化痰或止咳平喘的主要作用不同，又可进一步分为化痰类和止咳平喘类食物。

化痰类食物和止咳平喘类食物关系密切，化痰类食物多数能用于止咳平喘，止咳平喘类食物中多又兼有化痰作用，故又合称化痰止咳平喘类食物。

拓展知识点：
痰饮

第一节　化痰类食物

化痰类食物是指以祛除痰浊，消除痰涎，纠正痰浊体质以及治疗痰浊证候为主要作用的一类食物。

化痰类食物主要用于痰湿体质和治疗痰多咳嗽或痰饮气喘，以及与痰有关的癫痫、瘿瘤、瘰疬、痞积等病证。

一、桔梗（附：荠苨、荠苨苗）

桔梗又名苦桔梗、玉桔梗、荠苨、大药，为桔梗科植物桔梗的根，大部分地区有分布，药食兼用品。食用以鲜桔梗为主，可作蔬菜或腌制、制粉做糕点供食，亦为朝鲜族传统保健食品之一。

【品质】以秋季采集而体重质实者为佳。

【食性】苦、辛，平。归肺经。

【养生】为补肺化痰养生食品。日常食之可补肺气、化痰浊、利胸膈。适于肺弱体质、痰湿体质，以及老年人食用，尤宜冬季预防咳喘病进食。常用养生方如桔梗面、凉拌桔梗等。

【食疗】宣肺利咽，祛痰排脓。

【应用】

（1）用于感冒鼻塞、咽喉肿痛、嗓音嘶哑、咳嗽痰多、咯痰不爽、胸满痞闷。可单用煮食，或配伍杏仁等同用。

（2）用于肺痈胸痛、咳吐脓血。可配伍薏苡仁、冬瓜子、甘草等同用。

此外，还可用于痢疾腹痛。

【选方】

（1）千金桔梗汤：桔梗30克，煮汤食。用于喉痹及毒气（《千金方》）。

（2）金匮桔梗汤：桔梗10克，甘草20克，煮汤食，用于肺痈吐脓血（《金匮要略》）；此方也可用于咽喉口舌诸病。

【食法】可煮食或腌食。

【宜忌】不宜与猪肉同食。

附：

（1）荠苨：又名杏参、杏叶菜、土桔梗、甜桔梗，为桔梗科植物荠苨的根。分布于安徽、江苏、山东、河北、内蒙古、辽宁等地。《本草图经》谓："润州尤多，人家收以为果菜，或作脯啖，味甚甘美。"食性甘寒，归肺、脾经。为清肺养胃养生食品。日常食之可清肺热、养胃津。适于肺热体质、胃燥体质者食用。常用养生方如荠苨汤。食疗能清肺化痰，生津止渴，解毒。主要用于肺热咳嗽、消渴、喉痛、药物中毒。此外，还可用于强中。近代用于急、慢性支气管炎，咽喉炎。可煮食。

（2）荠苨苗：又名隐忍。为荠苨的苗叶。《肘后方》谓："隐忍草苗似桔梗，人皆食之，捣汁饮，治蛊毒。"食性甘苦寒。养生少用。食疗主要用于咳嗽上气。此外，还可用于蛊毒。可煮食。选方如《本草纲目》以本品煮汁饮，用于蛊毒腹痛，面目青黄，淋露骨立。

二、昆布（附：海萝、海带）

昆布又名海昆布、纶布，为海带科（昆布科）植物昆布及翅藻科植物黑昆布、裙带菜的叶状体，分布于山东、辽宁、浙江等沿海地区，作水产品供食。《随息居饮食谱》谓："荤素皆宜。短细者良。海藻、昆布，粗不中食，入药功同。"

【品质】以质厚者为佳。

【食性】咸，寒。归肝、胃、肾经。

【养生】为补养化痰养生食品。日常食之可补血养阴、清热化痰、醒酒解酒。适于阴虚血亏体质、肥胖痰湿体质、热性体质、皮肤易患疮疖，以及无病强身者食用。常用养生方如海带炖排骨、凉拌海带丝等。

【食疗】消痰软坚，行水消肿。

【应用】

（1）用于瘿瘤、瘰疬。可单用煮食，或配伍海藻、紫菜等同用。

（2）用于水肿、脚气浮肿。常配伍冬瓜等同用。

此外，还可用于噎膈、带下、鹅掌风、肠风下血、皮肤疮疖。

近代用于甲状腺肿、甲状腺腺瘤、淋巴结结核、肝硬化、睾丸肿痛、慢性气管炎、高血压病、高脂血症、冠心病、肥胖症。

【选方】

（1）昆布海藻紫菜汤：昆布、海藻、紫菜，调味煮汤食。用于瘿瘤。

（2）海带汤：海带煮汤食。用于瘰疬（《医学衷中参西录》）。

（3）海带冬瓜汤：海带50克，冬瓜250克，煮汤食。用于水肿。

（4）海带粥：水发海带100克，粳米100克，绿豆50克，煮粥食。用于甲状腺肿大，淋巴结结核，慢性气管炎哮喘，水肿，高血压病，冠心病，肥胖症。

（5）海带炖肉：海带、猪肉，调味炖食。用于鹅掌风。

（6）昆布臛：昆布以白米泔水浸泡一宿后取出，入葱白煮极烂，调以盐、醋、豉、生姜、橘皮、椒末食。用于膀胱气急，极下气，大效（《广济方》）。

（7）糖拌海带：水发海带，调以白糖拌食，用于肠风下血；又方海带开水冲泡后拌以白糖进食，早晚各一次，用于慢性气管炎。

【食法】宜煮食或拌食。

【宜忌】《品汇精要》谓："妊娠亦不可服。"

附：

（1）海萝：又名海藻、乌菜、海带花，为海萝科植物海萝的藻体。产于福建、浙江、山东、辽宁，作水产品供食。食性苦咸寒，归肝、胃、肾经。养生同上。食疗能清热消痰，软坚散结，利水消肿。主要用于瘿瘤、瘰疬、癥瘕、水肿、脚气、睾丸肿痛。此外，还可用于皮肤疮疖、脱发。近代用于地方性甲状腺肿大、淋巴结结核、慢性气管炎、高血压病、动脉硬化、抗肿瘤。宜煮食或浸酒饮。不宜与甘草同食。选方如《肘后方》以本品浸酒数日后饮之，名海藻酒，用于颔下瘰疬如梅李；民间以本品配伍猪瘦肉煮食，用于皮肤易患疮疖或流火；以本品配伍绿豆煮汤食，用于高血压病。

（2）海带：又名海草，为大叶藻科植物大叶藻的全草，主产辽宁，山东。食性咸寒。具有软坚化痰、利水泻热的功效。用于瘿瘤结核、疝瘕、水肿、脚气等。

三、沙棘

沙棘又名醋柳果、醋刺柳、酸刺、黑刺、醋柳，为胡颓子科沙棘属植物沙棘的成熟果实，产于华北、西北及四川、西藏等地。为常用蒙、藏药，属于既是食品又是中药材的物质。

【品质】以粒大、肉厚、油润者为佳。

【食性】酸、涩、温。归脾、胃、肺、心经。

【养生】为健胃消食养生食品。日常食之可消食健胃、强身健体、延年益寿、安神降压。适于脾胃虚弱、脾虚食少、消化不良、易疲劳者食用。常用养生方如沙棘汁等。

【食疗】止咳祛痰，消食化滞，活血散瘀。

【应用】

（1）用于慢性气管炎、咳喘等呼吸系统疾病，可消喘止咳。

（2）用于胃及十二指肠溃疡、胃痛及消化不良等症。

（3）用于胸痹心痛，跌打损伤，妇女月经不调等多种瘀血证。

现代药理研究可降低胆固醇，防治心绞痛、冠状动脉粥样硬化、结肠炎、妇女宫颈糜烂等作用。

【选方】

（1）沙棘酒：鲜沙棘果、白酒，泡酒饮用。用于活血降压、壮身健体、延年益寿。

（2）沙棘汁：新鲜沙棘取汁，温开水稀释后用白糖调味饮用。可生津止渴、利咽化痰。用于咽喉干燥、疼痛等。

【食法】饮料、泡酒、煎汤。

【宜忌】诸养生食疗不忌。

四、胖大海

胖大海又名胡大海、大海子，为梧桐科植物胖大海的种子。本品遇水即膨大成海绵状，故名。主产于越南、泰国、印度尼西亚、马来西亚等地。属于既是食品又是中药材的物质。

【品质】以个大不碎裂者为佳。

【食性】甘、淡、凉。归肺经。

【养生】为清热利咽保健中药材。日常服之可清热利咽、润肺护喉、解热去暑。适于热性体质、肺燥体质及保护咽喉服用。多沸水冲泡代茶饮。

【食疗】清热润肺，利咽开音，止血。

【应用】

（1）用于干咳无痰、咽喉肿痛、音哑，以及骨蒸内热、目赤、牙痛。本品清肺利咽作用较好，可单用冲泡代茶饮，或配伍冰糖、甘草等同用。

（2）用于吐衄下血、痔疮漏管。本品清热止血，可单用或配伍应用。

此外，还可用于时疹出不畅，燥结便秘。

近代用于急性扁桃体炎。

【选方】

（1）胖大海甘草茶：胖大海5枚，甘草3克，炖茶饮，老幼者可加入冰糖少许，用于因于外感，干咳失音，咽喉燥痛，牙龈肿痛（《慎德堂方》）；又方加杭菊花煮汤代茶饮，用于风火喉痹（《经验方》）。

（2）冰糖炖胖大海：胖大海数枚，开水泡发，去核，加冰糖调服。用于大便出血（《医界春秋》）。

（3）胖大海茶：胖大海4～8枚，冲入沸水，闷盖半小时左右，徐徐服完。间隔4小时，如法再泡服1次。用于急性扁桃体炎（《浙江中医杂志》）。

【食法】多冲泡代茶饮。

【宜忌】

（1）脾胃虚寒体质不宜使用。

（2）风寒感冒引起的咳嗽、咽喉肿痛者不宜使用。

五、梨（附：梨皮）

梨为蔷薇科植物白梨、沙梨、秋子梨等栽培种的果实。白梨多栽培于我国华北、西北、辽宁等地；沙梨多栽培于长江和珠江流域；秋子梨多栽培于东北、河北、山东、山西、陕西、甘肃等地。作水果、酿酒或制果脯供食，为重要的果品之一。

【品质】以皮薄肉细而纯甘者为佳，北方产者尤胜。

【食性】甘、微酸，凉。归肺、胃经。

【养生】梨汁有"天生甘露饮"之称，为清热生津养生食品。日常食之可清热泻火、生津养胃、润肺利咽、滋润五脏。适用于热性体质、津亏胃燥体质、肺燥体质，以及秋季养生食用，又为秋季养生保健食品。常用养生方如梨粥。

【食疗】生津润燥，清热化痰。

【应用】

（1）用于热病津伤烦渴、消渴、噎膈、反胃、便秘。可单用生食，或凉水中浸泡后取出捣汁饮，或配伍甘蔗汁、蜂蜜等同用。

（2）用于肺热咳嗽、燥咳、咯血、吐血。可配伍冰糖、蜂蜜、银耳等同用。

此外，还可用于痰热惊狂、中风不语、咽喉热痛、失音、心火内盛、热痢、产后小便不通、解酒毒。

近代用于慢性咽炎、急性支气管炎、肺结核、高血压病、心脏病、肝炎、肝硬化。

【选方】

（1）雪梨浆：大甜水梨1枚，切薄片，凉开水内浸半日，捣汁频饮，用于太阴温病，口渴甚者（《温病条辨》）；又方以本品绞汁饮，用于心热证（《重修政和经史证类备用本草》）；此方也可用于温病燥热，阴虚火炽，津液燔涸者（《重庆堂随笔》）；此方也可用于热嗽心烦，喉腥带血、咽喉热痛（《调疾饮食辩》）。

（2）五汁饮：梨汁、荸荠汁、鲜苇根汁、麦冬汁、藕汁（或用蔗浆），和匀冷服，不甚喜凉者，重汤炖温饮。用于太阴温病口渴甚，吐白沫黏滞不快者（《温病条辨》）。

（3）煨丁香梨：大雪梨1枚，丁香15粒，嵌入梨内，湿纸包裹，煨熟食。用于反胃转食，药物不下（《圣济总录》）。

（4）梨膏：香水梨、蜂蜜，熬膏，热水或冷水调食，用于消渴（《普济方》）；

又方加姜汁熬膏，用于清痰止嗽（《本草求原》）；此方也可用于燥咳。

（5）煨椒梨：大梨1枚，在梨上刺50个孔，每孔内置花椒1粒，以面裹置热火灰中煨熟，放冷去椒进食。用于卒咳嗽（《孟诜方》）。

（6）煨蜜梨：大梨1枚去核，装入酥蜜，面裹煨熟食。用于卒咳嗽（《孟诜方》）。

（7）梨汁酥蜜地黄汤：梨汁、酥蜜、地黄汁，文火煮，细细含咽。用于卒咳嗽。凡治嗽皆须待冷，喘息定后方食，热食反伤之，令嗽更极，不可救。如此者，可作羊肉汤饼饱食之，便卧少时（《孟诜方》）。

（8）煨梨豆饼：大梨1枚去核，装入小黑豆，留盖封口，糠火煨熟，捣作饼，每日进食。用于痰喘气急（《摘元方》）。

（9）梨粥：梨3枚切片，煮汤，去渣入粳米，煮粥食，用于小儿心藏风热，昏懵躁闷，不能食（《太平圣惠方》）；又方以梨汁煮粥食，用于小儿疳热及风热昏躁（《本草求原》）。

（10）二汁饮：生梨汁、生萝卜汁，和匀频饮。用于秋后热痢口干（《调疾饮食辩》）。

（11）梨汁人乳饮：梨汁、人乳，和匀饮。用于产后小便不通（《洄溪医案》）。

【食法】可生食、绞汁饮、熬膏或煮食。

【宜忌】

（1）清热宜生食；润燥宜熟食；新产和病后宜蒸熟食。

（2）有脾虚便溏及寒嗽者不宜食用。

附：

梨皮：为梨的果皮。食性甘涩凉。养生少用。食疗能清热生津，润肺止咳。主要用于暑热烦渴、咳嗽、久痢不止。可煮食。

六、荸荠

荸荠又名凫茈、乌芋、地粟、马蹄，为莎草科植物荸荠的球茎，大部分地区有产，作果蔬供食。《随息居饮食谱》谓："可入肴馔，可御凶年。澄粉，……味亦甚佳，殊胜他粉。"

【品质】以肥嫩甘甜而无渣质者为佳。

【食性】甘，寒，滑。归肺、胃经。

【养生】为清补健脾养生食品。日常食之可清心降火、补肺凉肝、健脾化痰。适于热性体质、湿热体质及脾胃虚弱体质者食用。常用养生方如马蹄粥。

【食疗】清热，化痰，凉血，利尿，消积。

【应用】

（1）用于热病烦渴、咽喉肿痛、热厥、目赤。可单用生食或捣汁饮，或配伍梨、甘蔗等同用。

（2）用于清热化痰、痰热咳嗽、痰核及瘰疬。可配伍海蜇等同用。小孩可用荸荠、梨、萝卜榨汁服用。

（3）用于血痢、便血、血崩。可单用生食，或配伍应用。

（4）用于黄疸、热淋。可单用捣汁饮，或煮汤代茶饮。

（5）用于痞积、消化不良、膈气、便秘。可单用生食，或配伍猪肚、海蜇等同用。

（6）用于解酒后口干舌燥、咽喉肿痛、胸膈烦热之酒毒，生荸荠嚼食更佳。

此外，还可用于小儿麻疹。

近代用于矽肺，口腔炎，高血压病。

【选方】

（1）三汁饮：荸荠汁、梨汁、蔗浆，和匀饮服。用于热病烦渴，咽喉肿痛。

（2）荸荠汁饮：荸荠绞汁冷饮。用于咽喉肿痛（《泉州本草》）。

（3）荸荠酒：荸荠浸烧酒中密封，食时每取2枚，细嚼，佐原酒下，用于赤血痢（《唐瑶经验方》）；又方荸荠捣汁，和酒空腹温饮，每日2～3次，用于大便下血（《神秘方》）；又方以荸荠于三伏时用火酒浸晒，每日空腹细嚼7枚，用于痞积（《本经逢原》）。

（4）荸荠豆浆饮：荸荠500克捣汁，豆浆1碗加热，冲入荸荠汁饮服。用于大便下血。

（5）荸荠茶：荸荠打碎，煮汤代茶饮。用于湿热黄疸，小便不利（《泉州本草》）。

（6）荸荠糖水：荸荠6枚，白糖适量，煮汤饮。用于热淋。

（7）荸荠猪肚羹：荸荠去皮，填入雄猪肚内，用砂器煮糜进食，勿入盐。用于腹满胀大（《本草经疏》）。

（8）荸荠芫荽胡萝卜汤：荸荠4枚，芫荽10克，胡萝卜1枚，煮汤食。用于小儿麻疹不透。疹出后去芫荽煮汤食。

【食法】可生食、捣汁饮、浸酒食或煮食。

【宜忌】本品寒滑，有脾胃虚寒、血虚及孕妇者不宜食用。

七、海蜇头（附：海蜇皮）

海蜇头又名石镜、水母、海蛇，为海蜇科动物海蜇的口腕部，分布于沿海地区作水产品供食。《本草纲目》渭："其最厚者，谓之蛇头，味更胜。生熟皆可食，茄柴灰和盐水淹之，良。"

【品质】以产于闽、浙者为佳。

【食性】咸，平。归肝、肾经。

【养生】为清补化痰养生食品。日常食之可滋阴清热、补心益肺、化痰润肠、醒酒、安胎。适于阴虚内热体质、肥胖痰湿体质，以及孕妇和无病强身者食用。常用养生方如姜醋拌海蜇。

【食疗】清热化痰，消积润肠。

【应用】

（1）用于痰嗽、哮喘。常配伍荸荠、萝卜等同用。

（2）用于痞积胀满、大便秘结。可配伍荸荠等同用。

此外，还可用于脚气，痰核，风热性皮肤病，小便不利，瘰疬，妇女劳损及积血。

近代用于高血压病、淋巴结结核、溃疡病。

【选方】

（1）雪羹汤：海蜇头 50 克，荸荠 4 枚，调味煮汤食，用于阴虚痰热，大便秘结（《古方选注》）；又方以本品配伍荸荠煮汤，去海蜇食荸荠，用于小儿一切积滞（《本草纲目拾遗》）；此方也可用于高血压病。

（2）海蜇萝卜汤：海蜇头、萝卜，调味煮汤。用于痰咳久嗽。

（3）冰糖蒸海蜇：冰糖、海蜇，蒸食，用于阴虚久咳；此方也可用于风热性皮肤病。

（4）麻油拌海蜇：海蜇 50 克，麻油拌食。用于肠燥便秘，皮肤疮疖。

（5）海蜇大枣糖膏：海蜇、大枣（去核）各 500 克，红糖 250 克，浓煮成膏供食。用于溃疡病（《古鄞食谱》）。

【食法】可煮食或拌食。

【宜忌】

（1）有脾胃虚寒者不宜食用。

（2）《本草求真》谓："海蛇，忌白糖，同淹则蛇随即消化而不能以久藏。"

附：

海蜇皮：又名白皮子、白皮纸、罗皮、蛇皮，为海蜇的伞部。食性功效同海蜇，并治带下。

八、紫菜

紫菜又名索菜、紫英、子英，为红毛菜科植物甘紫菜的叶状体，分布于沿海地区，作水产品供食。

【品质】以淡干者为佳。

【食性】甘、咸，寒。归肺经。

【养生】为补养强壮养生食品。日常食之可补血养心、开胃健胃、清除内热、促进小儿生长发育、预防胃肠道寄生虫病。适于虚弱体质、热性体质，以及小儿

225

和无病强身者食用。常用养生方如紫菜虾米汤、紫菜冬菇汤等。

【食疗】化痰软坚，清热利尿。

【应用】

（1）用于瘿瘤。可配伍昆布、海藻、萝卜等同用。

（2）用于水肿、淋病、脚气。可单用煮汤，或配伍应用。

此外，还可用于瘰疬，不寐，过敏性皮肤病，血热性皮肤病，咽喉气塞。

近代用于甲状腺肿大、淋巴结核、慢性气管炎、高血压病。

【选方】

（1）紫菜萝卜陈皮汤：紫菜30克，萝卜100克，陈皮10克，切丝，煮汤食，用于瘿瘤；此方也可用于甲状腺肿大。

（2）紫菜粥：干紫菜20克，粳米100克，猪肉末50克，调以食盐、味精、葱花、胡椒粉、麻油，煮粥食。用于瘿瘤，瘰疬，水肿，淋病，脚气。

（3）紫菜猪心汤：紫菜30克，猪心1具，调味煮汤食。用于不寐，能和血养心。

（4）紫菜汤：紫菜做汤食，用于过敏性皮肤病，血热性皮肤病，淋巴结核；此方也可用于热气阻塞咽喉，能清热利咽（《食疗本草》）。

【食法】宜煮汤食。

【宜忌】有脾胃虚寒者不宜多食、久食。

九、丝瓜（附：丝瓜花、丝瓜叶）

丝瓜又名天罗瓜、天吊瓜、倒阳菜、水瓜，为葫芦科植物丝瓜的果实，各地均有栽培。《本草纲目》谓："丝瓜，南宋以前无闻，今南北皆有之，以为常蔬。……嫩时去皮，可烹可曝，点茶充蔬。……其花苞及嫩叶卷须，皆可食也。"

【品质】以鲜嫩者为佳。

【食性】甘，凉。归肝、胃经。

【养生】为清热凉血养生食品。日常食之可清热凉血、解暑生津、通利肠腑。适于热性体质、皮肤易生疮疡、肠腑壅滞，以及预防小儿麻疹和夏季养生食用。常用养生方如丝瓜粥。

【食疗】清热，化痰，凉血，通乳。

【应用】

（1）用于热病烦渴。可单用煮汤食。

（2）用于痰喘咳嗽。可单用煮汤食，或配伍应用。

（3）用于肠风下血、痔漏、崩带、血淋。可单用或配伍应用。

（4）用于产后乳汁不通。可配伍黑芝麻、核桃仁等同用。

此外，还可用于痢疾、疝气。

近代用于慢性支气管炎。

【选方】

（1）丝瓜汤：丝瓜煮汤食，用于热病烦渴；此方也可用于预防麻疹。

（2）丝瓜炒鸡蛋：丝瓜 100 克，鸡蛋 2 枚，炒食。用于痰热咳喘，痢疾，产后乳汁不通。

（3）丝瓜粥：丝瓜 100 克，粳米 100 克，调味煮粥食。用于肠风下血，痔漏。

（4）丝瓜散：丝瓜炒黄研末冲食。用于小儿疝气。

（5）丝瓜炒豆腐：丝瓜、豆腐，炒食。用于痢疾。

【食法】宜煮食或炒食。

【宜忌】本品寒滑，有脾虚肠滑、肾虚阳痿者不宜食用。

附：

（1）丝瓜花：为丝瓜的花。食性甘、微苦，寒。养生少用。食疗能清热止咳，消痰下气。主要用于肺热咳嗽、喘息气促、咽痛。近代用于鼻窦炎。宜煮汤食。选方如《滇南本草》以本品配伍蜂蜜煮汤食，用于肺热咳嗽，喘息气促。

（2）丝瓜叶：为丝瓜的叶。食性苦酸微寒。养生少用。食疗能清热解毒，化痰止咳。主要用于暑热烦渴、咳嗽、百日咳。宜煮汤食。

十、笋

笋又名茅竹笋、毛笋、竹萌，为禾本科植物毛竹的苗。笋根据笋期不同，又有冬笋和春笋之分。分布长江流域及南方各地。《随息居饮食谱》谓："味冠素食。种类不一，以深泥未出而肉厚色白，味重软稬，纯甘者良。可入荤肴，亦可盐煮，烘干为腊，久藏致远。……毛竹笋，味尤重，必现掘而肥大极嫩，堕地即碎者佳。荤素皆宜。"

【品质】以肉厚色白而鲜嫩纯甘者为佳。

【食性】甘，寒。

【养生】为清热化痰养生食品。日常食之可清热化痰、通利肠腑。适于痰热体质、清洁肠腑，以及无病强身者食用。常用养生方如笋炒肉丝、笋炒冬菇等。

【食疗】清热化痰，解毒透疹，滑肠通便。

【应用】

（1）用于痰热咳嗽、胸膈满闷。可配伍应用。

（2）用于小儿痘疹不出。可单用笋尖煮汤食，或配伍鲫鱼同用。

（3）用于大便燥结。可单用或配伍应用。

此外，还可用于久泻、久痢、脱肛。

【选方】

（1）冬笋粥：冬笋 50 克，猪肉末 50 克，粳米 100 克，调以食盐、味精、葱末、姜末、麻油，煮粥食，用于肺热咳嗽，小儿痘疹不出；又方以鲜竹笋煮粥食，用于久泻、久痢、脱肛。

（2）鲜笋鲫鱼汤：鲜笋、鲫鱼，煮汤食。用于小儿麻疹不透。

【食法】宜煮食。

【宜忌】有脾虚肠滑、皮肤疮疥及肾炎、尿路结石者不宜食用。

十一、芋（附：魔芋）

芋又名芋根、芋奶、芋艿，为天南星科植物芋的块茎，南方广泛栽培。《随息居饮食谱》谓："可荤可素，亦可充粮。消渴宜餐，胀满勿食。"

【品质】以甘香者为佳。

【食性】甘、辛，平，滑。归肠、胃经。

【养生】为补虚健脾养生食品。日常食之可补虚健脾、养肝益肾、充肤肥人、利胎化痰。适于脾虚体质、孕妇临产及产后食用。常用养生方如芋头烧排骨、红烧芋头、芋头鳜鱼羹等。

【食疗】化痰软坚，消肿散结。

【应用】主要用于瘰疬、腹中癖块。可配伍海蜇皮、荸荠、海带等同用。

此外，还可用于便血、消渴、泄泻。

近代用于慢性肾炎。

【选方】

（1）芋头海蜇荸荠汤：香梗芋艿大者切片，晒干研末，同海蜇皮、荸荠煮汤食，用于瘰疬（《中国医学大辞典》芋艿丸）。

（2）芋头粥：芋头煮粥食，用于小儿连珠病及虚病，大人亦可，并可免一切疥疮（《岭南采药录》）；此方也可用于宽肠胃，益脾气，消虚肿（《调疾饮食辩》）。

（3）芋头酒：芋头浸酒两周，空腹饮。用于腹中癖气（《独行方》）。

（4）芋头甜汤：芋头煮汤，白痢调以白糖，红痢调以红糖食。用于便血日久（《湖南药物志》）。

【食法】宜煮食。

【宜忌】

（1）不可生食。

（2）本品多食滞气，令人胀满，有气滞腹胀者不宜食用。

附：

魔芋：又名蒟蒻、鬼芋、星芋，为天南星科植物魔芋的块茎，分布在我国东南至西南地区，用作蔬菜或制魔芋豆腐供食。食性辛温。为消食化痰养生食品。日常食之可健胃消食、温化痰浊。适于脾胃虚弱体质、痰湿体质者食用。常用养生方如魔芋豆腐。食疗能化痰散结，行瘀消肿。主要用于痰嗽、积滞、疟疾、瘰疬、经闭。近代用于癌肿、脑瘤。须加工后进食。选方如《四川中药志》以本品配伍何首乌、鸡炖食，用于久疟不愈。

十二、龙须菜（附：鹿角菜、麒麟菜）

龙须菜又名竹筒菜、发菜、海菜、线菜，为江蓠科植物江蓠的藻体，分布于沿海各地，作水产品供食，味极鲜美。《本草纲目》谓："以醋浸食之，和肉蒸食亦佳。"《疾病饮食指南》又谓："清鲜可口，荤素皆宜。"

【品质】以肥大者为佳。

【食性】甘、咸，寒。

【养生】为补血强壮养生食品。日常食之可养血补血、乌发养发、清解内热。适于血虚体质、妇女产后、头发枯泽、热性体质及妇女食用，又为妇女保健食品。常用养生方如龙须菜栗子烧肉、龙须菜炖蚝豉等。

【食疗】化痰软坚，清热利尿。

【食疗】主要用于瘿瘤结气、小便不利。可单用或配伍应用。

此外，还可用于瘰疬，血虚。

近代用于高血压病，贫血，营养不良，慢性气管炎。

【选方】

（1）龙须菜粥：龙须菜20克，粳米100克，猪肉末50克，调以盐、味精、芝麻油，煮粥食。用于瘿瘤，高血压病，贫血，营养不良，慢性气管炎。

（2）龙须菜甲鱼汤：龙须菜煮甲鱼进食。用于瘰疬，骨蒸劳热。

【食法】宜煮汤食。

【宜忌】诸养生不忌。

附：

（1）鹿角菜：又名赤菜、山花菜，为海萝科植物海萝的藻体，分布于沿海地区。《本草纲目》谓："水浸则发大如新，醋拌食滑美。"食性甘、咸，寒。为清热化痰养生食品。日常食之可清热泻热、化痰下气。适于热性体质、肥胖痰湿体质者食用。常用养生方如鹿角菜汤。食疗能清热，化痰，散结。主要用于小儿骨蒸劳热、痰结痞积、瘿瘤、痔疮。可煮食或浸酒饮。选方如《岭南采药录》以本品作海藻酒饮，用于瘿气；以本品作琥珀糖食，去上焦浮热。

（2）麒麟菜：又名鸡脚菜、鸡胶菜。为红翎科植物麒麟菜的藻体。分布于南方海区。《本草纲目拾遗》谓："今人蔬食中多用之，煮食亦酥脆；又可煮化为膏，切片食。"食性咸平。为化痰减肥养生食品。日常食之可化痰湿、瘦肥人。适于肥胖痰湿体质者食用。常用养生方如麒麟菜羹。食疗能化痰消痰。主要用于痰结痞积、痔疮。可煮食。选方如《养生经验补遗》以本品煮烊，调以白糖进食，名石花膏，用于辛苦劳碌之人，或嗜酒多欲，忽生外痔。

十三、冬瓜子

冬瓜子又名白瓜子、瓜子、瓜瓣、冬瓜仁，为冬瓜的种子。大部分地区有产。作茶食供食。

【品质】以色白饱满者为佳。

【食性】甘，凉。归肺、大肠、小肠经。

【养生】为补益清利养生食品。日常食之可补益脾胃、养肝明目、滋润肌肤、清肺利尿。适于脾胃虚弱体质、热性体质，以及无病强身者食用。日常作茶食进食。

【食疗】清肺化痰，消痈排脓，利湿。

【应用】

（1）用于痰热咳嗽、咳吐黄痰，以及肺痈、肠痈。可配伍梨、冰糖、薏苡仁等同用。

（2）用于淋病、水肿、小便不利、湿热带下。可单用或配伍应用。

此外，还可用于产后缺乳，脚气。

近代用于百日咳、支气管炎、肾炎。

【选方】

（1）冰糖炖瓜仁豆腐：冬瓜仁、冰糖、豆腐，炖食。用于肺热咳嗽。

（2）瓜仁散：陈冬瓜仁炒后研末，空腹米汤调食。用于男子白浊，女子白带（《救急易方》）。

（3）冰糖炖瓜仁：冰糖、冬瓜仁，隔水炖食。用于妇女带下。

（4）瓜仁糖散：冬瓜仁、红糖，共研末，冲食。用于百日咳，支气管炎。

（5）冬瓜仁炖鲢鱼：冬瓜仁、鲢鱼，炖食，用于产后乳汁不下或乳少。

【食法】宜炒食或煮食。

【宜忌】诸养生不忌。

十四、芥菜（附：白芥、芥末）

芥菜又名大芥、皱叶芥、雪里蕻，为十字花科植物芥菜的嫩茎叶，各地均有栽培，作蔬菜供食。

【品质】以冬收青嫩者为佳。

【食性】辛，温。归肺、胃经。

【养生】为温通行气养生食品。日常食之可温中利膈、宣通行气。适于寒性体质、气郁体质者食用。常用养生方如芥菜粥、雪里蕻炒肉丝等。

【食疗】宣肺豁痰，利膈开胃。

【应用】主要用于寒饮咳喘、胸膈满闷。可单用煮汤食。

此外，还可用于胃寒腹痛。

近代用于慢性咽喉炎声音嘶哑、肾炎、泌尿系结石。

【选方】

（1）芥菜汤：芥菜 100 克，调味煮汤食。用于痰饮咳嗽。

（2）芥菜粥：芥菜 150 克，粳米 100 克，鸡蛋 1 枚，调以油、盐，煮粥食。用于寒饮咳喘，慢性咽喉炎声音嘶哑。

【食法】宜煮食或炒食。

【宜忌】有疮疡、目疾、痔疮、便血者不宜食用。

附：

（1）白芥：又名胡芥、蜀芥，为十字花科植物白芥的嫩茎叶，各地多有栽培。食性辛温，归肺经。为温暖脾胃养生食品。日常食之可温暖脾胃、开胃助食。适于脾胃阴寒体质者食用。常用养生方如白芥炒肉丝。食疗能温中散寒。主要用于咳嗽气急、胃腹冷痛。宜煮食。宜忌同上。

（2）芥末：又名芥辣粉，为白芥的种子。《调疾饮食辩》谓："白芥子生研末取辣，入食料辛辣如芥苔，颇爽口，宜拌猪羊肠肚食。"食性辛温，归肺、胃经。养生同上。食疗能利气豁痰，温胃散寒，通络止痛。主要用于寒饮咳喘、反胃吐食、胃寒疼痛、寒湿痹痛。此外，还可用于瘰疬。近代用于支气管哮喘、慢性气管炎、结核性胸膜炎。作调味食品。常用量为 3 ~ 9 克。选方如《调疾饮食辩》以本品调粥食，名芥子粥，用于豁痰利气；《千金方》以橘皮汤调食，用于痰在胸胁，咳嗽支满，上气多唾。有目疾、咽喉疮疡、出血、阴虚火旺及孕妇者不宜食用。

十五、蔊菜

蔊菜又名塘葛菜、干油菜、野雪里蕻、山萝卜，为十字花科植物蔊菜的嫩茎叶。南北各地均有分布，作野菜类供食。《本草纲目》谓："南人连根叶拔而食之，味极辛辣，呼为辣米菜。"

【品质】以鲜嫩者为佳。

【食性】辛，温。归肺、肝经。

【养生】为健胃化痰养生食品。日常食之可健胃助食、温暖中焦、化痰利尿。适于胃寒体质、痰湿体质及妇女产后食用。常用养生方如辣米菜粥。

【食疗】化痰止咳，利尿，活血。

【食疗】

（1）用于风寒感冒、咳嗽痰喘。可单用煮食，或配伍葱白等同用。

（2）用于黄疸、水肿、淋病。可单用或配伍应用。

（3）用于干血痨、跌打损伤。可配伍红糖、酒等同用。

此外，还可用于咽痛、麻疹不易透发、胃脘痛、头目眩晕、关节风湿痛。

近代用于慢性支气管炎、风湿性关节炎。

【选方】

（1）蕹菜葱白汤：蕹菜30克，葱白10克，煮汤食。用于风寒感冒（《福建中草药》）。

（2）蕹菜汤：蕹菜50克，煮汤食，用于热咳（《贵阳民间药草》）；此方也可用于胃脘痛，风湿关节痛（《福建中草药》）。

（3）蕹菜红糖汤：蕹菜50克，调以红糖，煮汤食。用于干血痨（《上海常用中草药》）。

（4）蕹菜酒饮：鲜蕹菜50克取汁，热酒冲食。用于跌打肿痛（《福建中草药》）。

（5）辣米菜粥：辣米菜50克，粳米100克，熟羊肉50克，调以葱、姜末、盐、味精、猪油，煮粥食。用于胃寒腹痛，关节风湿痛，产后腹痛寒痢，虚劳不足，妇人干血痨。

（6）蕹菜汁：鲜蕹菜取汁，调以食盐，开水冲饮。用于麻疹不透（《福建中草药》）。

（7）蕹菜炒鸡蛋：嫩蕹菜炒鸡蛋进食。用于头目眩晕（《贵阳民间药草》）。

【食法】宜煮食。

【宜忌】有阴虚火旺者不宜食用。

第二节　止咳平喘类食物

止咳平喘类食物是指以调整肺主呼吸的功能，减轻或消除咳嗽和喘息为主要作用的一类食物。

止咳平喘类食物主要用于调整肺主呼吸的功能和治疗多种原因所引起的咳嗽喘息病证。

一、甜杏仁（附：杏子、苦杏仁）

甜杏仁主产于河北、北京、山东等地。可作茶食或制甜食、饮料等供食，属于既是食品又是中药材的物质。

【品质】以大而饱满肥厚者为佳。

【食性】甘，平。归肺、大肠经。

【养生】为滋养润肺养生食品。日常食之可滋养润肺、润泽肌肤。适于肺燥体质、肠燥体质，以及秋季养生、美容保健和无病强身者食用。常用养生方如杏仁豆腐、杏仁冻、杏仁糕等。

【食疗】润肺祛痰，止咳平喘，润肠通便。

【食疗】

（1）用于虚劳咳嗽、气喘、咽干。可单用煮食，或配伍蜂蜜、胡桃肉、枇杷、冰糖等同用。

（2）用于肠燥便秘。可单用煮食，或配伍蜂蜜等同用。

此外，还可用于痔血。

近代用于慢性气管炎。

【选方】

（1）杏仁蜜膏：甜杏仁打碎，蜂蜜，熬膏食。用于虚劳咳嗽，燥咳，肠燥便秘。

（2）杏仁炖猪肺：甜杏仁、猪肺，调味炖食。用于虚劳咳嗽。

（3）甜杏仁粥：甜杏仁研碎，粳米，冰糖，煮粥食。用于慢性咳嗽，痔疮下血。

【食法】作茶食或煮食。

【宜忌】诸养生不忌。

附：

（1）杏子：又名杏实。以大而甜者为佳。食性酸甘温。为润肺生津养生食品。日常食之可润肺补肺、生津养胃。适于肺燥体质、胃燥体质者食用。食疗能润肺定喘，生津止渴。主要用于肺燥咳嗽、虚劳咳嗽、津伤口渴。可生食。不宜多食，小儿尤应注意。

（2）苦杏仁：为蔷薇科植物山杏（苦杏）、西伯利亚杏（山杏）、东北杏或杏的干燥成熟种子。性味苦，微温；有小毒。归肺、大肠经。食疗能止咳平喘、润肠通便，为治咳喘之要药。阴虚咳喘及大便溏泻者忌用。本品有小毒，用量不宜过大，婴儿慎用。药效与甜杏仁类似，甜杏仁药力缓慢，且偏于润肺止咳。

二、银杏

银杏又名白果，为银杏科植物银杏的种子，各地均有栽培。作果品或入馔食，属于既是食品又是中药材的物质。

【品质】以种仁饱满而色白者为佳。

【食性】甘、苦、涩，平。有小毒。归肺、肾经。

【养生】为补肺益肾养生食品。日常食之可补肺敛肺、益肾固摄。适于肺虚体质、肾虚体质、妇女带下，以及无病强身者食用。常用养生方如银杏鸡。

【食疗】敛肺气，定喘嗽，止带浊，缩小便。

【应用】

（1）用于咳嗽、哮喘。可单用炒食或煮食，或配伍甜杏仁、蜂蜜等同用。

（2）用于白带、白浊、遗精、小便频数。可单用炒食或煮食，或配伍莲子、乌骨鸡等同用。

此外，还可用于肠风下血、小儿腹泻、头风眩晕、噎食反胃。

近代用于支气管哮喘、慢性气管炎、肺结核。

【选方】

（1）银杏粥：银杏4枚，粳米100克，调以白糖，煮粥食。用于肺病咳喘。

（2）银杏莲子鸡：银杏、莲肉、糯米各15克，共研细末，入乌鸡腹内，调味空腹炖食。用于赤白带下，下元虚惫（《濒湖集简方》）。

（3）豆浆银杏：银杏10枚，每日早晨豆浆送食。用于女子白带，久食效果颇佳（《疾病饮食指南》）。

（4）酒煮银杏：银杏3枚，酒煮食，连食4～5日。用于梦遗（《湖南药物志》）。

（5）煨银杏：银杏煨熟食，用于小便频数（《品汇精要》）；此方也可用于肠风下血，赤白带下（《随息居饮食谱》）。

（6）银杏蛋：银杏2枚，去皮研末，鸡蛋打孔，放入银杏末，封口烧熟食。用于小儿腹泻（内蒙古《中草药新医疗法资料选编》）。

（7）银杏红枣汤：银杏10克，炒熟研粉，红枣汤调食。用于头风眩晕。

（8）银杏米饭：银杏肉、粳米，蒸熟，和蜜食。用于大疮不出头者（《滇南本草》）。

（9）银杏核桃膏：银杏、核桃，捣烂制膏食。用于噎食反胃，白浊，冷淋（《滇南本草》）。

（10）油浸银杏：中秋节前夕采摘半青带黄银杏，连同肉质外种皮浸入生菜油内，100天后取出，每日早、中、晚各食1粒（去皮），饭前进食，连服1～3个月。用于肺结核。

（11）银杏蒸鸭：银杏200克、光鸭1只（约1000克）。银杏去芯，混入鸭肉中，加入清汤，蒸制食用。可止咳化痰、补虚平喘，适于气阴两虚或肺癌虚喘患者（《常见中老年疾病防治》）。

【食法】可炒食、煨食或煮食。

【宜忌】

（1）不宜与鳗鲡鱼同食。

（2）不宜生食、多食，小儿尤应注意。

（3）诸养生不忌。

（4）食银杏中毒者，可临时以甘草或银杏壳煮汤服。

三、枇杷

枇杷为蔷薇科植物枇杷的成熟果实，分布于长江流域以南及甘肃、陕西、河南等地。作果品供食。《随息居饮食谱》谓："蜜饯、糟收，可以藏久。"

【品质】以个大纯甘而独核者为佳。

【食性】甘、酸，凉。归肺、肝经。

【养生】为滋润生津养生食品。日常食之可滋润五脏、生津养胃、清肺润肺。适于津亏内燥体质、热性体质、瘵病后体虚，以及无病强身者食用。常用养生方如枇杷膏。

【食疗】润肺止咳，生津止渴，下气止呕。

【应用】

（1）用于肺热咳嗽、咯血、衄血，以及虚劳咳嗽。可单用生食。

（2）用于燥渴。可单用鲜食或作糖水枇杷食。

（3）用于呕逆。可单用或配伍应用。

此外，还可用于便血，小儿胎毒。

【选方】

（1）枇杷西米粥：枇杷6枚，西米50克，白糖100克，煮粥食。用于肺热咳嗽，咯血、衄血，胃热呕逆。

（2）枇杷膏：枇杷、冰糖，制膏食。用于虚劳咳嗽，咯血。

【食法】可生食、制膏或煮食。

【宜忌】本品多食助湿生痰，有痰湿内盛、脾虚滑泻者不宜食用。

四、罗汉果

罗汉果又名拉汗果、假苦瓜。为葫芦科植物罗汉果的果实。主产于广西。作果品、饮料供食，属于既是食品又是中药材的物质。

【品质】以个大味甜者为佳。

【食性】甘，凉。归肺、脾经。

【养生】为清润肺胃养生食品。日常食之可清凉润肺、养胃润肠。适于肺热体质、胃热肠燥体质，以及保护声带食用。常用养生方如罗汉果粥。

【食疗】清肺止咳，润肠通便。

【应用】

（1）用于痰火咳嗽。可单用或配伍应用。

（2）用于肠燥便秘。可单用煮汤食。

此外，还可用于咽喉肿痛，声音嘶哑。

近代用于百日咳、扁桃体炎、咽喉炎、急性胃炎，以及抗癌。

【选方】

（1）罗汉果炖肉：罗汉果、猪精肉，调以冰糖炖食。用于痰火咳嗽（《岭南采药录》）。

（2）罗汉果粥：罗汉果1枚，猪精肉末50克，粳米100克，调以食盐、味精、麻油，煮粥食。用于痰火咳嗽，百日咳，大便秘结，慢性咽炎，支气管炎。

（3）罗汉果炖柿饼：罗汉果1枚，柿饼30克，炖食。用于百日咳。

【食法】可煮食或制饮料饮用。

【宜忌】诸养生不忌。

五、柿饼（附：柿子、柿霜）

柿饼又名干柿、柿花、柿干，为柿科植物柿的果实经加工而成的饼状食品，各地均有生产，作果品供食。《随息居饮食谱》谓："体坚耐久，并可充粮。"

【品质】以北产无核者为佳。

【食性】甘、涩，寒。归肺、大肠经。

【养生】有"果中圣品"之称。为健脾润肺养生食品。日常食之可健脾益胃、润肺利咽。适于脾胃虚弱体质、肺燥体质，以及老幼养生食用。常用养生方如柿饼粥、糖水柿饼等。

【食疗】润肺止咳，凉血止血，涩肠止泻。

【应用】

（1）用于肺热咳嗽、痰中痰血、咯血。可单用蒸食，或配伍应用。

（2）用于吐血、血淋、肠风下血、痔疮下血。可单用煮食，或配伍槐花等同用。

（3）用于久泻下痢。可配伍山药煮粥食。

此外，还可用于反胃、呃逆、耳聋、鼻塞。

近代用于高血压病。

【选方】

（1）蒸柿饼：柿饼饭上蒸熟食，用于肺热咳嗽；又方以本品切碎煮汤饮，用于产后嗽逆，气乱心烦（《随息居饮食谱》）；又方单以柿饼日日食之，用于痘疮入目（同上）；又方饭上蒸熟，日日同饭食，不饮水更妙，用于反胃，便泻，凡小儿初食饭时，亦如是嚼喂食甚良（同上）。

（2）柿饼散：柿饼烧灰存性，研末，米汤调食。用于血淋（《世医得效方》）。

（3）柿饼粥：柿饼细切，同粳米煮粥食，用于热痢，血淋（《随息居饮食谱》）；此方也可用于秋痢（《食疗本草》）；又方加槐花煮粥食，用于便血；又方以本品配伍粳米、豆豉煮粥，日日空腹进食，用于耳聋鼻塞（《太平圣惠方》）。

【食法】可生食、蒸食或煮食。

【宜忌】

（1）养生宜蒸食或煮食。

（2）有脾胃虚寒、痰湿内盛者不宜食用。

附：

（1）柿子：又名朱果。以个大无核而熟透不涩者为佳。食性同柿饼，归心、肺、大肠经。为清润肺胃养生食品。日常食之可清热润肺、养胃生津。适于热性体质、胃燥体质者食用。食疗能清热润肺，生津止渴。主要用于肺热咳嗽、咳血、咽喉干燥、大便燥结、热渴、口舌生疮。此外，还可用于虚劳不足。近代用于慢性气管炎，高血压病。可鲜食。不宜与蟹、酒同食。有脾胃虚寒、痰湿内盛及缺铁性贫血者不宜食用。

（2）柿霜：又名饼柿霜、柿霜饼。为制柿饼后所生的白色粉霜。《随息居饮食谱》谓："柿霜乃柿之精液。"食性甘凉，归心、肺经。养生同上。食疗能清热润燥，化痰宁嗽。主要用于肺热燥咳、咽干喉痛、口舌生疮、吐血、咯血、肠风痔血。可冲食或入粥食。

六、猪肺（附：羊肺）

【品质】以色白纯净、无筋膜者为佳。

【食性】甘，平。归肺经。

【养生】为补肺强壮养生食品。日常食之可补益肺气、强壮身体。适于肺气虚弱体质、老年人及无病强身者食用。常用养生方如猪肺粥。

【食疗】补肺止咳。

【应用】主要用于肺虚久咳、咯血。可配伍薏苡仁、萝卜、杏仁等同用。

此外，还可用于吐血、肺脓疡、便血、鼻血、牙龈出血。

近代用于胃溃疡及十二指肠溃疡出血。

【选方】

（1）麻油炒肺片：猪肺1具切片，麻油炒熟，同粥食。用于肺虚咳嗽（《证治要诀》）。

（2）猪肺薏仁米：薏仁米研末，猪肺煮熟，白蘸进食。用于嗽血肺损（《证治要诀》）。

（3）猪肺萝卜杏仁汤：猪肺、萝卜、杏仁，调味炖食。用于肺虚久咳。

（4）猪肺粥：猪肺1具，反复灌洗极净后煮熟，去尽筋膜，再煮糜化食，或和米作粥食，或同薏仁米作羹食。用于肺痿咳血，上消（《疾病饮食指南》）。

（5）猪肺绿豆银杏汤：猪肺、绿豆、银杏，调味炖食。用于肺脓疡。

【食法】宜煮食。

【宜忌】诸养生不忌。

附：

羊肺：食性甘平，归肺经。养生同上，并可用于病后虚羸、产后虚弱。常用养生方如羊肺汤。食疗能补肺气，调水道。主要用于肺痿咳嗽、消渴、小便不利或频数。宜煮食。

✔ 总结

1.化痰止咳平喘类食物根据其化痰或止咳平喘的主要作用不同，又可进一步分为化痰类和止咳平喘类食物。

2.化痰类重点食物包括桔梗和海蜇头。

3.止咳平喘类重点食物包括甜杏仁和银杏。

✔ 思考题

1.试述桔梗的常用食疗功效及其应用。

2.试述雪羹汤的配方、制作方法及其应用。

3.试述甜杏仁的养生作用、应用范围及其常用配方。

4.银杏常用的食疗古方有哪些？简述其配方组成、制作方法及其应用（列举3个食疗古方）。

5.简述煨椒梨的制作方法及功效。

6.常见的化痰类和止咳平喘类食物有哪些？各列举除重点食物以外的3种食物。

第十一章　解表类食物

本章内容： 辛温解表类食物：紫苏叶、生姜等

　　　　　　 辛凉解表类食物：菊花、桑叶等

教学时间： 2 课时

教学目的： 通过本章的教学，使学生了解相关的概念，掌握重点食物的作用与应用。了解一般常见食物的作用与应用。

教学要求： 1. 掌握重点食物的养生作用、食疗功效、应用范围、常用配方及其使用上的宜忌。

　　　　　　 2. 了解一般常见食物的养生和食疗功效。

解表类食物是指以发散宣透，疏解表邪，能调畅营卫运行，以及治疗表证为主要作用的一类食物。

解表类食物多具辛味，辛能发散，使肌表之邪外散或从汗解，又称发汗解表。主要用于调和营卫和治疗外感表证。此外，部分解表类食物尚有透发麻疹、退肿、消散疮疡的作用，故还可用于麻疹初起、透发不畅，水肿初期、疮疡初期，风湿在表等。又辛能健胃，故还可用于食欲不振。

解表类食物据其辛温和辛凉的不同，又可进一步分为辛温解表类食物和辛凉解表类食物。

解表类食物大多气味芳香（含有挥发油），故烹煮加热时间不宜过长，以免影响效用。

第一节 辛温解表类食物

辛温解表类食物性味多属辛温，能发散风寒。主要用于风寒感冒。此外，有的还可用于水肿、疮疡及风湿痹痛。

辛温解表类食物大多发汗力较强，故体虚易汗者不宜多食。

一、紫苏叶（附：紫苏梗）

紫苏叶又名苏叶，为唇形科植物皱紫苏或尖紫苏的叶，大部分地区有分布，作蔬菜或芳香调味品供食。《本草纲目》谓："紫苏嫩时采叶，和蔬茹之，或盐及梅卤作菹食甚香，夏月作熟汤饮之。"

【品质】以叶大色紫而香气浓者为佳。

【食性】辛，温。归肺、脾经。

【养生】为行气宽中养生食品。日常食之可行气宽中、芳香开胃、促进食欲，孕妇食之并能安胎，烹制鱼蟹并可解毒。适于脾胃气滞体质、胃弱体质、妊娠安胎，以及配伍烹制鱼蟹等海产品。常用养生方如紫苏叶汤。

【食疗】发散解表，理气和中，止呕安胎，解鱼蟹毒。

【应用】

（1）用于风寒感冒、恶寒发热、头痛鼻塞、咳嗽气喘、胸闷不舒，以及泄泻腹痛。可配伍生姜、葱白、杏仁、陈皮等同用。《本草正义》记载紫苏"外开皮毛，泄肺气而通腠理；上则通鼻塞，清头目，为风寒外感灵药"。

（2）用于脾胃气滞，胸腹胀满、呕吐。可单用煮汤食。

（3）用于妊娠恶阻，胎动不安。可单用或配伍应用。

（4）用于食鱼蟹中毒，腹痛吐泻。可单用煮汤食，或配伍生姜、白芷等同用。

此外，还可用于痢疾腹痛，经前期腹痛，乳痈初起。

近代用于慢性气管炎。

【选方】

（1）紫苏姜糖饮：紫苏叶 10 克，生姜 10 克，红糖 20 克，沸水冲泡饮。用于风寒感冒，头痛发热，恶心呕吐。

（2）紫苏人参汤：紫苏叶 30 克，人参 10 克，共研末，煮汤饮。用于咳逆短气（《圣济总录》）。

（3）紫苏汤：紫苏叶煮汤食，用于伤寒喘不止（《金匮要略》）；此方也可用于干霍乱（《随息居饮食谱》）。

【食法】可冲泡饮或煮汤食。

【宜忌】

（1）有气虚多汗者不宜食用。

（2）不宜久煮。

附：

紫苏梗：又名苏梗，为紫苏的茎。食性辛，温，归肺、脾、胃经。养生少用。食疗能理气舒郁，和胃安胎。主要用于胸脘痞闷、气滞腹胀、嗳气呕吐、噎膈反胃、胎动不安。宜煮汤饮。

二、生姜（附：生姜皮）

生姜为姜科植物姜的新鲜根茎，除东北外大部分地区有栽培，作蔬菜和调味品供食。《本草纲目》谓："姜，辛而不荤，去邪辟恶，生啖，熟食，醋、酱、糟、盐、蜜煎调和，无不宜之，可蔬可茹，可果可药，其利溥矣。"

【品质】以质嫩块大者为佳。

【食性】辛，微温。归肺、胃、脾经。

【养生】为温肺暖脾养生食品。日常食之可温肺暖脾、开胃助食。适于肺脾虚寒体质、胃弱体质，以及预防晕车和预防胆结石食用。常用养生方如生姜粥。

【食疗】发汗解表，温中止呕，温肺止咳。

【应用】

（1）用于风寒感冒，恶寒发热、头痛鼻塞等。可单用煮汤食，或配伍紫苏叶、红糖、葱白等同用。

（2）用于胃寒呕吐。本品温中降逆以止呕，为胃逆呕吐食疗佳品，有"呕家圣药"之称。可单用捣汁饮，或以煨姜煮汤食，或配伍紫苏叶等同用。

（3）用于肺寒咳嗽、痰饮咳喘。可配伍萝卜、蜂蜜等同用。

此外，还可用于胀满腹泻，痢疾，妇女宫冷不孕，眩晕，解鱼、蟹、禽、兽肉诸毒。

近代用于胃、十二指肠溃疡，急性细菌性痢疾，慢性气管炎，胆结石，蛔虫性肠梗阻。

【选方】

（1）姜糖饮：生姜 10 克切丝，沸水冲泡，加盖略焖，调以红糖热饮，用于风寒感冒；又方以本品捣泥，调以红糖，九蒸九晒，经期进食，用于妇女宫冷不孕；又方以本品配伍红糖捣糊食，用于急性细菌性痢疾；又方以本品配伍饴糖煮汤食，用于冷痰嗽（《本草汇言》）。

（2）生姜紫苏汤：生姜、紫苏叶，煮汤食。用于感冒风寒（《本草汇言》）。

（3）生姜粥：生姜、粳米，煮粥食，用于散表寒，以及胃寒吐逆，上气干呕（《调疾饮食辩》）；又方加须葱煮粥，调以米醋热食，用于感冒风寒，暑湿头痛，骨疼，四时疫气流行初起（《奇效方》神仙粥）。

（4）五汁膏：蜂蜜、姜汁、萝卜汁、梨汁、人乳，共熬成膏，早晚沸水调食。用于劳嗽（《经验广集》）。

（5）姜蜜膏：姜汁、白蜜，制膏调食，禁一切杂食，用于 30 年咳嗽（《千金方》）；又方以姜汁配伍蜜糖食，用于蛔虫性肠梗阻。

（6）姜茶汤：生姜切丝，茶叶，煮汤饮。用于痢疾。

【食法】可生食、捣汁饮或煮食。

【宜忌】有阴虚内热者不宜食用。

附：

生姜皮：又名姜皮、生姜衣。为生姜的外皮。食性辛凉，归脾、肺经。养生少用。食疗能行水消肿。主要用于水肿胀满。可煮汤食。

三、香薷

香薷又名香草、香茸、香茹、蜜蜂草，为唇形科植物海州香薷的全株，主产于江西、河北、河南等地。其中以产于江西者品质最好，故又称江香薷。以嫩茎叶作蔬菜或香料供食。《本草衍义》谓："两京作圃种，暑月亦作蔬菜，治霍乱不可缺也，用之无不效。"《本草纲目》又谓："香薷有野生，有家莳，中州人三月种之，呼为香菜，以充蔬品。"

【品质】以质嫩香浓者为佳。

【食性】辛，微温。归肺、胃经。

【养生】为温中行气养生食品。日常食之可温暖脾胃、调畅气机，适于胃寒体质、气机不畅者食用。常用养生方如香薷狗肉汤。

【食疗】发汗解暑，化湿和中，利水消肿。

【应用】

（1）用于夏季感寒饮冷，伤于暑湿，恶寒发热、头痛无汗、腹痛吐泻等。可单用煮汤食，或配伍应用。

（2）用于水肿、小便不利、脚气。可单用或配伍应用。

此外，还可用于鼻衄，舌出血。

【选方】

（1）香薷汤：香薷煮汤热饮。用于夏季风寒暑湿感冒。

（2）香薷扁豆粥：香薷、扁豆，粳米，先煮扁豆、粳米，粥成入香薷略煮即可进食。用于暑湿感冒，水肿。

（3）香薷膏：香薷浓煮制膏食。用于水胀病证（《本草衍义补遗》）。

（4）香薷散：干香薷研末，水调食。用于鼻衄（孟诜）。

（5）香薷汁：香薷汁饮服，每日3次。用于舌上忽出血如孔者（《肘后方》）。

【食法】宜煮食。

【宜忌】有气虚多汗者不宜食用。

四、白芷

白芷又名芳香、香白芷，为伞形科植物白芷的根，主产于浙江、四川、河北、河南等地，作辛香调料供食。

【品质】以香气浓者为佳。

【食性】辛，温。归肺、胃经。

【养生】为温中健胃养生食品。日常食之可温暖脾胃、健胃助食。适于寒性体质、胃弱体质者食用。常用养生方如白芷粥。

【食疗】祛风解表，止痛，燥湿，消肿排脓。

【应用】

（1）用于风寒感冒，头痛鼻塞。可配伍应用。

（2）用于阳明经头痛、眉棱骨痛、头风痛、牙痛。为诸头痛及鼻渊头痛食疗佳品。可单用或配伍应用。

（3）用于寒滞带下。可配伍应用。

（4）用于疮疡肿痛。多配伍应用。

此外，还可用于肠风痔漏，风湿燥痒，大便风秘。

【选方】

（1）白芷粥：白芷10克研末，和粳米煮粥食。用于风寒感冒，头痛鼻塞。

（2）白芷炖鱼头：白芷、鱼头或猪脑，炖食。用于头风痛。

（3）白芷散：白芷研细末，米汤调食，用于肠风（《百一选方》）；又方白芷炒研为末，米汤入蜜调食，用于大便风秘（《十便良方》）。

【食法】可研末冲食或煮食。

【宜忌】有阴虚内热者不宜食用。

五、葱白（附：葱叶）

葱白又名葱茎白、葱白头。为百合科植物葱的鳞茎。各地均有栽培。作蔬菜或调味品供食。《本草图经》谓："凡葱皆能杀鱼肉毒，食品所不可缺也。"

【品质】以产于冬季而味辛甘者为佳。

【食性】辛，温。归肺、胃经。

【养生】为温通阳气养生食品。日常食之可温散通阳、健脾开胃，产后食之并能通乳汁，烹调用之能解鱼肉诸毒，辟食物寒性，又为烹饪调和之佳品。适用于寒滞体质、胃寒食少及妇女产后食用。常用养生方如葱白粥、大葱煮豆腐等。

【食疗】发汗解表，散寒通阳。

【应用】

（1）用于感冒风寒证。多配伍生姜、淡豆豉等同用，以增强发汗解表之力。

（2）用于阴寒腹痛、腹泻、痢疾。可单用煮汤食，或配伍应用。

此外，还可用于胃痛，胃酸过多，消化不良，蛔虫及蛔虫性急腹痛，尿血，妇女胎动下血，小儿初生不小便，乳痈初起，水肿。

近代用于细菌性痢疾、肾结石。

【选方】

（1）葱豉汤：葱白、豆豉，煮汤顿饮，用于伤寒初觉头痛，肉热，脉洪起一二日（《补缺肘后方》）；又方煮粥食，用于发散表寒（《调疾饮食辩》葱豉粥）。

（2）葱白粥：连根葱白、粳米，先以粳米煮粥，入葱白略煮，调以食醋，热食取汗即解，用于时疾头痛发热者（《济生秘览》）；又方葱白细切，和米煮粥，空腹进食，用于赤白痢（《食医心镜》）；又方葱白细切，侯粥将成时投入，煮熟热啜取汁，主散表寒，行气，又主胃寒呕吐，泄泻，气痢，腹痛，葱不宜过多（《调疾饮食辩》）。

（3）葱姜汤：葱白、生姜，煮汤热饮。用于伤寒头痛如劈（《活人书》）。

（4）蒸糖葱：葱头4枚捣烂，调以红糖，蒸熟食，每日3次。用于胃痛，胃酸过多，消化不良（内蒙古《中草药新医疗法资料选编》）。

（5）麻油葱白汁：葱白捣汁，调以麻油，空腹进食，用于虫积卒心急痛，牙关紧闭欲绝（《瑞竹堂经验方》）；此方也可用于蛔虫性急腹痛。

（6）葱白汤：葱白煮汤，热食取汗，食葱令尽，用于妊娠7月，伤寒壮热，赤斑变为黑斑，溺血（《伤寒类要》）；又方煮浓汤饮，用于孕妇胎动下血，未死即安（《随息居饮食谱》）；此方也可用于腹皮麻痹不仁（《世医得效方》）；此方也可用于乳痈初起（《随息居饮食谱》）。

（7）葱白大枣汤：葱白20根，大枣20枚，煮汤食。用于霍乱烦躁，卧不安稳（《补缺肘后方》）。

（8）人乳葱白汤：人乳、葱白，煮汤饮。用于小儿初生不小便（《外台秘要方》）。

（9）葱煎豆腐：葱白煎豆腐进食。用于水肿，小便闭而大便泻（《折肱漫录》）。

（10）葱炖猪蹄：生葱、猪蹄各250克，清炖食，不入盐。用于肾结石，效用显著。

【食法】可捣汁饮或煮食。

【宜忌】

（1）不宜与蜂蜜同食。

（2）气虚易汗者不宜食用。

附：

葱叶：食性辛温。养生同上而力弱。食疗能祛风发汗。主要用于风寒感冒、头痛鼻塞、身热无汗。可煮汤食。

六、荆芥

荆芥又名假苏、稳齿菜、四棱杆蒿。为唇形科植物荆芥的全草。大部分地区有分布。以嫩叶作蔬菜或香料供食。《日华子本草》谓："作菜生、熟食并煎茶，治头风并汗出"。

【品质】以嫩而香气浓烈者为佳。

【食性】辛，温。归肺、肝经。

【养生】为芳香健胃养生食品。日常食之可健胃助食、通利脏腑。适于胃弱体质、脏腑气机不畅者食用。常用养生方如炒荆芥、荆芥馄饨、拌荆芥等。

【食疗】祛风解表，止血，消疮毒。

【应用】

（1）用于风寒感冒，发热恶寒、头痛、咳嗽、咽喉肿痛、无汗等。多配伍应用。

（2）用于麻疹初起，透发不畅，以及风疹瘙痒。可配伍应用。

（3）用于疮疡初起，以及疥疮、瘰疬。可配伍清热解毒食物同用。

（4）用于吐血、衄血、便血、崩漏以及产后血晕。本品炒炭后应用，可单用或配伍应用。

近代用于荨麻疹。

【选方】

（1）荆芥馄饨：荆芥作馄饨食。用于大便下血（《经验方》）。

（2）荆芥槐花散：荆芥、槐花各10克，炒干研末，清茶调食。用于大便下血（《简便单方》）。

【食法】宜煮汤食。

【宜忌】

（1）不宜与驴肉、无鳞鱼同食。

（2）有表虚自汗者不宜食用。

七、芫荽

芫荽又名香菜、香荽、胡荽，为伞形科植物芫荽带根的全株，各地均有栽培，作蔬菜或调味品供食。

【品质】以鲜嫩而香气浓厚者为佳。

【食性】辛，温，归肺、胃经。

【养生】为温中健胃养生食品。日常食之可温暖脾胃、健胃助食、通利肠腑。适于寒性体质、胃弱体质及肠腑壅滞者食用。常用养生方如芫荽汤。

【食疗】发汗透疹，消食下气。

【应用】

（1）用于麻疹初期，疹透不畅，以及风寒感冒，发热无汗。可单用煮汤食，或配伍同用。

（2）用于食滞胃痛、脘腹痞闷。可单用煮汤食。

此外，还可用于肠风下血。

【选方】

（1）芫荽汤：芫荽50克，煮汤食。用于小儿麻疹不透，风寒感冒，食滞不化。

（2）芫荽粥：芫荽、粳米、熟牛肉，调以生姜、陈皮、食盐、味精，煮粥食。用于风寒感冒，食滞不化。

【食法】可生食、冲汤食或煮食。

【宜忌】本品多食耗血伤气，有气虚及溃疡病者不宜食用。

第二节　辛凉解表类食物

辛凉解表类食物性味多属辛凉，能发散风热，主要用于风热感冒。部分食物兼有清头目、利咽喉、宣肺止嗽、发散透疹的作用，还可用于风热眼疾、咽喉肿痛、风热咳嗽、疹出不畅等。

一、菊花（附：菊花苗）

菊花又名金精、甘菊、甜菊花，为菊科植物菊的头状花序。因产地、花色、加工方法的不同，又有白菊花、黄菊花、杭菊花、滁菊花等不同。大部分地区有栽培。作蔬菜、饮料供食。《本草纲目》谓："嫩叶及花皆可煤食。"《随息居饮食谱》又谓："点茶、蒸露、酿酒皆佳。"

【品质】以深秋采摘而气清香者为佳。

【食性】辛、甘、苦，微寒。归肺、肝经。

【养生】为清热解毒养生食品。日常食之可清热解毒、清肝明目、通利肠胃、抗衰延年。适于热性体质、肝火体质、肠胃积热，以及夏季养生和老年人食用。常用养生方如菊花拌鸡丝、菊花焰饼等。

【食疗】疏风清热，平肝熄风，清肝明目，清热解毒。

【应用】

（1）用于风热感冒及温病初起，发热头痛等。可配伍桑叶等同用。

（2）用于肝风头痛、肝阳上亢头痛、眩晕。可配伍绿茶、槐花等同用。

（3）用于肝火目赤肿痛。可配伍桑叶、枸杞子等同用。

（4）用于疗疮肿毒。可配伍甘草等同用。

近代用于高血压病、冠心病。

【选方】

（1）菊槐绿茶饮：菊花、槐花、绿茶各5克，沸水冲泡饮。用于肝阳头痛，高血压病。

（2）菊花酒：菊花煮酒，或煮汁酿酒饮，用于头风眩晕，明目，除痿痹（《调疾饮食辩》）；又方用冬菊花浓煮酒，名冬菊花酒，饮至尽醉，渣敷患处，用于一切恶疗初起，立效，外科救命仙丹也（《调疾饮食辩》）。

（3）菊花甘草汤：菊花30克，甘草5克，煮汤代茶饮。用于疗毒（《外科十法》）。

（4）菊花粥：菊花、粳米，先以粳米煮粥，再入菊花略煮，调以白糖进食。用于风热头痛，头昏眼花，疗疮肿毒。

（5）蜂蜜菊花茶：杭白菊5～6朵，用开水冲泡，待水温下降至40～50℃，加入适量蜂蜜，调匀即可。具有醒脑、明目，特别对肝火旺、用眼过度导致的双眼干涩有较好的疗效。

【食法】可煮食、凉拌食、浸酒或泡茶饮。

【宜忌】清热宜用黄菊花；养生宜用白菊花。

附：

菊花苗：又名玉英、菊花脑，为菊的幼嫩茎叶。《调疾饮食辩》谓："菊苗盐腌、糖蜜钱，皆美过于诸蒿，且又能去头目风热，明目，调四肢，疗湿痹。升而不僭，香而不窜，佳品也。"食性甘苦微凉。为清肝泻热养生食品。日常食之可清肝泻热、强壮身体。适于肝热肝火体质者食用。常用养生方如菊苗粥。食疗能清肝明目。主要用于头风眩晕、目翳。宜煮食。选方如《遵生八笺》以本品配伍粳米煮粥，调以食盐进食，名菊苗粥，用于清目安心；民间以本品配伍冰糖煮汤代茶饮，用于顽固性头痛症。

二、桑叶

桑叶又名铁扇子、冬桑叶、霜桑叶，为桑科植物桑的叶，大部分地区有分布。可煮汤代茶饮。

【品质】 以经霜者为佳。

【食性】 苦、甘，寒。归肺、肝经。

【养生】 为清热凉血养生食品。日常饮之可清肺泻胃、清肝凉血、通利肠腑、益血长发。适于热性体质、血热体质以及肠胃积滞者食用。

【食疗】 疏风清热，清肝明目。

【应用】

（1）用于风热感冒，发热、头昏头痛、咳嗽、咽喉肿痛，以及风痹、瘾疹、肺热咳嗽。本品轻清凉散以疏风热。可单用煮汤代茶饮，或配伍菊花等同用。

（2）用于风热眩晕、目赤肿痛、多泪。可配伍菊花、枸杞子、黑芝麻等同用。

此外，还可用于血热吐血、脚气水肿、盗汗。

【选方】

（1）桑叶汤：桑叶煮汤代茶饮，用于咽喉红肿，牙痛（《上海常用中草药》）；此方也可用于劳热咳嗽（《本草纲目》）；此方也可用于热渴（《食疗本草》）；此方也可用于脚气水肿（《唐本草》）；此方也可用于摇头风（江西《草药手册》）；此方也可用于霍乱腹痛吐下（《本草拾遗》）。

（2）桑麻膏：桑叶研末，黑芝麻研末，白蜜，熬膏，空腹时用盐汤、临卧时用温酒调食。用于肝阴不足、眼目昏花、咳久不愈、肌肤甲错、麻痹不仁（《医级》桑麻丸）。

（3）桑叶散：桑叶研末，空腹米汤调食。用于盗汗（《丹溪心法》）。

【食法】 宜煮汤代茶饮或制膏食。

【宜忌】 诸养生不忌。

三、薄荷

薄荷又名蕃荷菜、升阳菜，为唇形科植物薄荷的全草或叶，主产于江苏、浙江、江西。《医学衷中参西录》谓："以之作蔬，不以之作药。……至唐时始列于药品。"《本草纲目》又谓："吴、越、川、湖人多以代茶。"

【品质】 以色绿味浓者为佳。

【食性】 辛，凉。归肺、肝经。

【养生】 为清利头目养生食品。日常食之可清利头目、消食化痰、调畅气机、利咽开音。适于热性体质、肝郁气滞体质者食用。常用养生方如薄荷糖。

【食疗】疏散风热，清利头目，利咽止痛，宣散透疹。

【应用】

（1）用于风热感冒及温病初起，头痛、发热等。多配伍应用。

（2）用于风热头痛、目赤。可配伍菊花、桑叶等同用。

（3）用于风热咽喉肿痛。可配伍桔梗等同用。

（4）用于麻疹初期，疹透不畅，以及风疹瘙痒。可配伍荆芥等同用。

此外，还可用于肝郁气滞、胸闷胁胀、牙痛、血痢。

近代用于荨麻疹。

【选方】

（1）薄荷糖：薄荷研细末，蜂蜜或白砂糖，制丸食。用于清上化痰，利咽膈，治风热（《简便单方》）。

（2）薄荷甘草汤：薄荷、甘草，煮汤代茶饮。用于牙痛、咽喉肿痛，为口齿咽喉圣药（《调疾饮食辩》）。

（3）薄荷汤：薄荷叶煮汤代茶饮。用于血痢（《普济方》）。

【食法】可煮汤代茶饮。

【宜忌】有表虚自汗及阴虚血燥者不宜食用。

四、葛根（附：葛粉、葛花）

葛根又名甘葛、粉葛，为豆科植物葛的根，主产于河南、湖南、浙江、四川等地。可供食用。陶弘景谓："葛根，人皆蒸食之，当取入土深大者。"

【品质】以肥大少筋而甘美者为佳。

【食性】甘、辛，平。归脾、胃经。

【养生】为清热生津养生食品。日常食之可清热泻热、生津养胃。适于热性体质、胃燥体质，以及夏季养生食用。常用养生方如葛根汤。

【食疗】发表解肌，宣散透疹，升阳止泻，生津止渴。

【应用】

（1）用于感冒发热、头痛项强。本品发表，除感冒发热，尤宜于感冒发热项强。可配伍应用。

（2）用于麻疹初起，疹出不畅。可配伍应用。

（3）用于泄泻下痢。可配伍应用。

（4）用于热病烦渴及消渴。可单用或配伍应用。

此外，还可用于热毒下血、心热吐血不止、鼻衄。

近代用于高血压脑病、心绞痛、突发性耳聋。

【选方】

（1）葛根藕汁饮：葛根汁、藕汁，和匀饮。用于热毒下血，或因吃热物发病

（《梅师集验方》）。

（2）葛根汁饮：葛根取汁饮，用于心热吐血不止（《广利方》）；此方也可用于鼻衄，终日不止，心神烦闷（《太平圣惠方》）；此方也可用于妊娠热病心闷（《伤寒类要》）；此方也可用于卒干呕不息（《补缺肘后方》）；此方也可用于酒醉不醒（《千金方》）；此方也可用于食诸菜中毒，发狂烦闷，吐下欲死（《补缺肘后方》）；此方也可用于服药失度，心中苦烦（《补缺肘后方》）。

（3）葛根甘草汤：葛根 15 克，甘草 3 克，煮汤食。用于突发性耳聋。

【食法】可煮食、蒸食或捣汁饮。

【宜忌】诸养生不忌。

附：

（1）葛粉：为葛根经水磨而澄取的淀粉。食性甘寒，归胃经。养生同上。食疗能生津止渴，清热除烦。主要用于烦热、口渴、喉痹。可煮食。选方如《太平圣惠方》以本品配伍粟米煮粥食，名葛根粉粥，用于胸中烦热或渴，心躁。

（2）葛花：又名葛条花。为葛的花。食性甘凉，归胃经。养生少用。食疗能解酒醒脾，除烦止渴。主要用于醉酒、烦渴。可煮汤代茶饮。

五、淡豆豉（附：大豆黄卷）

淡豆豉又名香豉、淡豉、豆豉，为大豆经蒸罨加工而成，大部分地区有产，作调味品供食。《调疾饮食辩》谓："豆经蒸番罨为豉，则不作泄，为食中佳品，百病不忌。"《随息居饮食谱》又谓："不仅为素肴佳味也，金华造者胜。"

【品质】以色黑香浓者为佳。

【食性】苦，寒。归肺、胃经。

【养生】为调畅气机养生食品。日常食之可调畅脾胃气机、安胎养孕。适于脾胃气滞体质、孕妇及无病强身者食用。常用养生方如豆豉炖鸡。

【食疗】解表，除烦，宣郁，调中。

【应用】

（1）用于感冒风寒或风热。多配伍应用。

（2）用于热病胸闷、虚烦不眠。可配伍应用。

（3）用于胃脘胀闷、食欲不振，以及断乳后乳胀。可单用煮汤食。

此外，还可用于血痢刺痛，伤寒暴下及滞痢腹痛，小儿胎毒。

【选方】

（1）豆豉汤：豆豉煮汤食，用于血痢刺痛（《调疾饮食辩》）；此方也可用于断乳乳胀（广西《中草药新医疗法处方集》）；此方也可用于小儿胎毒，食之其毒自下，并能助脾运，消乳毒（《太平圣惠方》）。

（2）豉薤汤：豆豉、薤白，煮汤食。用于伤寒暴下及滞痢腹痛（《范汪方》）。

【**食法**】宜煮食。

【**宜忌**】诸养生不忌。

附：

大豆黄卷：又名大豆卷、黄卷皮、豆卷。为黑大豆浸泡发芽晒干而成。食性甘平，归脾、胃经。为清利湿热养生食品。日常食之可清热利湿、清解暑热。适于湿热体质、暑期炎热以及梅雨季节食用。食疗能清暑解表，分利湿热。主要用于暑湿感冒、湿温初起、发热汗少、胸痞不舒、小便不利、骨节烦痛、湿痹筋挛、膝痛、水肿胀满等。可煮食。

✓ 总结

1. 解表类食物据其辛温和辛凉的不同，又可进一步分为辛温解表类食物和辛凉解表类食物。

2. 辛温解表类重点食物包括紫苏叶和生姜。

3. 辛凉解表类重点食物为菊花。

✓ 思考题

1. 试述紫苏叶的养生作用、应用及其常用养生食谱。

2. 试述生姜的食疗功效、应用及其选方。

3. 试述菊花的养生作用与应用、食疗功效及其应用。

4. 解释"呕家圣药"。

5. 常见的辛温解表类和辛凉解表类食物有哪些？各列举重点食物以外的3种食物。

第十二章　收涩类食物

本章内容：收涩类食物：肉豆蔻、莲子、芡实、浮小麦

教学时间：2课时

教学目的：通过本章的教学，使学生了解相关的概念，掌握收涩类食物在使用上的注意事项。掌握重点食物的作用与应用。了解一般常见食物的作用与应用。

教学要求：1. 掌握重点食物的养生作用、食疗功效、应用范围、常用配方及其使用上的宜忌。

2. 了解一般常见食物的养生和食疗功效。

收涩类食物是指以收敛固涩，增强脏腑固摄功能，以及治疗体虚滑脱病证为主要作用的一类食物，又称固涩类食物。

收涩类食物大多酸涩，分别具有敛汗、止泻、固精、缩尿、止带、止血、止嗽等作用。主要用于增强脏腑固摄功能和治疗体虚滑脱病证，如自汗、盗汗、久泻、久痢、遗精、滑精、遗尿、尿频、带下、失血、崩漏、久咳虚喘等。

收涩类食物有敛邪之弊，故凡表邪未解、内有湿滞以及郁热未清者不宜食用。

一、肉豆蔻

肉豆蔻又名肉果、玉果、顶头肉，为肉豆蔻科肉豆蔻属植物肉豆蔻的干燥种仁，属于既是食品又是中药材的物质。

【品质】以个大、体重、坚实、香浓者为佳。

【食性】辛，温。归脾、胃、大肠经。

【养生】为温中补脾养生中药材。日常食之可暖脾胃、消食、固大肠、解酒毒。适于脾胃虚寒、泄利、宿食积滞者食用。常用养生方如豆蔻粥、豆蔻炖羊肉等。

【食疗】温中行气，涩肠止泻。

【应用】

（1）为治疗虚寒性泻痢之要药。用于脾胃虚寒之久泻、久痢者，可与肉桂、干姜、党参等同用；用于脾肾阳虚、五更泄泻者，可与五味子等同用。

（2）用于胃寒气滞、脘腹胀痛、食少呕吐等，可与干姜等同用。

【选方】

（1）豆蔻炖羊肉：羊肉 500 克，肉豆蔻 5 克，胡椒粉等调料适量，炖制食用。适于脾肾阳虚、气虚、胃寒冷痛、食欲不振、食少便溏、泄泻、风湿痹痛、四肢不温者食用。

（2）豆蔻粥：肉豆蔻 1 枚、粳米 70 克，煮粥食用。具有温中和胃，用于伤寒后、脾胃虚冷、呕逆不下食（《圣济总录》）。

（3）肉豆蔻汁：肉豆蔻 10～12 克，水煎服。用于醉酒后脘腹胀、呕吐等症（《中国中医药报》）。

【食法】可煮粥、炖汤或作为调味料使用。

【宜忌】大肠素有火热及中暑热泄暴注，肠风下血，胃火齿痛及湿热积滞方盛，滞下初起，皆不宜服（《本草经疏》）。

二、莲子（附：荷叶、莲子心）

莲子又名藕实、水芝丹、莲蓬子、莲肉，为睡莲科植物莲的种子，大部分地区有分布，以湖南产品最佳，福建产量最大。《随息居饮食谱》谓："可磨以和粉作糕，或同米煮为饭粥，健脾益肾，颇著奇勋。以红花所结、肉厚而嫩者良。但性涩滞气，生食须细嚼，熟食须开水泡，剥衣挑心煨极烂。"

【品质】以产于湖南而肉厚饱满者为佳。

【食性】甘、涩，平。归脾、肾、心经。

【养生】有"脾之果"之称，为补益强壮养生佳品。日常食之可健脾胃、厚肠胃、益心肾、固精气、强筋骨、乌须发、抗衰老、补虚损、肥健体。适于脾胃虚弱体质、病后体虚不复、肾虚体质、神经衰弱体质，以及老年人和无病强身者食用。常用养生方如莲子粉粥、莲子猪肚等。

【食疗】补脾止泻，益肾固精，养心安神。

【应用】

（1）用于脾虚久泻、虚痢、食欲不振。可配伍茯苓、山药、人参等同用。

（2）用于肾虚遗精、滑精、淋浊、白带及崩漏。可单用煮食，或配伍芡实、山药等同用。

（3）用于虚烦、心悸、失眠，可配伍鸡蛋、龙眼肉等同用。

此外，还可用于烦渴。

近代用于溃疡病、胃出血恢复期。

【选方】

（1）莲子散：老莲子去心研末，米汤调食。用于久痢不止（《世医得效方》）。

（2）莲子粉粥：莲子去皮、心，研粉，同粳米煮粥食。用于健脾胃，止精滑泄痢。气虚者用白莲，气血两虚者用红莲。有气滞中满及大便涩者忌食（《调疾饮食辩》）。

（3）莲肉糕：莲子、粳米各炒后研末，茯苓研末，砂糖调和，米汤调食。用于病后胃弱，不消水谷（《士材三书》）。

（4）莲子猪肚：莲子于酒中浸一夜，入大猪肚内煮食。用于补虚益损（《医学发明》水芝丸）。

（5）莲子鸡蛋羹：莲子研末，鸡蛋1枚，作羹食。用于养心安神。

（6）炖莲子：莲子50克，调以米酒、猪油，隔水炖食。用于溃疡病，胃出血恢复期。

（7）莲子荷叶茶：莲子芯、荷叶适量泡茶。用于益心养智、清心火、解暑热。

（8）莲子茶：莲子、栀子、酸枣仁各6克，开水浸泡代茶饮。用于心火上炎所致的心烦失眠、口腔溃疡，具有清心除烦安神之效。

【食法】可煮食或研粉食。

【宜忌】有脘腹胀满及大便涩滞者不宜食用。

附：

（1）荷叶：为莲的叶。食性苦涩平，归心、肝、脾经。为健脾益胃养生食品。日常食之可健脾益胃、升发清阳。适于胃弱体质者食用。常用养生方如荷叶鸡。食疗能解暑消热，升发清阳，散瘀止血。主要用于中暑、暑湿泄泻、头痛、眩晕、吐血、咯血、衄血、便血、尿血、崩漏。近代用于高脂血症。可煮汤代茶饮。取干荷叶 20～30 克，水煎 15 分钟左右，代茶温服，每日 2 次。适合治疗牙髓炎、牙周炎、牙槽脓肿、根尖周炎、冠周炎等引起的各种牙痛。

拓展知识点：
莲子与莲子心的
功效比较

（2）莲子心：为莲子中心部包裹着的绿色胚芽。中医认为，莲子心性苦、寒，归心、肾经。有清心安神、交通心肾、涩精止血之功效，适用于热病神昏谵语，心烦失眠，遗精，吐血，高血压病等。莲子心、菊花各 5 克，沸水冲泡代茶饮，可清心安神。适用于高血压头目眩晕、心神不宁等。

三、芡实

芡实又名鸡头米，为睡莲科植物芡的种仁，主产于江苏、湖南、湖北、山东等地。《随息居饮食谱》谓："必蒸煮极熟，枚齿细咀，使津液流通，始为得法。鲜者盐水带壳煮，而剥食亦良。干者可为粉作糕，煮粥代粮，亦入药剂，惟能滞气，多食难消。"

【品质】以肥大者为佳。

【食性】甘、涩，平。归脾、肾经。

【养生】为补益脾肾养生佳品。日常食之可补脾肾、益精气、强腰膝、聪耳目。适于脾虚体质、肾虚体质，以及老年体衰、妇女和无病强身者食用。常用养生方如芡实粉粥。

【食疗】益肾固精，补脾止泻。

【应用】

（1）用于肾虚遗精、滑精、尿频、遗尿、带下。可配伍莲子、银杏等同用。

（2）用于脾虚久泻。可配伍人参、山药、茯苓、莲子等同用。

【选方】

（1）芡实粉粥：芡实 30 克研粉，粳米 50 克，煮粥食，用于健脾胃，止精滑泄痢（《调疾饮食辩》）；又方加山药煮粥，用于遗精，久泻。

（2）芡实银杏汤：芡实 50 克，银杏 6 枚，煮食。用于妇女带下。

（3）芡实八珍散：芡实、山药、茯苓、白术、莲肉、苡仁、扁豆各等量，人参 8 克，共炒研末，米汤调食。用于老幼脾肾虚热及久痢（《方脉正宗》）。

【食法】宜煮食。

【宜忌】有腹胀便秘者不宜食用。

四、乌梅（附：白梅）

乌梅又名梅实、熏梅，为青梅经炕焙而成，产于四川、浙江、福建、湖南、贵州等地，作果品供食。《随息居饮食谱》谓："青者盐腌，曝干为白梅，亦可蜜渍糖收法制，以充方物。半黄者烟熏为乌梅，入药及染色用之。极熟者榨干，晒收为梅酱，古人用以调馔。故书曰：若作和羹，尔惟盐梅也。"

【品质】以肉厚皮润而味极酸者为佳。

【食性】酸、涩，温。归肝、脾、肺、大肠经。

【养生】为生津养胃养生食品。适于津伤胃燥体质以及夏季养生和预防肠道传染病食用。常用养生方如乌梅粥。

【食疗】敛肺，涩肠，生津，安蛔，止血。

【应用】

（1）用于肺虚久咳。可配伍蜂蜜等同用。

（2）用于久泻、久痢。可单用煮汤饮。

（3）用于虚热烦渴、口燥咽干、消渴。可单用或配伍应用。

（4）用于蛔虫腹痛、呕吐。可单用嚼之或煮汤饮。

（5）用于便血、尿血、崩漏。可单用炒炭研末冲食。

此外，还可用于暑热烦渴、牛皮癣。

近代用于小儿高热抽搐、慢性肾炎、胃酸缺乏、消化不良、菌痢、钩虫病、胆道蛔虫症、伤寒、副伤寒、肠炎等。

【选方】

（1）乌梅蜂蜜汤：乌梅肉、蜂蜜，煮汤食。用于久咳不止。

（2）乌梅汤：乌梅肉20枚，煮汤，饭前分两次食，用于久痢不止，肠垢已出（《肘后方》）；又方以乌梅肉嚼之，或煮汤饮，用于蛔虫上行口鼻（《日用本草》）；此方也可用于蛔结腹痛（《随息居饮食谱》）；又方乌梅配伍白糖煮汤饮，用于温病口渴。

（3）乌梅炭散：乌梅烧炭研末，米汤调食，用于便痢脓血（《圣济总录》）；又方以醋、米汤调食，用于大便下血不止（《济生方》）；又方以乌梅汤冲食，用于妇人血崩（《妇人良方》）。

（4）乌梅膏：乌梅肉熬膏食，每次9克，每日3次。用于牛皮癣。

（5）陈皮梅：乌梅以陈皮、丁香、玉桂渍制食。用于健胃助消化。

【食法】可煮汤饮或炒炭研末冲食。

【宜忌】

（1）不宜与猪肉同食。

（2）养生不宜多食。

（3）有实邪者不宜食用。

附：

白梅：又名盐梅、霜梅、白霜梅，为青梅盐渍而成。食性酸、涩、咸，平。为生津利咽养生食品。日常食之可生津养胃、清利咽喉。适于津伤胃燥体质、肺燥体质者食用。常用养生方如白梅汤。食疗主要用于喉痹、泄泻烦渴、梅核膈气。可煮汤饮或噙咽津液。选方如《如宜方》以本品煮汤细细饮之，用于霍乱吐利。不宜多食。

五、覆盆子

覆盆子为蔷薇科植物华东覆盆子的干燥果实，既是食品又是药品。主产于我国安徽、浙江、福建等地。体轻，质硬。气微，味微酸涩。

【品质】以个大、饱满、粒整、结实、色灰绿、无叶梗者为佳。

【食性】甘、酸，微温。归肝、肾经。

【养生】为补肝益肾养生食品。日常食之可补肝益肾、明目、固精、助阳。适于肾虚遗精、阳痿、头发早白、视物不清、尿频者食用。常用养生方如覆盆百果煲猪肚等。

【食疗】固精缩尿，益肝肾明目。

【应用】

（1）用于肾虚遗精、滑精、阳痿、不孕者。可与枸杞子、菟丝子等同用。

（2）用于肝肾不足，目暗不明。可单用或与枸杞子、桑葚子等同用。

【选方】

（1）覆盆百果煲猪肚：猪肚150克，覆盆子10克，鲜白果100克，花椒、盐适量，煲制食用。用于小儿夜间尿多、遗尿等。

（2）五子衍宗粥：覆盆子10克，菟丝子10克，枸杞子10克，车前子5克，五味子3克，大米100克，白糖适量。将前五味中药先煎，去渣，取上清汁，加入大米，用文火煮成稀粥，熟时调入白糖即可。可补肾益精、养肝明目。适用于肾气不足所致的阳痿、遗精、早泄、小便频数、尿有余沥、不育等。但是发热、小便淋涩者不宜食用。

（3）党参覆盆子红枣粥：党参10克，覆盆子10克，大枣20枚，粳米100克，白糖适量。将党参、覆盆子放入锅内，加适量清水煎煮，去渣取汁；粳米淘洗干净。将药汁与大枣、粳米煮粥，粥熟加入白糖调味即成。具有补气养血，固摄乳汁的作用。可用于防治产后气血虚弱所致的乳汁自出。

【食法】可煮汤、浸酒或熬膏食用。

【宜忌】肾虚有火，小便短涩者慎服。

六、猪脬

猪脬又名猪尿胞、猪胞，为猪的膀胱。

【品质】以新鲜洁净者为佳。

【食性】甘、咸，平。

【养生】为补肾强壮养生食品。日常食之可补肾缩泉、强壮身体。适于肾虚体质者食用。常用养生方如炖猪脬。

【食疗】缩泉止遗。

【应用】主要用于遗尿。可单用煮食，或配伍猪肚、山药、荔枝等同用。

此外，还可用于疝气坠痛，肾风囊痒。

【选方】

（1）炙猪脬：猪脬洗净，炙食，用于梦中遗尿（《千金方》）；又方炙猪脬，以盐、酒佐食之，用于肾风囊痒（《急救方》）。

（2）猪脬炖猪肚：猪脬、猪肚各1具，糯米入猪脬内，再以猪脬入猪肚内，调以五味炖食。用于产后遗尿（《医林集要》）。

（3）荔枝炖猪脬：荔枝肉50克，糯米适量，装入猪脬内，调味炖食，连食3次。用于小儿遗尿。

【食法】可煮食或炙食。

【宜忌】诸养生不忌。

七、酸石榴（附：甜石榴、石榴皮、石榴花）

酸石榴又名醋石榴，为石榴科植物石榴味酸的果实，大部分地区均有分布。

【品质】以个大多汁而酸甜者为佳。

【食性】酸，温。

【养生】养生少用，不宜多食。

【食疗】涩肠止泻，固崩止带。

【应用】

（1）用于滑泻、久痢。可单用鲜食或捣汁饮。

（2）用于崩漏、带下。可单用或配伍应用。

此外，还可用于遗尿。

【选方】

（1）石榴汁：酸石榴1枚去皮，石榴子捣汁顿饮。用于赤白痢腹痛者（孟诜）。

（2）石榴西米粥：酸石榴1枚，去皮取汁，西米50克，调以白糖煮粥食。

用于脾虚泄泻，久痢，崩漏，带下。

【食法】可生食、捣汁饮或煮食。

【宜忌】泻痢初起者不宜食用。

附：

（1）甜石榴：又名天浆、甘石榴，食性甘、酸，温，为生津养胃养生食品。日常食之可生津养胃、强壮身体。适于胃燥体质者食用。食疗能生津止渴，杀虫。主要用于咽燥口渴、虫积、久痢。此外，还可用于齿衄，解酒毒。鲜食或捣汁饮。

（2）石榴皮：又名石榴壳、酸石榴皮、西榴皮，为酸石榴的果皮。食性酸、涩，温，归胃、大肠经。养生少用。食疗能涩肠，止血，驱虫。主要用于久泻、便血、脱肛、崩漏、带下、滑精、蛔虫病、绦虫病等。近代用于细菌性痢疾，阿米巴痢疾，肠炎，胆道感染，急、慢性支气管炎，肺部感染，慢性阑尾炎等多种感染性炎症。可煮汤饮。选方如《滇南本草》以本品配伍砂糖煨食，用于日久水泻，痢疾脓血，大肠下血；《普济方》以本品焙干研末，米汤调食，名神授散，用于久痢不瘥等。泻痢初起者不宜食用。

（3）石榴花：为石榴的花。食性酸涩平。养生少用。食疗能止血。主要用于吐血、鼻衄、月经不调、崩漏带下。可煮汤代茶饮。

八、浮小麦

浮小麦又名浮麦、浮水麦。为干瘪轻浮的小麦。作粮食类供食。

【品质】以水淘之能浮起者为佳。

【食性】甘、咸，凉。归心经。

【养生】为养心清热养生食品。日常食之可养心清热、强壮身体。适于阴虚内热体质、痨病体虚、体虚易汗者食用。常用养生方如浮麦大枣粥。

【食疗】养心敛汗，益气除热，利尿通淋。

【应用】

（1）用于自汗、盗汗。可单用煮食，或配伍大枣、黑豆等同用。

（2）用于骨蒸劳热、妇女劳热。可配伍应用。

（3）用于血淋不止。可单用炒研细末调食。

【选方】

（1）浮麦散：浮小麦，文武火炒焦研末，米汤调食，频食为佳。用于盗汗及虚汗不止，一法取陈小麦用干枣煮食（《卫生宝鉴》）。

（2）浮小麦黑大豆汤：浮小麦、黑大豆，煮汤食。用于自汗，眩晕。

【食法】可煮食或研末调食。

【宜忌】诸养生不忌。

九、鸡肠

鸡肠为雉科动物家鸡的肠，作家禽类供食。

【品质】以乌雄鸡者为佳。

【养生】为补肾强壮养生食品。日常食之可补肾固摄、强壮身体。适于肾虚体质者食用。常用养生方如鸡肠臛。

【食疗】缩泉，固精。

【应用】主要用于遗尿、遗精、白浊、带下、痔漏。本品缩泉固精以止遗尿遗精。可单用炒食，或配伍山药等同用。

此外，还可用于消渴。

【选方】

（1）鸡肠臛：鸡肠 1 具，常法净洗，炒作臛，暖酒和饮之。用于小便数，虚冷（《食医心镜》）。

（2）鸡肠散：雄鸡肠 1 具，炙黄，捣细罗为散，饭前温浆水调食。用于遗尿不禁（《太平圣惠方》）。

（3）鸡肠饼：雄鸡肠 1 具，焙干研末，和面粉作饼食。用于小儿遗尿，老人尿频及多尿（《太平圣惠方》）。

【食法】可煮食或研末调食。

【宜忌】诸养生不忌。

✔ 总结

1.收涩类食物大多酸涩，分别具有敛汗、止泻、固精、缩尿、止带、止血、止嗽等作用。主要用于增强脏腑固摄功能和治疗体虚滑脱病证，如自汗、盗汗、久泻、久痢、遗精、滑精、遗尿、尿频、带下、失血、崩漏、久咳虚喘等。

2.收涩类重点食物包括山茱萸、莲子、芡实和浮小麦。

✔ 思考题

1.试述山茱萸的养生作用及应用。

2.莲子的常用食疗古方有哪些？简述其配方组成、制作方法及其应用（列举 3 个食疗古方）。

3.试述浮小麦的食疗功效及其应用。

第十三章　其他类食物

本章内容： 其他类食物：酸枣仁、槟榔、旱芹

教学时间： 2 课时

教学目的： 通过本章的教学，使学生了解相关的概念。掌握重点食物的作用与应用。了解一般常见食物的作用与应用。

教学要求： 1. 掌握重点食物的养生作用、食疗功效、应用范围、常用配方及其使用上的宜忌。

2. 了解一般常见食物的养生和食疗功效。

本章包括驱虫类、安神类、平肝息风类等部分食物。

驱虫类食物是指以驱除或杀死肠道寄生虫，防治肠道寄生虫病为主要作用的一类食物，如槟榔、南瓜子、使君子、榧子等。驱虫类食物主要用于防治蛔虫、钩虫、绦虫等肠道寄生虫病。驱虫类食物多在空腹时使用，以使驱虫食物能直接作用于虫体，提高驱虫效果。

安神类食物是指以安定神志、镇静心神、补脑益智，或治疗心神失养证候为主要作用的一类食物，如酸枣仁、小麦等。

平肝息风类食物是指以平息肝风，潜阳镇静，治疗肝阳上亢或肝风内动证候为主要作用的一类食物，如旱芹、地龙等。

其他如甘蓝、白饭豆等常用食物。

一、酸枣仁

酸枣仁又名枣仁、酸枣核，为鼠李科植物酸枣的种子。主产于山东、河北、河南、陕西、辽宁等地，作果品供食。

【品质】以粒大饱满而色紫红者为佳。

【食性】甘、酸，平。归心、肝、胆经。

【养生】为滋补健脑养生食品。日常食之可补血养心、健脑益智、润肺养阴、聪耳明目、强壮筋骨、令人肥健。适于血虚体质、神经衰弱体质、体虚易汗、形体瘦弱，以及老年人和无病强身者食用。常用养生方如酸枣仁粥。

【食疗】养心安神，收敛止汗。

【应用】

（1）用于虚烦不眠、惊悸怔忡、健忘。可单用煮粥食，或配伍何首乌、龙眼肉等同用。

（2）用于体虚自汗、盗汗。可配伍人参、茯苓等同用。

近代用于神经衰弱。

【选方】

（1）酸枣仁粥：酸枣仁炒熟研末，入粥食，用于胆虚烦热不寐（《调疾饮食辩》）；又方以酸枣仁煮汤去滓，入粳米煮粥，粥将成入地黄汁微煮即成，不计时候食之，用于骨蒸，心烦不得眠卧（《太平圣惠方》）。

（2）酸枣仁散：酸枣仁、白糖，共研和匀，米汤调食。用于失眠多梦，神经衰弱。

（3）枣仁人参茯苓散：酸枣仁、人参、茯苓各等量，共研细末，米汤调食。用于睡中盗汗（《普济方》）。

【食法】可煮食或研末调食。

【宜忌】

（1）养心安神宜熟食。

（2）有实热郁火者不宜食用。

二、榧子

榧子又名榧实、玉山果、玉榧，为红豆杉科植物榧的种子，主产于浙江、湖北、江苏等地。《随息居饮食谱》谓："可生啖，可入素羹。猪脂炒，皮自脱。"

【品质】以个大壳薄而种仁黄白者为佳。

【食性】甘，平。归肺、胃、大肠经。

【养生】为润肺健脾养生食品。日常食之可滋养润肺、健脾消食、预防肠道寄生虫病。适于内燥体质、脾胃虚弱体质、秋燥季节及小儿预防肠道寄生虫病食用。常用养生方如炒榧子。

【食疗】杀虫，消积，润燥。

【应用】

（1）用于钩虫病、绦虫病及蛔虫病。可单用炒食，或配伍槟榔、南瓜子等同用。

（2）用于小儿疳积。可单用或配伍应用。

（3）用于燥咳、便秘及痔疮。可单用或配伍应用。

此外，还可用于卒吐血出、疝气、夜盲。

近代用于丝虫病。

【选方】

（1）炒榧子：榧子30～50克炒食，用于钩虫病、绦虫病；又方以榧子日食7枚，满7日，用于寸白虫（《食疗本草》）；又方以榧子100枚，去皮火燃啖之，能食尽佳，不能者，但啖50枚亦得，经宿虫消自下（《救急方》）。

（2）榧子散：先食蒸饼2～3个，榧子研末，米汤调食，每日3次。用于卒吐血出（《圣济总录》）。

【食法】可炒食或煮食。

【宜忌】

（1）不宜与绿豆同食。

（2）肺热咳嗽及肠滑便泻者不宜食用。

三、南瓜子（附：南瓜）

南瓜子又名南瓜仁、白瓜子、金瓜米，为南瓜的种子，大部分地区有产，作茶食供食。

【品质】以子粒饱满而色黄白者为佳。

【食性】甘，平。归大肠经。

【**养生**】为补益强壮养生食品。日常食之可补虚弱和预防肠道寄生虫病。适于虚弱体质、产妇体虚及小儿预防肠道寄生虫病食用。

【**食疗**】驱虫。

【**应用**】主要用于绦虫病、蛔虫病及血吸虫病。可单用生食，或配伍槟榔等同用。

此外，还可用于百日咳，小儿咽喉疼痛，营养不良，面色萎黄，产后缺乳，产后手足浮肿。

近代用于糖尿病、高血压病。

【**选方**】

（1）南瓜子乳剂：新鲜南瓜子50～100克研烂，加水制成乳剂，调以冰糖或蜂蜜空腹顿食。用于驱除绦虫（《中药的药理与应用》）。

（2）南瓜子散：南瓜子50～100克去壳研碎，加入开水、蜜或糖，调成糊状，空腹进食，用于蛔虫（《闽东本草》）；又方以南瓜子炒黄研为末，每天100克，分两次加白糖开水冲食，15日为一疗程，用于血吸虫病（《验方选集》）；又方以南瓜子炙焦研粉，赤砂糖汤调食，一日数次，用于百日咳；又方以生南瓜子30克去壳，纱布包裹捣成泥状，开水或食糖调食，早晚空腹各一次，连食3～5天，用于产后缺乳，若南瓜子炒熟或煮粥食则无效。

（3）冰糖炖南瓜子：南瓜子、冰糖，炖食。用于小儿咽喉痛。

（4）瓜子花生桃仁：南瓜子、花生仁、核桃仁，同食。用于营养不良，面色萎黄（《四川中药志》）。

（5）煮南瓜子：南瓜子炒后煮食。用于产后手足浮肿，糖尿病（《中国药植图鉴》）。

【**食法**】可生食、煮食或研末调食。

【**宜忌**】诸养生不忌。

附：

南瓜：又名倭瓜、饭瓜、金瓜，各地广为栽培。《随息居饮食谱》谓："早收者嫩，可充馔，甘温耐饥。同羊肉食，则壅气。晚收者甘凉，补中益气。蒸食味同番薯，既可代粮救荒，亦可和粉作饼饵。蜜渍充果实。"食性甘平，归脾、胃经。为补气强壮养生食品。日常食之可补益脾胃、益心敛肺。适于脾胃虚弱体质及无病强身者食用。常用养生方如南瓜粥。食疗能补中益气，消炎止痛，解毒杀虫。主要用于脾虚久痢、久疟、肺痈、蛔虫病。近代用于糖尿病，慢性支气管炎，支气管哮喘，溃疡病。可煮食或制粉调食。选方如《岭南草药》以本品配伍牛肉煮食，勿加盐油，用于肺痈；临床报道单以本品生食，用于蛔虫病；以本品配伍粳米煮粥食，用于糖尿病、慢性支气管炎、支气管哮喘。有气滞湿阻者不宜食用。

四、使君子

使君子又名留求子、史君子、索子果，为使君子科植物使君子的成熟果实，主产于四川、广东、广西，作果品供食。《调疾饮食辩》谓："此物味甘，名虽为药，实属果饵，可以多服，既能愈病，又复健脾，极宜常煨与儿食之。"

【品质】以颗粒饱满而味香甜者为佳。

【食性】甘，温。归脾、胃经。

【养生】为健脾助运养生食品。日常食之可健脾助运、预防肠道寄生虫病。适于脾胃虚弱体质及小儿预防肠道寄生虫病食用。常用养生方如使君子炖肉。

【食疗】杀虫，消积。

【应用】

（1）用于蛔虫病、蛲虫病。可单用炒香嚼食，或配伍槟榔等同用。

（2）用于小儿疳积。可配伍猪肉等同用。

近代用于阴道滴虫病。

【选方】

（1）炒使君子：使君子炒香嚼食。用于蛔虫病、蛲虫病、阴道滴虫病。

（2）使君子散：使君子去壳研极细末，米汤调，五更早空腹进食。用于小儿蛔虫咬痛，口吐清沫（《补要袖珍小儿方论》）。

（3）使君子烧肉：使君子10枚，同瘦猪肉炖食。用于小儿虫积腹痛。

【食法】可炒食或煮食。

【宜忌】进食使君子时忌饮热茶。多食或同时饮热茶可引起呃逆、眩晕等反应。

五、槟榔

槟榔又名橄榄子、槟榔仁、大腹子，为槟榔科植物槟榔的成熟种子，主产于海南、云南、台湾、广西、福建等地，作果品供食。

【品质】以果大色紫而香者为佳。

【食性】苦，辛，温。归脾、胃、大肠经。

【养生】为调气健胃养生食品。日常食之可调畅气机、通利肠腑、健胃消痰以及预防肠道寄生虫病。适于气机不畅体质、肠腑壅滞、过食肥腻，以及小儿预防肠道寄生虫病食用。常用养生方如槟榔粥。

【食疗】杀虫，破积，下气，行水。

【应用】

（1）用于驱杀绦虫、姜片虫、蛔虫、蛲虫等多种肠道寄生虫。其中对驱杀猪肉绦虫尤为有效，并有泻下作用，有助于驱除虫体，为驱虫食疗佳品。可单用或配伍应用。

（2）用于食积气滞、腹胀便秘，以及泻痢后重。可配伍陈皮、砂仁等同用。

（3）用于水肿、脚气肿痛。可配伍赤小豆等同用。

此外，还可用于防治疟疾。

【选方】

（1）槟榔散：槟榔 10 克炮为末，用蜂蜜水煮汤调服。用于诸虫在脏腑久不瘥者（《太平圣惠方》）。

（2）南瓜子槟榔：南瓜子粉 30 克，调以白糖，用槟榔 30 克煮汤调食。用于姜片虫、绦虫、蛔虫。

（3）槟榔粥：槟榔 10 克研末，粳米适量，调以砂糖，煮粥食。用于小儿疳积羸瘦。

（4）槟榔赤豆大蒜汤：槟榔、赤小豆、大蒜，煮汤食。用于水肿、脚气。

（5）槟榔茶：槟榔煮汤代茶饮。用于防治疟疾（《鹤林玉露》）。

【食法】可煮汤饮或研末调服。

【宜忌】

（1）单用驱虫用量可至 60 ~ 120 克，煎煮前应浸泡数小时，且以陈者为佳。

（2）脾虚便溏及体质虚弱者不宜食用。

六、小麦（附：小麦麸、蒸饼）

小麦各地均有栽培。

【品质】以北产重罗者为佳。

【食性】小麦：甘，凉；小麦粉：甘，温。归心、脾、肾经。

【养生】为补养心脾养生食品。日常食之可补养心脾、养肝益肾、厚壮肠胃、令人肥健。适于气血虚弱体质、气虚体质，以及无病强身者食用。常用养生方如小麦粥。

【食疗】养心安神，除热止渴。

【应用】

（1）用于脏躁。多配伍大枣、甘草等同用。

（2）用于烦热、消渴、泄痢。可单用煮饭粥食。

此外，还可用于漏血，吐血，鼻衄，淋病。

【选方】

（1）甘麦大枣汤：甘草、小麦、大枣，煮汤食。用于妇人脏躁，喜悲伤欲哭，数欠伸，亦补脾气（《金匮要略》）。

（2）小麦大枣桂圆汤：小麦 50 克，大枣 10 枚，桂圆 5 枚，调以红糖煮汤食。用于精神紧张，易于出汗。

（3）小麦粥：小麦作饭及煮粥食，用于消渴口干（《食医心镜》）；又方以小麦煮熟，去渣入米煮粥食，用于宁神敛汗，止渴除烦，陈者良（《调疾饮食辩》）；又方小麦面炒老黄色，和粥食，用于虚寒白痢日久者，能疗百方不能止者（《外台秘要》）；又小麦作饭食，用于漏血、唾血，能令女人易孕（《名医别录》）。

（4）炒面粉：白面粉 500 克，炒令焦黄，每日空腹温水调食，用于泄痢肠胃不固（《饮膳正要》）；又方以飞罗面炒熟，每晨以白砂糖或炒盐调食，用于大便久泻（《随息居饮食谱》）。

（5）小麦饮：小麦煮熟为度，用于淋家、汗家、渴家，易代茶多饮（《调疾饮食辩》）。

（6）飞罗面：飞罗面入盐少许，冷水调食。用于大衄血出（《随息居饮食谱》）。

【食法】可煮食或作面粉调食。

【宜忌】

（1）新麦性热，陈麦平和，小麦粉甘温。

（2）诸养生不忌。

附：

（1）小麦麸：又名麦麸。食性甘寒。为补益强壮养生食品。日常食之可补益固表、强壮身体。适于虚弱体质及无病强身者食用。常用养生方如小麦麸饼。食疗能止汗止泻。主要用于虚汗、泄泻。此外，还可用于尿血，浮肿。近代用于糖尿病。可煮食或作饼食。选方如《胡氏妇人方》以小麦麸配牡蛎研粉，猪肉汤调食，用于产后虚汗；《本草拾遗》以小麦麸和面作饼食，用于泄泻；《集玄方》以小麦麸炒香，用肥猪肉蘸食，用于小便尿血；民间以小麦麸炒黄，拌以红塘、大枣汤调食，用于全身浮肿；以小麦麸配伍面粉，调以食油、鸡蛋、蔬菜拌和蒸熟食，用于糖尿病。

（2）蒸饼：又名馒头饼。为小麦面和酵糟的加工制成品。《本草纲目》谓："小麦面，修治食品甚多，惟蒸饼其来最古，是酵糟发成单面所造。丸药所须，且能治疾，而《本草》不载，亦一缺也。惟腊月蒸之，至皮裂，去皮，悬之风干，面已过性，不助湿热。其以果菜油腻诸物为馅者，不堪入药。"食性甘平，归脾、胃经。为补益脾胃养生食品。日常食之可补脾胃、助消化。适于脾胃虚弱体质者食用。食疗能健脾消食，温中化滞，益气止汗，通利水道。主要用于脾胃虚弱、食积不化、泄泻下痢、体虚自汗、水肿。此外，还可用于崩中下血。可研末调食。选方如《本草纲目》以陈年蒸饼烧存性研末，米汤调食，用于崩中下血。

七、旱芹

旱芹又名芹菜、香芹、药芹，为伞形科植物旱芹的全株，各地均有栽培，作蔬菜供食。

【品质】以鲜嫩者为佳。

【食性】甘、苦，凉。归肝、胃经。

【养生】为清热泻热养生食品。日常食之可清热泻热、芳香健胃。适于热性体质、胃弱食少及肠腑壅滞者食用。常用养生方如芹菜炒肉丝、芹菜粥等。

【食疗】平肝清热，祛风利湿。

【应用】

（1）用于肝阳眩晕头痛、肝火面红目赤、头重脚轻、步行飘摇。可单用绞汁饮，或配伍应用。

（2）用于风湿痹痛及尿血。可单用或配伍应用。

此外，还可用于齿衄、咽痛、便秘、中风、失眠、月经不调、梅核气、皮肤湿毒、黄疸。

近代用于高血压病、高脂血症、冠心病、乳糜尿、神经痛、糖尿病。

【选方】

（1）旱芹汁：旱芹取汁，开水冲饮，用于眩晕头痛，高血压病；此方也可用于小便出血（《中国药植图鉴》）；亦可用于中风；又方加藕汁、马蹄汁饮，用于咯血，呕血。

（2）旱芹枣仁汤：旱芹60克，酸枣仁10克，煮汤食。用于失眠。

（3）旱芹面：旱芹煮汤下面食。用于妇女月经不调。

（4）旱芹蜜膏：旱芹取汁，调以蜂蜜制膏食。用于梅核气、高血压病、高脂血症、冠心病。

（5）旱芹汤：旱芹煮汤食，用于皮肤湿毒，红肿起泡流水；又浓煮汤，早晚空腹饮，用于乳糜尿。

（6）旱芹大枣汤：旱芹根60克，大枣去核10枚，煮汤食。用于高血压病。

（7）旱芹醋汤：旱芹60克，调以米醋煮汤食。用于高血压病。

【食法】可捣汁饮、炒食或煮食。

【宜忌】

（1）烹饪加工不宜久煮。

（2）本品性寒滑利，有脾胃虚寒便泻者不宜食用。

八、大蒜（附：洋葱）

大蒜又名胡蒜、葫独蒜、独头蒜。为百合科植物大蒜的鳞茎。各地均有栽培。作蔬菜和调味品供食。

【品质】以独头者为佳。

【食性】辛，温。归脾、胃、肺经。

【养生】为健脾解毒养生食品。日常食之可健脾胃、助消化、清肠道、解诸毒、强身体。适于胃弱体质、过食肥腻、肠腑不洁，以及预防流感、肠道传染病及癌症食用。可佐餐进食。

【食疗】解毒，健胃，杀虫。

【应用】

（1）用于肺结核、百日咳、大叶性肺炎、菌痢、肠炎。可单用生食、煨食、煮食，或配伍应用。

（2）用于食欲不振、消化不良、积滞胀满。尤能消化肉食。可佐餐进食。

（3）用于钩虫病、蛲虫病及阿米巴痢疾。本品杀虫以除诸虫。可单用或配伍应用。

此外，还可用于心腹冷痛、脚气肿胀、臌胀、淋病、崩漏、带下、食蟹中毒、流感、流行性脑脊髓膜炎、流行性乙型脑炎、疟疾、伤寒、营养不良性水肿、支气管炎、高血压病、高脂血症、抗癌等。

【选方】

（1）大蒜粥：紫皮蒜30克去皮，粳米30克，先以大蒜入沸水中略煮后取出，再将粳米放入煮蒜的汤中煮稀粥，最后将蒜放入稀粥中，另调以白及粉3克进食，每日早晚各1次，连食3个月。用于肺结核（《全国中草药汇编》）。

（2）大蒜糖汁：紫皮蒜30克捣烂，加凉开水浸泡12小时后滤汁，调以白糖进食，每次1汤匙（五岁以下小儿减半），每日3次，连食10～15天。用于百日咳。

（3）大蒜姜糖汤：大蒜15克，红糖6克，生姜少许，煮汤食，每日数次。用于小儿百日咳（《贵州中医验方》）。

（4）煨大蒜：大蒜煨熟食，用于腹泻；又方以大蒜煨熟，每日空腹进食，用于气淋、腹胀、大便时闭时泄、小便淋沥（《集验方》）。

（5）醋蒜：大蒜以醋浸二三年，食至数颗，用于心腹冷痛（《濒湖集简方》）；又方以醋煮大蒜，每日进食，用于心腹冷痛（《调疾饮食辩》）；又方以陈年醋浸大蒜，食数颗。用于心腹冷痛，虚寒泻痢（《随息居饮食谱》）；又方以大蒜用糖、醋浸泡，空腹进食，并饮糖醋汁，用于高血压病。

（6）蒜头炖甲鱼：大蒜与甲鱼炖食。用于脚气肿胀。

（7）大蒜汤：大蒜煮汤饮。用于食蟹中毒（《姚僧坦集验方》）。

（8）大蒜花生油汤：大蒜20克，调以花生油煮汤食。用于肝硬化腹水。

（9）大蒜炖花生眉豆：大蒜、花生、眉豆，炖食。用于营养不良性水肿。

（10）大蒜炒肉丝：大蒜20克，猪肉100克切丝，调味炒食。用于支气管炎。

【食法】可生食、捣泥食、煨食或煮食。

【宜忌】

（1）生食不宜过多，空腹尤忌。

（2）不宜与蜂蜜同食。

（3）有阴虚内热及目疾、口腔诸疾者不宜食用。

附：

洋葱：又名玉葱、葱头，为百合科植物洋葱的鳞茎，作蔬菜供食。食性辛温。养生同上。食疗能健胃消食、发汗解表、祛痰止咳、利尿。主要用于食积胀满、伤风感冒、痰湿咳嗽。近代用于糖尿病、高脂血症。可炒食或煮食。有目疾及热病后不宜食用。

九、甘蓝（附：苤蓝）

甘蓝又名蓝菜、包心菜、洋白菜、卷心菜。为十字花科植物甘蓝的茎叶。各地均有栽培。作蔬菜供食。

【品质】以肥嫩纯白者为佳。

【食性】甘，平。归胃、肾经。

【养生】为补益强壮养生佳品。日常食之可补益强壮、通利肠腑。适于虚弱体质及无病强身者食用。常用养生方如卷心菜粥、卷心菜炒肉丝等。

【食疗】行气宽中。

【应用】主要用于脘腹胀闷及胃痛。可单用生食或煮食。

此外，还可用于黄疸。

近代用于胃、十二指肠溃疡，慢性胆囊炎，胆石症，动脉硬化症，冠心病，糖尿病，甲状腺功能亢进症，坏血病。

【选方】

（1）甘蓝汤：甘蓝500克，调以食盐、味精、食油，煮汤食。用于脘腹胀闷疼痛。

（2）甘蓝汁：生甘蓝绞汁饮。用于胃、十二指肠溃疡，慢性胆囊炎，甲状腺功能亢进症。

【食法】可生食、绞汁饮、炒食或煮食。

【宜忌】诸养生不忌。

附：

苤蓝：又名芥蓝、玉蔓青，为十字花科植物球茎甘蓝的球状茎，各地均有栽培，作蔬菜供食。食性甘辛凉。为调畅气机养生食品。日常食之可调畅气机、宽胸利膈。适于气机不畅体质者食用。常用养生方如凉拌苤蓝。食疗能利尿通淋。主要用于小便淋浊、大便下血。此外，还可用于解酒毒。近代用于胃、十二指肠溃疡病，坏血病。可煮食或生食。病后及皮肤疮疖者不宜食用。

十、白饭豆（附：黄大豆）

白饭豆又名四季豆、云豆、白豆，为豆科植物菜豆的种子，江苏、四川、河北、湖北等地有栽培，作蔬菜供食。

【品质】以肥大者为佳。

【食性】甘、平。

【养生】为滋养利尿养生食品。日常食之可滋养脏腑、通利小便。适于虚弱体质、小便不利及无病强身者食用。常用养生方如饭豆炒肉丝。

【食疗】利尿消肿。

【应用】主要用于水肿、脚气病。可配伍大蒜等同用。

【选方】白饭豆大蒜汤：白饭豆 100 克，蒜米 15 克，调以白糖，煮汤食。用于水肿（《陆川本草》）。

【食法】宜煮食。

【宜忌】诸养生不忌。

附：

黄大豆：又名黄豆，为豆科植物大豆的种皮黄色的种子。食性甘，平，归脾、大肠经。为补益健脾养生食品。日常食之可补益气血、健脾益胃。适于气血虚弱体质、脾胃虚弱体质及无病强身者食用。常用养生方如黄豆粥。食疗能健脾宽中，润燥消水。主要用于疳积泄痢、腹胀羸瘦、妊娠中毒、脚气病。近代用于寻常疣。宜煮食。选方如《本草汇言》以黄大豆煮汁饮，用于润脾燥，消积痢；以黄大豆制豆浆饮，用于妊娠中毒症；以黄大豆配伍赤豆、扁豆煮汤食，名三豆饮，用于脚气病。本品不宜炒食，以免壅滞气机。

✔ **总结**

1. 其他类食物包括驱虫类、安神类、平肝息风类等。
2. 其他类重点食物包括槟榔、酸枣仁和旱芹。

✔ **思考题**

1. 试述槟榔的食疗功效及应用。
2. 试述酸枣仁的养生作用及应用。
3. 试述旱芹的食疗功效及应用。

第十四章　常用食疗药膳中药材

本章内容： 常用食疗药膳中药材：人参、西洋参、黄芪、当归

教学时间： 4 课时

教学目的： 通过本章的教学，使学生掌握重点食疗药膳中药材的作用与应用。了解一般常见食疗药膳中药材的作用与应用。

教学要求： 1. 掌握重点食疗药膳中药材的养生作用、食疗功效、应用范围、常用配方及其使用上的宜忌。

2. 了解一般常见食疗药膳中药材的养生和食疗功效。

一、人参

人参又名人衔、神草、地精、棒棰，为五茄科植物人参的根。其中野生者名野山参、山参；人工栽培者称园参；将幼小的野山参移植于田间，或将幼小的园参移植于山野而长成者称移山参。现市售多为园参，鲜有野山参者。主产于我国东北各省，尤以吉林省抚松县产量最多，质量最好，故又名吉林参。另有产于朝鲜者称朝鲜参；产于日本者称东洋参。商品参根据加工方法的不同又有红参、白参、糖参、生晒参等的区别。另有取人参根须者称参须。均作补品食用。

【品质】以野生而粗壮芦长者为佳。

【食性】甘、微苦，温。归脾、肺经。

【养生】为补益强壮养生佳品。日常食之可补五脏、益气血、补虚弱、耐疲劳、安精神、增智力、壮元阳、抗衰老。适于气虚体质、气血虚弱体质、体虚日久不复、疲劳过度、记忆力减退、肾阳衰弱、老年体衰，以及无病强身者食用。常用保健食疗药膳如人参炖鸡、人参炖乳鸽等。

【食疗】大补元气，补脾益肺，生津止渴，安神益智，补气生血，益气壮阳。

【应用】

（1）用于由大出血、大吐泻或长期慢性疾病引起元气极度虚弱所致的气虚重证，呼吸短促、汗出不止、脉动微细等，也可用于心气虚损，心悸、汗出不止等。可单独炖汤服用。

（2）用于脾气虚弱，倦怠无力、食欲不振、大便久泻不止等，也可用于脾胃虚弱所引起的脏器下垂和各种出血症，如脱肛、妇女崩漏等。常配伍茯苓、粳米、山药、大枣、鸡肉等同用。

（3）用于肺气虚弱，呼吸短促、动辄气喘、肢体无力、脉虚多汗等。可单用炖汤食，或配伍胡桃仁等同用。

（4）用于津伤口渴、消渴。可配伍粳米、鸡子白等同用。

（5）用于心神不安，失眠多梦、惊悸健忘。常配伍桂圆、酸枣仁等同用。

（6）用于血虚证候。可配伍大枣、桂圆、枸杞子等同用。

（7）用于阳痿。常配伍鹿尾、羊肉等同用。

此外，还可用于小便频数，劳倦内伤。

近代用于心肌营养不良、冠状动脉硬化、心绞痛、慢性胃炎伴胃酸缺乏、急性传染性肝炎、糖尿病、精神病、神经衰弱、麻痹型和早泄型阳痿、癌症等。

【选方】

（1）人参山药炖猪腰：人参6克，山药适量，猪腰子1只，调味炖食。用于心气虚损、心悸、汗出不止。

（2）人参粥：人参末 5 克，粳米适量，煮粥食。用于脾气虚弱、食少便溏、津伤口渴。

（3）人参荷叶炖鸡：人参 10 克，干荷叶 1 张，净鸡 1 只，调味炖食。用于脾虚气陷、脱肛不收。

（4）人参炖乌鸡：人参 10 克，净乌骨鸡 1 只，调味炖食。用于妇女月经过多，崩漏。

（5）人参胡桃汤：人参 6 克，胡桃仁 30 克，煮汤食。用于肺虚咳喘，尤适于老年人久虚咳喘和妇女产后虚喘；又方加生姜煮汤食，用于胸满喘急，不能睡卧（《济生方》）。

（6）人参鸡子白：人参 5 克研末，鸡子白调食。用于消渴引饮（《本草纲目》）。

（7）人参桂圆汤：人参 10 克，桂圆肉 10 枚，煮汤食。用于失眠、健忘。

（8）人参大枣汤：人参 10 克，大枣 10 枚，煮汤食。用于血虚证，以及出血后补养（《十药神书》独参汤）。

（9）人参鹿尾汤：人参末 6 克，鹿尾 1 个，调味炖汤，分次服食。用于阳痿。

（10）人参莲肉汤：人参 6 克，莲肉 15 克，煮汤食。用于下痢噤口（《经验良方》）。

【食法】宜文火炖食，或浸酒饮。

【宜忌】

（1）干品常用量为 5 ~ 10 克，大量可至 30 克。

（2）不宜与黑大豆、萝卜、茶叶、山楂同食。

（3）不宜用炒、爆等以油为传热介质的烹调方法和铁质炊具加工。

（4）食参后若出现脘腹胀闷等气滞现象者，可适当配伍砂仁、陈皮等理气类调料；若出现毒副作用，如全身玫瑰疹等，可进食萝卜汁解除。

（5）热性体质及实证、热证、一时性出血者不宜食用。

二、党参

党参又名东党、台党、潞党、口党，为桔梗科植物党参、素花党参和川党参的干燥根，呈长圆柱形，稍弯曲，表面黄棕色至灰棕色，质稍硬或略带韧性，有特殊香气，味微甜，在山西省、甘肃省等地有作为食品原料的食用历史，属于按照传统既是食品又是中药材的物质管理试点目录。

【品质】以根条肥大、皮紧肉实、味甜者为佳。

【食性】甘，平。归脾、肺经。

【养生】为补中益气养生佳品。日常食之可健脾补肺，益气生津。适于脾胃虚弱、气血两亏、食少便溏、四肢乏力、气短自汗以及无病强身者食用。常用养生方如党参粥、党参煮土豆等。

【**食疗**】补中益气，健脾益肺。

【**应用**】

（1）用于脾肺气虚证。以补脾肺之气为主要作用。用于中气不足的体虚倦怠、食少便溏等症，常与补气健脾除湿的茯苓、白术等同用；对肺气亏虚的咳嗽气促、语声低弱等症，可与黄芪、蛤蚧等同用。

（2）用于气血两虚证。用于气虚不能生血，或血虚无以化气，而见面色苍白或萎黄、乏力、头晕、心悸之气血两虚证。常配伍黄芪、当归等，以增强其补气补血效果。

（3）用于气津两伤的轻证，宜与麦冬、五味子等养阴生津同用。

此外，还可用于调节胃肠运动、抗溃疡、增强免疫功能、兴奋呼吸中枢等作用。

【**选方**】

（1）党参粥：党参15克，大米50克，姜3片。将党参加水浸泡半小时，水煎取汁，共煎两次，两药混匀，分为两份，早晚同大米煮为粥食。可益气补虚、健脾养胃，适用于气虚体弱、脾胃不足、倦怠无力、面色黄白、饮食减少、食欲不振、反胃呕吐、大便稀薄等。

（2）参芪蜜膏：党参、黄芪各500克，蜂蜜适量。将参、芪切片，加10倍量水煎1小时，取汁；再加6倍量水煎半小时，取汁，两汁合并，文火浓缩至稀流膏状，对入蜂蜜，继续熬至黏稠状即可，每次10～15毫升，每日2次，温开水送服。可补中益气。适用于气虚体弱、食少乏力、眩晕、发热、水肿等症。

（3）党参煮土豆：党参15克、土豆300克，料酒10克，葱姜、盐、香油适量。将党参洗净、润透，切断，与土豆片煮制食用。适于气虚者食用。神疲乏力严重者加黄芪15克（《药膳汤膳粥膳》）。

（4）党参小米粥：党参30克、升麻10克、小米50克，先煎党参、升麻去渣，与小米煮粥。益气升提。适用于子宫下垂、气短乏力（《民间方》）。

（5）党参膏：党参煎汁，过滤后蒸发成浓汁，加冰糖收膏，开水化服。用于体倦气怯，食少便溏（《全国中药成药处方集（上海方）》）。

【**食法**】可煲汤、煮粥、蒸饭、入菜、火锅、传统方式泡酒及制作党参脯等。

【**宜忌**】

（1）党参不宜与藜芦同用。

（2）生津、养血宜生用，补脾益肺宜炙用。

（3）实证热证禁服；正虚邪实证，不宜单独应用。

拓展知识点：
人参与党参功效
比较

三、西洋参

西洋参又名西洋人参、洋参、花旗参，为五加科植物西洋参的根，主产于美国、加拿大及法国。我国华北等地已有栽培。《医学衷中参西录》谓："西洋参，性凉而补，凡欲用人参而不受人参之温补者，皆可以此代之。" 西洋参在山东省等地有作为食品原料食用历史，属于按照传统既是食品又是中药材的物质管理试点目录。

【品质】以质硬紧密、气清香而味浓者为佳。

【食性】甘、微苦，凉。归心、肺、肾经。

【养生】为补阴益气保健佳品，凡欲用人参而不耐人参温热之性者，皆可选用。日常服之可补阴益气、清泻虚火、固精安神，夏季并能清暑消暑。适于虚热体质、气阴虚弱体质及夏季进补食用。多冲泡代茶饮。

【食疗】益肺阴，清虚火，生津止渴。

【应用】

（1）用于肺虚久咳、失血。本品补肺阴，清虚火，故可用于虚火久咳和失血。可配伍应用。

（2）用于咽干口渴、虚热烦倦。本品生津止渴，并能补气，故可用于津伤口渴和虚热烦倦。可单用冲泡代茶饮，或配伍应用。

此外，还可用于消渴。

近代用于疲劳综合征。

【选方】

（1）西洋参蒸桂圆：西洋参、桂圆，蒸服。用于肠红血痢（《类聚要方》）。

（2）西洋参汤：西洋参15克，煮汤频饮。用于津液不足，口干舌燥（《经验方》）。

（3）西洋参粥：西洋参、粳米，煮粥食。体虚劳倦，气短乏力，口干口渴。

（4）西洋参麦冬茶：西洋参6片、麦冬10粒，开水浸泡代茶饮，适于暑热所致的神疲虚弱乏力、头晕、口渴、汗多者。又方，西洋参3克、麦冬10克。将麦冬切开去心，与西洋参片开水冲泡饮用。可益气养阴、强心定志，适于阴虚阳亢型冠心病患者（洋参汤《常见中老年疾病防治》）。

（5）花旗参木瓜排骨：排骨600克，木瓜300克，花旗参25克，陈皮5克，炖汤食用。可清热润燥、生津止渴、滋阴养颜。适于肺虚久咳嗽、失血、咽干口渴、虚热烦倦（《中国中医药报》）。

（6）双参蜜耳饮：西洋参10克，北沙参15克，白木耳10克，蜂蜜适量。将西洋参、北沙参与白木耳一次放入加足水，炖制后，调入蜂蜜饮用。可滋阴润肺、润燥止咳，适于阴虚内热型，气阴两虚型肺癌患者饮用（《常见中老年疾病防治》）。

【食法】可泡茶、煮粥、煲汤、入菜等。

【宜忌】

（1）常用量为 3 ～ 6 克。

（2）不宜用铁质器具加工。

（3）西洋参不宜与藜芦同用。

（4）中阳衰微、寒湿中阻及湿热郁火者慎服。

拓展知识点：
人参与西洋参
功效比较

四、黄芪

黄芪又名黄耆、绵黄芪、百本，为豆科植物膜荚黄芪和蒙古黄芪的干燥根。主产于我国东北、内蒙西、山西、甘肃、四川等地。黄芪在山西省和甘肃省等地有作为食品原料食用历史，属于按照传统既是食品又是中药材的物质管理试点目录。

【品质】以秋季采挖、质坚粉多而味甜者为佳。

【食性】甘，微温，归肺、脾经。

【养生】为补气强壮保健佳品。日常服之可补益脾胃、益气升阳、实卫固表、抗衰益寿、强壮身体。适于脾胃虚弱体质、气虚体质、内脏下垂体质、体虚易汗、老年体衰，以及无病强身者食用。常用保健食疗药膳如砂锅黄芪羊肉、黄芪蒸鸡、参芪炖甲鱼。

【食疗】补气升阳，益卫固表，托脓生肌，利水退肿。

【应用】

（1）用于气虚体倦乏力、动则多汗、便溏腹泻，以及中气下陷，脱肛、胃下垂、子宫下垂等内脏下垂病证。本品为补气要品，可配伍人参、鸡等同用。

（2）用于虚汗证。本品补益固表，故可用于虚汗证。可单用或配伍应用。

（3）用于体虚气血不足，疮痈脓成不溃或溃后久不收口。本品补气扶正而能托脓生肌，可配伍应用。

（4）用于气虚水肿、小便不利。本品补气兼能利水消肿，尤宜于体虚水肿。可配伍鲤鱼等同用。

此外，还可用于崩漏，带下，气血虚弱病证，半身不遂，消渴。

近代用于慢性肾炎蛋白尿。

【选方】

（1）黄芪粥：用上好黄芪，味甜如蜜者，煮浓汁去渣，入米煮粥食。用于表虚自汗，痘疹不起，痈疽内溃，不能成浆，及一切虚阳下陷，子肠不收，脱肛等证（《调疾饮食辩》）。

（2）黄芪大枣汤：黄芪 15 克，大枣 5 枚，煮汤食，滋味甘甜。用于体虚易患感冒，及一切气血虚弱之证。

（3）黄芪鲤鱼汤：黄芪30克，入纱袋，与鲤鱼煮汤，汤成去纱袋。用于水肿。

（4）黄芪苡仁赤豆粥：生黄芪30克，生苡仁30克，赤小豆15克，鸡内金末9克，金桔饼2枚，糯米30克，先将黄芪加水煎汁，再加入生苡仁、赤小豆煮制30分钟，最后加入鸡内金末和糯米，煮熟成粥，分2次温热服用，每次服后嚼食金桔饼1枚。可补气健脾，适于小儿慢性肾炎（《岳美中医案集》）。

（5）糯米黄芪饮：糯米30克，黄芪15克，川芎5克，将三味加水1000克，煎至500克，去渣即成。可调气血、安胎，适于胎动不安（《太平圣惠方》）。

（6）黄芪鸡汁粥：母鸡1只（1000～1500克），黄芪15克，粳米100克，将母鸡剖洗干净浓煎鸡汁，将黄芪煎汁，每次以粳米100克煮粥。可益气血、填精髓、补气升阳、固表止汗，适于久病体虚、气血双亏、营养不良的贫血患者（《经验方》）。

（7）黄芪汤：黄芪9克，芍药9克，草3克，大枣4枚，加水煎汁，去渣温服。可清热止利、和中止痛，适于热泻热痢，身热、口苦、腹痛下利、舌红苔黄（《伤寒论》）。

【食法】可煲汤、炖肉、煮粥、蒸饭、入菜、火锅、传统方式泡酒等。

【宜忌】

（1）常用量为10～30克。

（2）凡表实邪盛，饮食停滞、肝郁气滞，肠痈初起或溃后热毒尚盛等实证，以及阴虚阳亢均慎服。

拓展知识点：
人参、党参、黄芪三者功效比较

五、肉苁蓉

肉苁蓉又名地精、金笋，为列当科植物肉苁蓉等的带鳞叶的肉质茎，主产于内蒙古、甘肃、新疆、青海等地。肉苁蓉在内蒙古自治区有作为食品原料食用的历史，为食疗药膳常用中药材，属于按照传统既是食品又是中药材的物质管理试点目录。《本草图经》谓："西人多用作食品啖之，刮去鳞甲，以酒净洗去黑汁，薄切，合山芋、羊肉作羹，极美好，益人，食之胜服补药。"

【品质】以春季采集者为佳。

【食性】甘、咸，温。归肾、大肠经。

【养生】为补肾益精保健佳品。日常服之可补肾阳、益精血、养五脏、长肌肉，久服并能养颜驻色、延年益寿。适于肾阳虚弱体质、精血亏虚体质、津亏内燥体质，中年早衰，以及老年人和无病强身者服用。常用保健食疗药膳如肉苁蓉粥、肉苁蓉酒。

【食疗】补肾益精，润肠通便。

【应用】

（1）用于肾虚阳痿、遗精早泄、女子不孕、带下、崩漏，以及筋骨痿弱、腰膝冷痛。本品补肾阳、益精血、暖腰膝，故可用于阳虚精亏所致诸病证。可配伍羊肉等应用。

（2）用于肠燥便秘。可单用或配伍应用。

此外，还可用于妇人癥瘕。

【选方】

（1）肉苁蓉羊肉粥：肉苁蓉、羊肉、大米，煮粥，调味空腹进食。用于补精败，面黑劳伤（《药性论》）；此方也可用于补肾助阳，健脾益胃，润肠通便（《本草纲目》）。

（2）肉苁蓉酒：肉苁蓉用白酒煮烂顿食，用于老人便燥闭结（《本草经疏》）；又方以肉苁蓉用白酒浸泡后煮汤服，用于高年血液枯槁，大便燥结，胸中作闷（《医学广笔记》）。

（3）苁蓉羹：肉苁蓉50克，白羊肾1对，葱白7根，羊肺100克，作羹，空腹食之。适于丈夫久积虚损、阳气衰、腰脚疼痛无力（《圣济总录》）。

（4）肉苁蓉酒：肉苁蓉用白酒煮烂炖食，用于老人便燥闭结（《本草经疏》）；或以肉苁蓉用白酒浸泡后煮汤服，用于老年血液枯槁，大便燥结，胸中作闷（《医学广笔记》）。

（5）苁蓉杜仲茶：肉苁蓉5克，杜仲3克，菟丝子3克，五味子3克，续断3克，红茶5克，将几种中药材煎煮液泡茶饮用。可补肾益精，适于男子五劳七伤、阳痿不起、阴囊痒、小便淋沥、溺时赤时黄（《医心方》）。

【食法】可炖肉、入菜、制作主食、泡茶、传统方式泡酒等。

【宜忌】

（1）常用量为10～20克。

（2）有脾虚便溏及内火旺者不宜服用。

（3）不宜用铁质及铜质器具加工。

六、铁皮石斛

铁皮石斛又名铁皮兰、黑节草，为兰科植物铁皮石斛的干燥茎。11月至翌年3月采收，除去杂质，剪去部分须根，边加热边扭成螺旋形或弹簧状，烘干；或切成段，干燥或低温烘干，前者习称"铁皮枫斗"（耳环石斛）；后者习称"铁皮石斛"。铁皮石斛在云南省和浙江省等地有作为食品原料食用历史，属于按照传统既是食品又是中药材的物质管理试点目录。

【品质】以老，秋季采收为佳。

【食性】甘、微寒。归胃、肾经。

【养生】为滋阴清热养生食品。日常食之可清热养阴、润肺益肾、明目强腰、生津益胃。适于热病津伤、口干烦渴、胃阴不足、食少干呕、阴虚火旺、目暗不明、腰膝软弱者养生食用。常用养生方如石斛粳米粥、石斛露等。

【食疗】益胃生津，滋阴清热。

【应用】

（1）用于胃阴虚证，热病伤津证。本品长于滋养胃阴，生津止渴，兼能清胃热，常配伍使用。

（2）用于肾阴虚证，本品又能滋肾阴，兼能降虚火，适用于肾阴亏虚之目暗不明、筋骨痿软及阴虚火旺等证，可配伍枸杞子等使用。

近代用于助消化、通便等。

【选方】

（1）石斛粳米粥：鲜石斛 30 克，粳米 100 克，石斛煎水取汁煮粥食用。用于热病伤津、心烦口渴火虚热不退、胃虚隐痛、干呕等。

（2）石斛露：新鲜石斛 1000 克，取蒸馏液食用。适用于热病伤津、口干烦渴及病后虚热不退等。

【食法】可即食、煲汤、入菜、榨汁、泡茶、传统方式泡酒等。

【宜忌】

（1）虚而无火者忌服。

（2）孕妇不宜食用。

七、山茱萸

山茱萸又名蜀枣、山萸肉、肉枣、药枣，为山茱萸科植物山茱萸的果肉，主产于陕西、浙江、河南等地。山茱萸在陕西省和河南省等地有作为食品原料食用历史，属于按照传统既是食品又是中药材的物质管理试点目录。陶弘景谓："山茱萸出近道诸山中。大树子、初熟未干，赤色如胡颓子，亦可啖。"

【品质】以色红润而肉厚无核者为佳。

【食性】酸，微温。归肝、肾经。

【养生】为补益肝肾养生佳品。日常食之可补肝肾、秘精气、安五脏、明目视、强身体。适于肝肾亏虚体质、久病体虚，以及老年人和无病强身者食用。常用养生方如山萸肉粥。

【食疗】补益肝肾，涩精敛汗。

【应用】主要用于肝肾不足，头晕目眩、腰膝酸软、耳鸣、遗精滑泄、遗尿、老人尿频失禁、虚汗不止、月经过多、漏下不止等。可单用浸酒饮，或配伍人参、山药、胡桃肉、猪肾等同用。

此外，还可用于五更泄泻。

【选方】

（1）山茱萸酒：山茱萸 50 克，白酒 500 克，浸酒 1 周后饮服。用于肝肾不足、腰膝酸软、遗精滑泄、体虚多汗。

（2）山萸肉胡桃炖猪肾：山萸肉 30 克，胡桃肉 30 克，猪肾 1 具，剖开猪肾，山萸肉、胡桃肉放入猪肾内，调味炖食。用于肾虚腰痛，遗精。

（3）山萸肉粥：山茱萸肉 15 ~ 20 克，粳米 100 克，调以白糖煮粥食。可补益肝肾、涩精敛汗，适于肝肾不足、带下、遗尿、小便频数等（《粥谱》）。

【食法】可煲汤、入菜，传统方式制作果酒、果汁、蜜饯果脯等。

【宜忌】有命门火炽、素有湿热及小便不利者不宜食用。

八、何首乌（附：白首乌）

何首乌又名地精、首乌、小独根，为蓼科植物何首乌的块根，主产于河南、湖北、贵州、四川、江苏、广西等地，多制成首乌粉供食。

【品质】以质重坚实而呈粉性者为佳。

【食性】苦、甘、涩，微温。归肝、肾经。

【养生】为滋补肝肾养生佳品。日常食之可补肝肾、益精血、强筋骨、乌须发、悦颜色、增气力，并能抗衰延年，令人有子，且本品性质平和，不伤脾胃，尤宜养生常食。适于肝肾亏虚体质、须发早白、男子不育、老年体衰，以及无病强身者食用。常用养生方如首乌粥、首乌鸡等。

【食疗】补肝益肾，养血涩精。

【应用】

（1）用于肝肾不足，精血亏虚，头晕耳鸣、须发早白、失眠多梦、腰膝软弱、肢体麻木、筋骨酸痛、梦遗滑精、崩漏带下等。本品补肝肾、益精血、涩精止遗，且不寒不燥、补而不腻，为补肝益肾、养血涩精食疗佳品。可单用调食，或配伍黑豆、枸杞子、黑芝麻、大枣、人参等同用。

（2）用于血虚津枯便秘。配当归、肉苁蓉、胡麻仁食用。

此外，还可用于久痢、肠风、痔疾、皮肤瘙痒、肠燥便血、久疟。

近代用于高脂血症、慢性肝炎、神经衰弱、精子发育不良、冠心病、百日咳等。

【选方】

（1）首乌黑豆粥：首乌粉 10 克，黑豆 30 克，粳米适量，先煮黑豆和大米，后入首乌粉。用于肝肾不足，头晕耳鸣，须发早白，肢体麻木。

（2）首乌粥：粳米 60 克煮粥，调入首乌粉 15 克进食，用于精血亏虚；此方也可用于大肠风毒，泻血不止（《太平圣惠方》）。

（3）首乌粉。首乌粉 15 克，开水调食。用于高脂血症、冠心病、老年便秘。

（4）何首乌煨鸡：母鸡 1 只，何首乌 50 克，何首乌研末，用白纱布包好纳入鸡腹内，煨熟，调味食用。可益血强肾、滋阴益肝、补精填髓，适于子宫脱垂、痔疮、脱肛（《民间方》）。

【食法】首乌粉可冲食或煮粥食。

【宜忌】

（1）不宜与葱、蒜、萝卜及动物血同食；不宜用铁器加工。

（2）常用量 10 ～ 30 克。

（3）通便、解毒用生首乌；补肝肾、益精血当用制首乌。

（4）诸养生不忌。

附：

白首乌：又名山东何首乌，主产于山东，食性同何首乌，为养血补血养生食品。日常食之可养血补血、安神益智、滋润皮肤。适于血虚体质、易梦易忘、皮肤干燥者食用。常用养生方如白首乌粥。食疗能养血安神，收敛精气。主要用于血虚失眠、健忘多梦、痔疮、便血、阴虚久疟、皮肤瘙痒。近代用于神经衰弱。可煮食。

九、甘草

甘草又名甜草根、红甘草、粉甘草、粉草，为豆科植物甘草、胀果甘草或光果甘草的干燥根及根茎。

【品质】以秋采者为佳。带皮甘草以外皮细紧、有皱沟、红棕色、质坚实、粉性足、断面黄白色者为佳。

【食性】甘，微寒。归心、肺、脾、胃经。

【养生】为补气健脾保健中药材。日常食之可补气健脾、润肺止咳。适于脾胃虚弱，倦怠乏力，心悸气短、咳嗽痰多、食物中毒等。常用保健方甘麦大枣汤、绿豆甘草饮等。

【食疗】补益心气，补脾气，止咳祛痰，缓急止痛，清热解毒。

【应用】

（1）用于心气不足之心悸，结代脉。本品蜜炙，有较好的补益心气复脉的作用。单用即可治疗心气虚，脉结代；若气血不足所致者，宜与补气血类食物同用。

（2）用于脾气虚，食少便溏等证。常与人参、黄芪等配伍使用。

（3）用于寒热虚实各种原因所致咳喘，无论有痰无痰均宜。可单用或配伍使用。

（4）用于阴血不足引起的脘腹、四肢挛急疼痛。常与白芍等配伍使用。

（5）用于药物、食物中毒及热毒证。本品长于解毒，应用广泛，单用或与相应的解毒食物配伍。

（6）用于调和药性。本品能解毒，并可缓解急迫，且味甘，从而能缓解药物的毒性和峻猛之性，又可矫味，在处方中发挥调和药性的作用。

【食法】

（1）甘麦大枣汤：小麦60克，大枣15枚，甘草10克，煮制后去渣取汤饮用。具有益气、养心、安神之功效。用于心烦、失眠、妇女脏躁、神志恍惚、悲伤欲哭及妇女更年期综合征。

（2）绿豆甘草饮：绿豆100克，生甘草10克，慢火煮熟，去渣取汤饮用。可清暑、利湿、解毒。用于夏日中暑、药物中毒等。

（3）甘草汤：取甘草6克，水600毫升，煮取300毫升，去渣温服。用于清热解毒（《伤寒论》）。

【宜忌】

（1）不宜与大戟、芫花、甘遂、海棠同用（十八反）。

（2）本品助湿满中，故湿盛胀满、水肿者不宜。

（3）大剂量久服可导致水钠潴留，引起浮肿。

十、火麻仁

火麻仁又名麻子、大麻仁、火麻、线麻子，为桑科植物大麻的干燥成熟果实，主产于山东、河北、黑龙江等地。秋季果实成熟时采收，除去杂质，晒干。打碎生用。属于既是食品又是中药材的物质。

【品质】以色黄、无皮壳、饱满者佳。

【食性】甘，平。归大肠、脾经。

【养生】为滋养补虚的养生中药材。日常食之可补中益气、补虚劳、长肌肉、通便。适于体质较为虚弱，老年人、产妇及体弱津血不足的津血枯少的肠燥便秘者食用。常用养生方如火麻仁粥、火麻仁酒等。

【食疗】润肠通便。

【应用】用于肠燥便秘证。本品富含油脂，能润滑肠道、缓泻以通便，可广泛用于津枯、血少等原因引起的肠燥便秘。

现代研究其具有促进排便、降压、降低胆固醇等作用。

【选方】

（1）火麻仁粥：火麻仁15克、粳米50克，火麻仁研碎，煮粥食用。用于津血不足的肠燥便秘证（《肘后方》）。

（2）火麻仁酒：火麻仁160克，白酒500毫升，将火麻仁炒香后捣碎，放入干净的瓶中，倒入白酒，封口，3 天后过滤饮用。具有润肠通便、兼补中虚。适于肠燥便秘、小腹胀满疼痛、消渴、热淋、风痹、月经不调等症（《太平圣惠方》）。

（3）紫苏麻仁粥：火麻仁 10 克，紫苏子 6 克，粳米 30 克，去渣取汁煮粥食用。适于小儿肠燥便秘（《小儿常见病验方》）。

（4）芝麻火麻仁粉：芝麻 150 克，火麻仁 150 克，晒干后混匀，研成细末，每日 2 次，每次 10 克，温开水送服。适于各型习惯性便秘（《备急千金要方》）。

【食法】煮粥、煲汤、磨粉冲服、泡酒等。

【宜忌】

（1）《本草经集注》：畏牡蛎、白薇，恶茯苓。

（2）《本草从新》：肠滑者尤忌。

（3）便溏、阳痿、遗精、带下者慎服。

十一、郁李仁

郁李仁又名郁子、郁里仁、李仁肉，为蔷薇科植物欧李（酸丁、小李红）、郁李（赤李子）或长柄扁桃的干燥成熟种子。前两种习称"小李仁"，后一种习称"大李仁"。主产于内蒙古、河北等地。属于既是食品又是中药材的物质。

【品质】以颗粒饱满、淡黄白色、整齐不碎、不出油、无核壳者为佳。

【食性】甘、苦，平。归大肠、膀胱经。

【养生】为补益利水的中药材。日常食之可行水下气、通关节。用于湿性体质、大肠气滞、面目四肢浮肿、小便不利者食用。常用养生方如郁李仁粥等。

【食疗】润肠通便，利水消肿。

【应用】

（1）用于肠燥便秘。本品类似火麻仁而有润滑肠道、缓泻通便之效，病常与火麻仁等品同用。可适当配伍用于各种原因引起的大便燥结。

（2）用于水肿，小便不利。可与其他利水消肿类食物配伍使用。

近代用于降压、抗炎、镇痛、祛痰、促进肠蠕动等。

【选方】

（1）郁李仁粥：郁李仁 100 克，水煎取汁，与薏苡仁作粥食用。用于老人水气、面肿腹胀、喘乏不安、转动不得、手足不仁、身体重困或疼痛（《养老奉亲书》）。

（2）二仁通幽汤：桃仁 6 克，郁李仁 6 克，当归尾 5 克，小茴香 1 克，藏红花 1.5 克，合煮去渣饮用。具有润肠通便、行气滞消胀之效。用于因血脉瘀阻、阻隔大肠，以致腹部胀满、大小便不通等症。

【食法】可煎汤、或入丸、散。

【宜忌】

（1）孕妇慎用。

（2）不便不实者禁用。

十二、代代花

代代花又名枳壳花、玳玳花等，为蔷薇科灌木植物玫瑰的花蕾。我国南部各地，浙江、江苏、广东、贵州等地有栽培。夏季采收，烘干备用，亦可用鲜品。属于既是食品又是中药材的物质。

【品质】以干燥、色泽微黄、朵大均匀、稍饱满、略有开花、香气浓郁、无破碎者为佳。

【食性】甘、微苦，平。归脾、胃经。

【养生】为疏气健胃养生食品。日常食之可调畅气机、健胃消食。适于气郁气滞体质、胃脘气滞胀痛、呕吐、食欲不振者食用。常用养生方如代代花粥等。

【食疗】疏肝理气，和血散瘀，开胃止呕。

【应用】

（1）用于肝气郁结、胸中痞闷及肝胃不和、脘腹胀痛、嗳气则舒等症，可配合白残花、佛手片等药同用；对于经前乳房胀痛可配青皮、橘叶、川楝子等同用。

（2）用于月经不调，跌仆伤痛等症。可配合当归、川芎、泽兰叶等药同用。

现代药理研究具有强心、利尿、镇静及减慢心率的功能，能降低神经系统的兴奋性和脊髓反射功能亢进，用于急性病和慢性心功能不全。

【选方】

（1）代代花冰糖茶：代代花 1.5 克，冰糖适量，泡茶饮用。具有和胃理气，用于食欲不振、消化不良或食后呕逆者饮用。

（2）代代花粥：代代花 10 朵，糯米 100 克，白糖 20 克，粥熟时加入代代花、白糖，稍煮食用。用于理气解郁、消痰清肺。

（3）代代花莲子汤：代代花蕾 20 克，莲子 100 克，红枣 50 克，白糖适量，煨汤食用。用于健脾消食、润肺生津。

【食法】可泡茶、煎汤服。

【宜忌】孕妇慎用。

十三、丁香

丁香又名丁子香、公丁香等，为桃金娘科植物丁香的干燥花蕾，分布于马来群岛及非洲，我国广东、广西等地有栽培。定植后 5 ~ 6 年，花蕾开始呈白色，渐次变绿色，最后呈鲜红色时采集，除去花梗，晒干。气芳香浓烈，味辛辣、有麻舌感。

【品质】以个大，粗壮、鲜紫棕色、香气强烈、油多者为佳。

【食性】辛、温。归胃、脾、肾经。

【养生】为温肾助阳保健中药材。日常食之可温肾助阳、健胃消食。适于肾阳不足所致的阳痿、腰膝酸软无力，或胃寒呕吐、少食、呃逆者食用。常用养生方如丁香梨、丁香茶等。

【食疗】温中降逆，温肾助阳。

【应用】

（1）用于胃寒呕吐、呃逆、小儿吐乳。可配伍柿蒂、人参、生姜用水煎服。

（2）用于脾胃虚寒、吐泻少食。可配伍白术、砂仁食用。

（3）用于少腹寒疝疼痛，可配伍使用。

此外，本品还具有促消化、抑菌、降压、呼吸抑制、抗惊厥等作用。

【选方】

（1）丁香鸭：丁香5克，肉桂5克，草蔻5克，鸭子1只，生姜15克，葱15克，食盐5克，冰糖3克，香油3克，卤汁适量。卤制食用。可温阳补虚，消食和胃。适宜于慢性胃炎、消化不良及胃肠功能紊乱等患者（《食物疗法》）。

（2）丁香梨：大雪梨1个，丁香15粒。将丁香入梨内，煨熟食之。用于噎膈，反胃（《仙拈集》）。

（3）丁香茶：丁香2克，花茶3克。开水冲泡饮用。可温中、暖肾、降逆、抗菌、驱虫、止牙痛等。用于呕吐、呃逆、心腹冷痛、泻痢、疝气、牙痛等。

（4）丁香柿蒂汤：丁香、柿蒂、人参、生姜，煎服喝汤。可温中降逆，益气和胃。用于胃虚有寒，呃逆不止，或恶心呕吐，得热则减，得寒则甚者（《症因脉治》）。

【食法】可泡茶或作为调味料使用。

【宜忌】

（1）热病及阴虚内热者禁用。

（2）常用量为1～3克。

（3）不宜与郁金同用。

十四、余甘子

余甘子又名滇橄榄、土橄榄、油柑子等，为大戟科油柑属植物余甘子的干燥成熟果实。冬季至次春果实成熟时采收，除去杂质，干燥。气微，味酸涩，回甜。广东、广西、云南、贵州、台湾等地均有栽培。本品系藏族习用药材，属于既是食品又是中药材的物质。

【品质】以个大、肉厚、回甜味浓者为佳。

【食性】甘、酸、涩、凉。归肺、胃经。

【养生】为补益健胃养生中药材。日常食之可健胃消食、润肺化痰。适于胃弱消化不良、感冒发热有痰者食用。

【食疗】清热凉血，消食健胃，生津止咳。

【应用】

适用于血热血瘀，消化不良，腹胀，咳嗽，喉痛，口干。

【选方】

（1）余甘子汤：鲜余甘子果 10～30 个，水煎服。用于感冒发热、咳嗽、咽喉痛、口干烦渴、维生素 C 缺乏症等（《常用中草药手册》）。

（2）余甘子青果茶：余甘子 10 克，藏青果 3 枚，冰糖 12 克，开水冲泡饮用。用于清热生津止咳。

（3）利咽玄参茶：玄参 5 克，余甘子 5 克，麦冬 3 克，冰糖 10 克，开水冲泡饮用。用于清热生津，利咽。

（4）余甘子茶：余甘子 10 克，绿茶 3 克，冰糖 12 克，用开水冲泡后饮用。适于化痰止咳、生津、解毒。

【食法】泡茶、煲汤、鲜品取汁或煎汤。

【宜忌】脾胃虚寒者慎服

十五、橘红

橘红又名化州桔红、芸红，为芸香科植物福橘或朱橘等多种橘类果皮的外层红色部分。在江苏、安徽、浙江、江西、云南等地均有栽培。属于既是食品又是中药材的物质。

【品质】以片大、色红、油润者为佳。

【食性】辛、苦，温。归肺、脾经。

【养生】日常食之可调畅气机、燥湿化痰、解酒毒。适于气郁气滞体质、肥胖痰湿体质。常用养生方如橘红茶等。

【食疗】散寒，燥湿，利气，消痰。

【应用】

（1）用于痰饮为患，或呕吐憨心，或头眩心悸，或中脘不快。或发为寒热，或因食生冷，脾胃不和，常配白茯苓、甘草等同用（《局方》）。

（2）用于风痰麻木，可单独使用（《摘元方》）。

（3）用于产后脾气不利，小便不通。可浸酒服用（《妇人良方》）。

【选方】

（1）橘红汤：橘皮 2 两，煎服。用于诸吃噫、干呕（《证类本草》）。

（2）橘红石斛汤：橘红、石斛、茯苓、神曲、山楂等，用于胃不和则卧不安（《会约》）。

（3）橘红茶：橘红5克，绿茶3克，泡茶饮用。可消痰散结、宽中理气，适于风寒痰嗽、恶心、吐清水、胸腹胀闷（《茶饮保健》）。

（4）橘红夏茶：橘红5克，半夏3克，乌梅1枚，生姜3克，甘草3克，乌龙茶5克，泡茶饮用。适于胸膈胀满、恶心呕吐、痰多色白、头眩心悸；老年性慢性支气管炎、肺气肿（《茶饮保健》）。

【食法】可浸酒、煎汤、泡茶。

【宜忌】

（1）常用量为3～9克。

（2）阴虚燥咳及久嗽气虚者不宜服。

十六、益智仁

益智仁又名益智子、摘艼子，为姜科植物益智的干燥成熟果实。夏、秋间果实由绿变红时采收，晒干或低温干燥。属于既是食品又是中药材的物质。

【品质】以个大、饱满、气味浓者为佳。

【食性】甘，温。归肾、脾经。

【养生】为补肾健脾保健中药材。日常食之可温补肾阳、温脾开胃。适于阳虚体质和脾胃虚寒者食用。常用养生方如益智仁粥等。

【食疗】补肾阳，缩尿固精，温脾阳，摄唾止泄。

【应用】

（1）用于肾虚不固，尿频、遗尿、遗精等。本品也属补涩之品，治疗肾虚而精关不固，膀胱约束无力所致上述症状，单用或与补肾阳，又能固涩的食物同用。

（2）用于脾肾虚寒之多唾、泄泻等。可分别与温中散寒、温补脾肾之品同用。

现代研究认为还有抗利尿、健胃、强心、抗肿瘤等作用。

【选方】

（1）益智仁粥：益智仁5克，糯米50克，盐少许。益智仁研为细末，煮粥食用。可补肾助阳，固精缩尿。适于妇女更年期综合征以及老年人脾肾阳虚、腹中冷痛、尿频、遗尿等（《经效产宝》）。

（2）益智仁茶：益智仁15克，绿茶3克，益智仁捣碎与绿茶一起冲泡饮用。可温肾止遗，适于下焦肾元不足所致的心烦失眠、夜尿频多等。

（3）猪腰二仁汤：猪腰1对，益智仁10克、核桃仁30克，炖汤食用。可温补脾肾，补脑益智。

【食法】可煮粥、煎汤等。

【宜忌】阴虚火旺者禁服。

十七、菊苣

菊苣又名蓝菊，为菊科植物毛菊苣及菊苣的地上部分。秋季采割，除去杂质，晒干。分布于我国中部、东北及新疆等地。本品系维吾尔族习用药材，属于既是食品又是中药材的物质。

【品质】以鲜嫩者为佳。

【食性】微苦、咸，凉。归肝、胆、胃经。

【养生】为健胃消食养生食品。日常食之可健胃、清热。适用于胃脘胀痛、食欲不振者及热性体质者，可清热消暑，适合夏天预防中暑时食用。常用保健食疗方如菊苣栀子茶等。

【食疗】清肝利胆，健胃消食，利尿消肿。

【应用】用于湿热黄疸，胃痛食少，水肿尿少。

【选方】

菊苣栀子茶：菊苣、百合、桑叶、葛根，小火熬煮，滤渣取汁饮用。具有清热解毒，治疗痛风、止血消炎的作用。

【食法】可生食、炒食、煎服等。

十八、黄芥子

黄芥子又名芥菜子、青菜子，为十字花科植物芥的干燥成熟种子，全国各地皆产，以河南、安徽产量最大，属于既是食品又是中药材的物质。

【品质】以子粒饱满、大小均匀、黄色或红棕色者为佳。

【食性】辛，温。归肺经。

【养生】为温中散寒养生中药材。日常食之可温暖五脏，祛除肺胃寒气。适于肺胃阴寒体质、痰湿体质者。养生中较少直接食用。

【食疗】温肺豁痰利气，散结通络止痛。

【应用】

（1）用于寒痰壅肺之咳喘证。常配苏子同用。

（2）用于肾虚作喘、寒痰壅肺，复感风寒者。常配肉桂同用。

还可用于痰滞经络、关节麻木、疼痛、痰湿流注、阴疽肿毒、跌打损伤及疮疡久溃不敛等。

【选方】

黄芥子萝卜粥：取黄芥子10克，白萝卜150克，大米200克，煮粥食用。有清肺祛痰、温中散寒的功效，适于流行性感冒、咳嗽不止、咳喘气短、手脚冰冷等，尤其适用于感冒引起的咳喘患者。

【食法】可煎汤，或入丸、散。

【宜忌】

（1）常用量为 3 ～ 9 克。

（2）肺虚咳嗽及阴虚火旺者忌服。

十九、蝮蛇

蝮蛇为蝮蛇科动物蝮蛇除去内脏的全体，我国北部和中部均有分布，属于既是食品又是中药材的物质。

【品质】以肥大而气味浓厚者为佳。

【食性】甘，温，有毒。归脾、肝经。

【养生】为祛风活络养生食品。日常食之可祛风活络、舒筋通脉。适于久居寒湿、肢体麻痹或疼痛及老年人腰腿麻木者食用。常用养生方如蝮蛇酒。

【食疗】祛风，通络，止痛，解毒。

【应用】用于风湿痹痛，麻风，瘰疬，疮疖，疥癣，痔疾，肿瘤。

【选方】

蝮蛇酒：活蝮蛇 1 条，浸酒周年后饮用。可祛风化湿、解毒定惊。主恶疮、诸瘘、恶风顽痹、癫疾。麻风、肌肉麻痹不仁、筋脉拘急、皮肤燥痒或破烂者（《本草纲目》）。

【食法】可浸酒。

【宜忌】

（1）血虚生风者慎服。

（2）孕妇禁服。

二十、当归

当归又名干归、秦归、马尾归，为伞形科植物当归的根，主产于甘肃、云南、四川等地，属于既是食品又是中药材的物质，为食疗药膳常用中药材。

【品质】以肥大而气味浓厚者为佳。

【食性】甘、辛，温。归心、肝、脾经。

【养生】为补血活血保健中药材，是补血良药。日常服之可养血补血、活血调经。适于血虚体质、瘀血体质、妇女产后及妇女日常保健食用。常用保健食疗药膳如当归炖鸡。

【食疗】补血活血，调经止痛，润燥滑肠。

【应用】

（1）用于月经不调、经闭、痛经、癥瘕积聚、崩漏。本品既能补血，又能活血止痛，为妇女调经常用之品。可配伍乌骨鸡等同用。

（2）用于跌扑损伤、风湿痹痛、疮疡肿痛。本品活血止痛，故可用于跌扑损伤诸证。可配伍应用。

（3）用于血虚肠燥便难。本品养血补血、润肠通便，故可用于血虚肠燥之大便艰难。可配伍应用。

此外，还可用于眩晕、血痢后重、血虚头痛、心腹诸痛。

近代用于功能性子宫出血，各种神经痛，冠心病心绞痛，血栓闭塞性脉管炎。

【选方】

（1）当归生姜羊肉汤：当归 30 克，生姜 60 克，羊肉 500 克，煮汤食。用于产后腹中绞痛，并腹中寒疝，虚劳不足（《金匮要略》）。此方也可用于痛经。

（2）当归酒：用当归煎浓汁酿酒饮，用于补血虚，行一切血滞。便溏忌用（《调疾饮食辩》）；又方以当归浸酒饮，用于风湿痹痛。

（3）当归炖乌骨鸡：当归 30 克，净乌骨鸡 1 只，调炖食。用于妇女气血虚弱，月经不调。

（4）当归补血汤：黄芪 30 克，当归（酒洗）6 克，哎咀，用水 300 毫升，煎至 150 毫升，去渣，空腹温服。可补气生血，适于主劳伤血虚、产后血脱、疮疡溃后脓血过多、外伤大出血等，阴血亏虚、发热烦躁、口渴引饮、目赤面红、脉洪大而虚、重按无力者。现用于各种贫血、过敏性紫癜等血液病属血虚气弱者（《内外伤辨》）。

（5）当归煮鸡蛋：鸡蛋 2 只，当归 9 克，将当归加水 3 碗，放入煮熟去壳并用针刺十余个小孔的鸡蛋，煮汤至 1 碗即成，吃蛋饮汤。可补气血、调经，适于血滞气型闭经（《民间方》）。

（6）赤小豆当归散：赤小豆 150 克（浸令芽出，晒干），当归 30 克，杵为散，浆水调服 2 克，一日三服。可清热利湿、活血解毒。适于湿热下注、大便下血、先血后便者（《金匮要略》）。

【食法】可煮汤、浸酒或制膏服。

【宜忌】

（1）常用量为 10 ~ 15 克。

（2）脾虚湿盛及便溏者不宜食用。

（3）热盛出血者禁服。

二十一、西红花

西红花又名番红花，在香辛料和调味品中又称为藏红花。本品为鸢尾科植物番红花的干燥柱头。产于欧洲及中亚地区，现我国已有栽培。常于 9 ~ 10 月份选晴天早晨采收花朵。气特异，微有刺激性，味微苦。我国传统将西红花作为香辛料和调味品食用（《香辛料和调味品名称》，GB/T 12729.1—2008），属于既是食品又是中药材的物质。

【品质】以身长、上段粗壮、色暗红、下端黄色花柱少者为佳。

【食性】甘，平。归心、肝经。

【养生】为活血化瘀保健中药材。日常食之可调畅血性、解郁安神、美容养颜、调节肝功能、提高免疫力。适于淤血体质、精神紧张、经期易腹痛、腹胀以及闭经和少经女性。常用养生方如西红花茶。

【食疗】活血化瘀，通经止痛，凉血解毒，解郁安神。

【应用】

（1）治经闭，经痛，产后腰痛：番红花2克，丹参15克，益母草30克，香附12克，水煎服（《青岛中草药手册》）。

（2）治产后瘀血：丹皮、当归各6克，大黄4.5克，番红花2克，干荷叶6克，研末。调服，每日3次，每次6克，开水送下（《青岛中草药手册》）。

（3）治月经不调：番红花3克，黑豆150克，红糖90克，水煎服（《青岛中草药手册》）。

（4）治腰背、胸膈、头项作痛：番红花碾烂，合羊心、牛心或鹿心，用火炙令红色，涂于心上。食之（《品汇精要》）。

现代药理研究证明其具有抗心肌缺血、抗凝血、改善血管内皮功能、提高耐缺氧能力等作用。

【选方】

（1）藏红花蜂蜜茶：将藏红花3～8根，用开水冲泡，加入1～2勺蜂蜜调匀即可。用于脘腹虚痛、肺燥干咳、肠燥便秘（《中医健康养生》）。

（2）藏红花枸杞子茶：将藏红花（3～8根）加6～12克枸杞子，用热水冲泡。用于虚劳精亏、腰膝酸痛、眩晕耳鸣、阳痿遗精、血虚萎黄、目昏不明（《中医健康养生》）。

【食法】

（1）泡茶饮用。

（2）作为香辛料和调味品食用。

【宜忌】

（1）常用量为1～3克。

（2）可引起子宫节律性收缩，已孕子宫更为敏感，易引起流产，故孕妇忌用，同时，月经期间也不宜食用。

二十二、灵芝

灵芝又名芝、灵芝，为多孔菌科真菌赤芝和紫芝的干燥子实体。分布于河北、山东、山西、四川、安徽、江苏、浙江、江西、贵州、云南等地。灵芝在安徽省与山东省等地有作为食品原料食用历史，为食疗药膳常用中药材，属于按照传统既是食品又是中药材的物质管理试点目录。

【品质】以体大完整而有光泽者为佳。

【食性】甘，平。归肾、肺、心经。

【养生】为滋补强壮保健佳品。日常服之可补肾精、坚筋骨、益气血、好颜色、抗衰老。适于肾虚精亏体质、气血虚弱体质、老年体衰，以及无病强身者食用。常用保健食疗药膳如灵芝酒、灵芝粥等。

【食疗】补肾益精，止咳平喘，养心安神。

【应用】

（1）用于虚劳、耳鸣耳聋。本品大能补肾精、益虚损，故可用于虚劳、耳聋等证。可单用或配伍山药、鸡等同用。

（2）用于咳嗽、气喘。本品能止咳平喘，故可用于咳嗽、气喘等病证。可单用或配伍山药等应用。

（3）用于失眠。可单用浸酒饮。

此外，还可用于消化不良，积年胃病，抗癌等。

近代用于老年慢性气管炎、支气管哮喘、神经衰弱、白细胞减少症、冠心病、高脂血症、急性传染性肝炎以及抗癌。

【选方】

（1）灵芝炖鸡：灵芝30克，净鸡1只，调味炖食。用于虚劳。

（2）灵芝酒：灵芝切碎，用老酒浸泡饮。用于积年胃病（《杭州药植志》）。

（3）灵芝大枣汤：灵芝15～20克，大枣50克，蜂蜜5克，加水煮汤服。用于抗癌（《中医药研究资料》1978年）。

（4）灵芝莲子清鸡汤：灵芝6克，莲子50克，陈皮一角，鸡一只，用于补益身体，病后体虚，脾胃虚弱，头晕眼花等。

（5）糯米灵芝粥：糯米50克，灵芝50克，小麦60克，白糖30克，将灵芝切成块用纱布包好，放入砂锅内，加水1碗半，用文火煮至糯米、小麦熟透，加入白糖即可。可养心、益肾、补虚，适于妇女心神不安（《民间方》）。

【食法】可煲汤、泡茶、传统方式泡酒等。

【宜忌】

（1）常用量为3～6克。

（2）有阴虚内热者不宜使用。

（3）过敏体质人群不宜使用。

（4）大出血的病人不宜使用

二十三、天麻

天麻又名明天麻，为兰科植物天麻的根茎，主产于云南、四川、贵州等地。

《本草衍义》谓："人或蜜渍为果，或蒸煮食，用天麻者，深思之则得矣。"《本草图经》又谓："嵩山、衡山人或取生者蜜煎作果食之，甚珍。"天麻在贵州省和云南省等地有作为食品原料食用历史，为食疗药膳常用中药材，属于按照传统既是食品又是中药材的物质管理试点目录。

【品质】以冬季采挖者为佳，称为"冬麻"。

【食性】甘，平。归肝经。

【养生】为养阴平肝保健中药材。日常服之可养阴液、平肝阳、利腰膝、强筋力。适于阴虚阳亢体质及老年人食用。常用保健食疗药膳如砂锅天麻鱼头等。

【食疗】息风定惊，平肝潜阳。

【应用】

（1）用于肝风内动，惊痫抽搐。本品能息风定惊，故可用于惊风抽搐之证。多配伍应用。

（2）用于肝阳上亢，眩晕、头痛等证。本品为平肝潜阳佳品，可配伍鸡蛋、猪脑、鲢鱼头等同用。

此外，还可用于偏头痛、风湿痹痛、肢体麻木、半身不遂、语言蹇涩。

近代用于高血压病、耳源性眩晕症。

【选方】

（1）天麻蒸蛋：天麻6克研粉，鸡蛋1只，调匀蒸食。用于眩晕，神经衰弱。

（2）天麻炖猪脑：天麻10克，猪脑1个，调味炖食。用于偏头痛。

（3）天麻酒：天麻浸酒饮。用于风湿痹痛，肢体麻木。

（4）天麻乳鸽：天麻10克，大枣5枚，鸽子1只，调味品适量。将天麻切片，大枣去核，鸽子去毛杂洗净，纳天麻、大枣同放入鸽腹内，置碗中，调味后加清汤适量，上笼蒸熟服食，每日1剂。可养阴柔肝，适用于肢体麻木及中风后遗症者（《中国中医药报》）。

（5）天麻粥：天麻5克，大米100克，白糖适量。将天麻择净，研细；大米淘净，放入锅内，加清水适量煮粥，待熟时加入天麻、白糖，再煮一二沸即成，每日1剂。可熄风止痉，平肝潜阳，祛风通络，适用于肝风内动所致的惊痫抽搐、头目眩晕、风湿痹痛、手足麻木等症者（《中国中医药报》）。

（6）天麻菊花炖蚌肉：天麻10克，菊花15克，河蚌10个，调味品适量。将河蚌去壳取肉洗净。先将天麻菊花放入锅中，加清水适量煮沸，纳入蚌肉，文火炖至蚌肉熟后，食盐、味精调服，每日1剂。可养阴清热，平肝熄风，适用于高血压、甲状腺功能亢进引起的头晕、手指震颤等症者（《中国中医药报》）。

【食法】可炖肉、入菜、火锅等。

【宜忌】

（1）常用量为3～10克。

（2）过敏体质人群不宜食用。

二十四、杜仲（附：杜仲叶）

杜仲为杜仲科植物杜仲的树皮，主产于四川、陕西、湖北、河南、贵州、云南等地。为食疗药膳常用中药材。

【品质】以皮厚、折断时白丝多者为佳。

【食性】甘、微辛，温。归肝、肾经。

【养生】为补益肝肾保健中药材。日常服之可补肝肾、益精气、强筋骨，久服并能轻身耐老。适于肝肾亏虚体质、中年早衰，以及无病强身者服用，又为老年人常用保健品。常用保健食疗药膳如杜仲腰子、杜仲酒。

【食疗】补肝肾，强筋骨，安胎。

【应用】

（1）用于肝肾亏虚，腰脊酸疼、足膝痿弱、小便余沥，以及阳痿。本品补肝肾、强筋骨，故可用于肝肾亏虚之腰痛等证。可配伍猪腰子、羊肾等同用。

（2）用于胎漏欲堕。可配伍应用。

此外，还可用于阴下湿痒。

近代用于高血压病、小儿麻痹后遗症、习惯性流产。

【选方】

（1）杜仲腰子：净猪腰子1具，切成薄片，入杜仲末15克，用荷叶包裹，蒸熟调味食。用于肾虚腰痛（《本草权度》）。

（2）杜仲羊肾羹：杜仲15克，五味子15克，用水浸泡4小时后煮汤，滤汁去渣，再入羊肾煮作羹，空腹调味食。用于腰痛（《箧中方》）。

（3）杜仲炖猪脚：杜仲45克，猪脚1只，文火熬4小时，滤取药汁，每日2次分服，隔日1剂。用于小儿麻痹后遗症（《新医学》1972年）。

（4）杜仲酒：杜仲浸酒饮。用于肾虚腰痛，高血压病。

【食法】可煮汤或浸酒饮。

【宜忌】

（1）常用量为10～20克。

（2）有阴虚火旺者不宜服用。

附：

杜仲叶：为杜仲科植物杜仲的叶片。微辛，温。归肝、肾经。杜仲叶在湖南省和河南省等地有作为食品原料食用历史，主要方法为杜仲嫩叶入菜、煮粥、泡茶及制作主食等，属于既是食品又是中药材的物质。具有补肝肾、强筋骨之功效。用于肝肾不足、头晕目眩、腰膝酸痛、筋骨痿软。

二十五、地黄

地黄又名生地、生地黄，为玄参科植物地黄的根茎，主产于河南、河北、浙江等地，以河南产者最为著名，为食疗药膳常用中药材。

【品质】以肥大体重而乌黑油润者为佳。

【食性】甘、苦，凉。归心、肝、肾经。

【养生】为滋阴养血保健佳品。日常服之可滋阴养血、补精益髓，并能补五脏、益气力、长肌肉、聪耳目，妇女还能调经安胎。适于阴虚体质、阴虚内热体质、血虚体质及妇女食用。常用保健食疗药膳如地黄粥、地黄鸡等。

【食疗】滋阴清热，凉血止血，养阴生津。

【应用】

（1）用于阴虚发热、低热不退。本品滋阴清热作用较好，并能凉血，多配伍应用。

（2）用于吐血、衄血、尿血、血崩、月经不调、胎动不安等血热出血病证。本品清热凉血以止血，可单用鲜品捣汁饮，或配伍应用。

（3）用于热病津伤口渴、消渴。本品有养阴生津的作用，可单用鲜品捣汁饮，或配伍山药等同用。

此外，还可用于阴伤便秘。

近代用于风湿性关节炎、类风湿性关节炎、湿疹、荨麻疹、神经性皮炎、传染性肝炎。

【选方】

（1）地黄汁：鲜地黄冷水捣汁代茶饮，用于一切肾虚、血虚之近燥涸者、近热者，跌扑损伤，痈疽，目疾及妇人崩带胎产，并宜多饮（《调疾饮食辩》）。

（2）地黄粥：生地黄30克，先用生地黄煮汤滤汁去渣，再入大米煮粥食，用于阴虚内热，妇女月经不调；又方以鲜地黄捣汁，加白蜜熬成膏收贮封好，每煮粥粥成后，调入地黄膏、酥油少许进食，用于滋阴润肺（《遵生八笺》）。

（3）地黄酒：地黄捣烂浸酒饮。用于补精血，壮筋骨（《调疾饮食辩》）。

【食法】鲜用可加倍。可煮汤或制膏服。

【宜忌】

（1）常用量为10～30克。

（2）不宜用铁质或铜质器具加工。

（3）《品汇精要》谓："忌萝卜、葱白、韭白、薤白。"

（4）有脾虚泄泻或胸膈多痰者不宜服用。

✔ 总结

重点食疗药膳中药材包括人参、黄芪、西洋参和当归。

✔ 思考题

1. 试述人参的养生作用及应用。
2. 人参在使用上应注意哪些宜忌?
3. 试述人参与党参的功效比较。
4. 试述黄芪的食疗功效及应用。
5. 人参与西洋参在功效上有哪些不同?
6. 为什么说当归多用于妇女养生保健?

下篇　饮食养生应用

第十五章　中医体质饮食养生与应用

本章内容： 平和质判定及饮食养生
　　　　　　阳虚质判定及饮食养生
　　　　　　阴虚质判定及饮食养生
　　　　　　气虚质判定及饮食养生
　　　　　　痰湿质判定及饮食养生
　　　　　　湿热质判定及饮食养生
　　　　　　血瘀质判定及饮食养生
　　　　　　气郁质判定及饮食养生
　　　　　　特禀质判定及饮食养生

教学时间： 12 课时

教学目的： 通过本章的教学，使学生了解正常人是如何进行体质分类的。掌握不同体质的人食养方法，学会运用体质分类指导饮食养生的实践。

教学要求： 1. 掌握不同体质的食养原则、常用食物、常用食谱及饮食宜忌。

　　　　　　2. 培养学生运用体质分类指导饮食养生实践的能力。

中医体质学是以中医理论为指导，研究人类体质特征、体质类型的生理、病理特点，分析疾病的反应状态、病变的性质及发展趋向，指导疾病预防、治疗以及养生康复的一门学科。中医体质大多按病理概念、生理功能、人群、中医理论结合脏腑功能特点、阴阳气血津液状况的综合评估等几种方式进行分类。20世纪70年代，以王琦、盛增秀为代表的学者开始从事中医体质学说的理论、基础与临床研究，并逐步确立了中医体质理论体系。

中华中医药学会2009年4月9日发布了最新的《中医体质分类与判定》标准，将体质分为平和质、气虚质、阳虚质、阴虚质、气郁质、血瘀质、痰湿质、湿热质以及特禀质9个类型。每种体质都有其不同的形体特征、常见表现、心理特征和对外界环境的适应能力，并有特定的发病倾向。该标准为体质辨识及与中医体质相关疾病的防治、养生保健和健康管理提供了实施依据。

体质具有发生相关疾病的倾向性，一定程度上决定了疾病的发展与转归。一般来讲，阴盛之体多发寒证，阳盛之体多患热证。体质偏颇之人，处于已病与未病之间的亚健康状态。通过饮食养生，可以改善体质偏颇，平衡阴阳，预防疾病。不同体质的饮食养生理论与方法是中医"治未病"预防思想的具体体现。

第一节　平和质判定及饮食养生

一、平和质的概念及形成机制

平和质是指先以体态适中，面色红润，精力充沛，脏腑功能状态强健壮实为主要特征的一种体质类型。

平和质的形成与先天禀赋良好，后天调养得当有关。

二、平和质特征

平和质的人主要表现为形体肥瘦匀称，体格健壮，发盛黑泽，面色华泽，胃纳正常，睡眠良好，二便调顺，肢体有力，耐寒耐暑，耐劳耐动，精力充沛，耳聪目明，舌质淡红润泽，舌苔薄白，脉象和缓有力。

三、平和质的判定方法

平和质判定方法（表1），若平和质转化分≥60分而其他8种体质转化分均<30分，结果可判定为是平和质；若平和质转化分≥60分而其他8种体质转化分均<40分，结果可判定为基本是平和质；若不满足上述条件，结果可判定为不是平和质。

表 1　平和质判定方法

请根据近一年的体验和感觉，回答以下问题	没有（根本不）	很少（有一点）	有时（有些）	经常（相当）	总是（非常）
（1）您能精力充沛吗？	1	2	3	4	5
（2）您容易疲乏吗？	5	4	3	2	1
（3）您说话声音低弱无力吗？	5	4	3	2	1
（4）您感到闷闷不乐、情绪低沉吗？	5	4	3	2	1
（5）您比一般人耐受不了寒冷（冬天寒冷，夏天的冷空调、电扇等）吗？	5	4	3	2	1
（6）您能适应外界自然和社会环境的变化吗？	1	2	3	4	5
（7）您容易失眠吗？	5	4	3	2	1
（8）您容易忘事（健忘）吗？	5	4	3	2	1

判断结果：□是　□倾向是　□否　　原始分数：_____　转化分数：_____

（请根据您的真实情况在相应选项上打"√"，打"√"的分数直接相加就是"原始分"；转化分 =[（原始分－条目数）/（条目数 ×4）] ×100）

注："条目数"就是您"回答的问题的个数"。

四、平和质危害及发病倾向

平素患病较少。

五、平和质的饮食养生

【食养原则】宜全面协调，均衡配膳。

【常用食物】平和质适宜的食物（表 2）。春季：宜多食蔬菜、清温平淡之品；夏季：应选用清热解暑、清淡芳香之品，不可食用味厚发热的食物；长夏季节，宜用淡补，即用淡渗利湿之品以助脾气之健运，防止湿困中焦；秋季：宜选用寒温偏性不明显的平性药食，不宜用大寒大热之品，宜食用濡润滋阴之品以保护阴津；冬季：冬宜温补，选用温热助阳之品，以扶阳散寒。

表2　平和质适宜食物举例

类别	食物
粮食类	粳米、籼米、糯米、黑米、小米、小麦、大麦、玉米、高粱、薏苡仁、燕麦、等
蔬菜类	大白菜、油菜、胡萝卜、茼蒿、菠菜、莴笋、荠菜、芹菜、冬瓜、西红柿、刀豆、豌豆等
水果类	苹果、橘子、菠萝、桃子、梨、桑葚、木瓜、香瓜、西瓜、葡萄等
肉类	猪肉、羊肉、牛肉、鸡肉、鸭肉、兔肉等
水产类	鳗鱼、鲫鱼、泥鳅、鲈鱼、鲢鱼、海参、虾、黄鱼等
豆类及其制品	黄豆、青豆、黑豆、绿豆、扁豆、蚕豆、红豆等
坚果类	榛子、核桃、腰果、碧根果、杏仁、松子、栗子等
其他类	牛奶、鸡蛋、蜂蜜、红茶、绿茶等

【食谱举例】

（1）八宝粥：大枣、莲子、葡萄干、栗子、胡桃仁、松子、落花生、赤小豆、瓜子、银杏、绿豆、粳米、粟米、红糖、白糖等，可选择6～8种煮粥。用于补气养血，滋阴壮阳。

（2）韭菜炒豆芽：韭菜、绿豆芽，炒食。用于阴阳并调。

（3）虫草鸭子：冬虫夏草、鸭子，蒸食。用于滋阴助阳。

（4）五子炖鸡：大枣、松子、枸杞子、胡桃仁、栗子、鸡肉，炖食。用于益气血，助阴阳，补肝肾。

【饮食宜忌】

（1）宜清淡平和，突出本味，以利补益强壮。

（2）进食宜定时定量，不宜过饱过饥，以免损伤脾胃。

（3）食物选择不宜过寒过热，以免损伤正气。

（4）不宜大补骤泻，以利养生保健。

（5）不宜偏嗜、偏食，以利摄食平衡。

第二节　阳虚质判定及饮食养生

一、阳虚质的概念及形成机制

阳虚质是指阳气不足，功能减退，失于温煦，抗寒力弱的生理特征。

阳虚质的形成：一是由于孕育时父母一方体弱，或年老阳衰，或出生时早产等；二是现代社会一些不良生活习惯导致阳虚质者日益增多，如夏天过多饮用冷饮、吹空调，冬天衣着较少，长期不恰当服用抗生素、清热解毒中药等，均会耗伤人体阳气，日久形成阳虚质。

二、阳虚质特征

阳虚质的人多见于形体虚浮白胖者，主要表现为面色淡白无华，口淡不渴，形寒喜暖，四肢欠温，不耐寒冷，精神不振，易于出汗，大便溏泄，小便清长，舌淡胖嫩，边有齿印，脉象沉迟。

三、阳虚质的判定方法

阳虚质的判定方法（表3），若转化分≥40分，结果可判定为是阳虚质；若转化分为30～39分，结果可判定为倾向是阳虚质；若转化分<30分，结果可判定为不是阳虚质。

表3　阳虚质判定方法

请根据近一年的体验和感觉，回答以下问题	没有（根本不）	很少（有一点）	有时（有些）	经常（相当）	总是（非常）
（1）您手脚发凉吗？	1	2	3	4	5
（2）您胃脘部、背部或腰膝部怕冷吗？	1	2	3	4	5
（3）您感到怕冷、衣服比别人穿得多吗？	1	2	3	4	5
（4）您比一般人耐受不了寒冷（冬天的寒冷，夏天的空调、电扇等）吗？	1	2	3	4	5
（5）您比别人容易患感冒吗？	1	2	3	4	5
（6）您吃（喝）凉的东西会感到不舒服或者怕吃（喝）凉东西吗？	1	2	3	4	5
（7）您受凉或吃（喝凉东西后，容易腹泻（拉肚子）吗？	1	2	3	4	5

判断结果：□是　□倾向是　□否　　原始分数：_____　转化分数：_____

（请根据您的真实情况在相应选项上打"√"，打"√"的分数直接相加就是"原始分"；转化分=[（原始分－条目数）/（条目数×4）]×100）
注："条目数"就是您"回答的问题的个数"。

四、阳虚质危害及发病倾向

易患痹证、咳喘、泄泻等病；感邪易从寒化。阳虚者，体内长期处于阳气不足，阴气相对偏盛的状态，阳气无法正常发挥其应有的温煦、气化等正常生理功能。如阳虚不能温煦肌表，抵御外界风、寒、湿的能力低下，易患风寒湿痹；阳虚不能蒸腾气化津液，而成水湿痰饮，易患咳喘、泄泻等病；素体阳虚阴盛，受邪后易从寒化。

五、阳虚质的饮食养生

【食养原则】宜温补壮阳。

【常用食物】阳虚质的人应多选择味甘、辛，性温、热、平之食物（表4），达到温补散寒的效果。

表 4　阳虚体质适宜食物举例

类别	食物
粮食类	黑米、紫米、糯米、高粱等
蔬菜类	韭菜、辣椒、洋葱、芫荽、南瓜、豇豆、山药等
水果类	荔枝、桂圆、樱桃、覆盆子等
肉类	兔肉、羊肉、鸡肉、鸽肉、牛肉等
水产类	鳝鱼、鲳鱼、海虾、泥鳅、海参、带鱼等
豆类及其制品	黄豆、豆腐等
坚果类	核桃仁、腰果、板栗、松子等
香辛料	肉桂、花椒、生姜、茴香、紫苏、荜茇、丁香、肉豆蔻、高良姜、黄芥子、黑胡椒等
其他类	红枣、牛奶、蜂蜜、红糖、红茶、人参、红参、当归、冬虫夏草等

【食谱举例】

（1）当归生姜羊肉汤：当归、生姜、羊肉，煮汤。用于阳虚质形寒怕冷、腰膝酸软、痛经、月经量少者。

（2）韭菜炒核桃仁：核桃仁、韭菜，炒食。用于阳虚体质腰膝冷痛、阳痿。

（3）红参炖柴鸡：红参、柴鸡、生姜、红枣，炖食。阳虚质体虚肢冷、面色苍白、精神不振者食用。

【饮食宜忌】

（1）宜温补饮食，以利扶助阳气。

（2）不宜食用寒性食物，以免损伤阳气。

（3）不宜食用生冷瓜果及冰镇冷饮，以免损伤脾胃阳气。

第三节　阴虚质判定及饮食养生

一、阴虚质的概念及形成机制

阴虚质是指由于体内津液精血等阴液亏少，以功能虚亢、阴虚内热等表现为主要特征的体质类型。

阴虚质的形成：一是先天不足如父母体弱，或年长受孕、早产等；二是后天失养，纵欲耗精，积劳阴亏，或曾患出血性疾病等。特别是现代社会的一些不良生活习惯导致阴虚质者日益增多。如过食煎烤烹炸辛辣食物、长期熬夜等，均会耗伤人体阴津，日久形成阴虚质。

二、阴虚质特征

阴虚质多见于瘦人，主要表现为形体消瘦，午后面色潮红，时有烘热感，口舌易干，渴喜冷饮，手足心热，不耐炎热，易烦易怒，易于失眠，大便偏干，小便短赤，舌红少苔，脉象细数。

三、阴虚质的判定方法

阴虚质的判定方法（表5），若转化分 ≥ 40分，结果可判定为是阴虚质；若转化分为30～39分，结果可判定为倾向是阴虚质；若转化分 <30分，结果可判定为不是阴虚质。

表5　阴虚质判定方法

请根据近一年的体验和感觉，回答以下问题	没有（根本不）	很少（有一点）	有时（有些）	经常（相当）	总是（非常）
（1）您手脚发凉吗？	1	2	3	4	5
（2）您感觉身体、脸上发热吗？	1	2	3	4	5
（3）您皮肤或口唇干吗？	1	2	3	4	5
（4）您口唇的颜色比一般人红吗？	1	2	3	4	5
（5）您容易便秘或大便干燥吗？	1	2	3	4	5
（6）您面部两颧（脸颊）潮红或偏红吗？	1	2	3	4	5

请根据近一年的体验和感觉，回答以下问题	没有（根本不）	很少（有一点）	有时（有些）	经常（相当）	总是（非常）
（7）您感到眼睛干涩吗？	1	2	3	4	5
（8）您感到口干咽燥、总想喝水吗？	1	2	3	4	5

判断结果：□是　□倾向是　□否　　原始分数：_____　　转化分数：_____

（请根据您的真实情况在相应选项上打"√"，打"√"的分数直接相加就是"原始分"；转化分 =[（原始分—条目数）/（条目数 ×4）] ×100）

注："条目数"就是您"回答的问题的个数"。

四、阴虚质危害及发病倾向

易患便秘、燥证、消渴等病；阴虚则精血津液等精微物质闭藏不足，不能濡养机体而表现为便秘、口干口渴、皮肤干燥、耳鸣、耳聋等。阴虚生内热，感邪易从热化。

五、阴虚质的饮食养生

【食养原则】宜滋补养阴。

【常用食物】阴虚质的人应多选择味甘、凉滋润的食物（表6）。

表6　阴虚质适宜食物举例

类别	食物
粮食类	小麦、大麦、糯米、粳米、黑芝麻等
蔬菜类	莲藕、黄瓜、苦瓜、山药、菠菜、西红柿、茄子、百合、荸荠、枸杞叶等
水果类	葡萄、苹果、梨、香蕉、桑葚、西瓜、甘蔗等
肉类	猪肉、鸭肉、兔肉、乌骨鸡等
水产类	牡蛎、海参、鳖肉、墨鱼、海蜇、鲍鱼、蛏肉、淡菜等
豆类及其制品	黄豆、黑豆、绿豆、豆腐等
坚果类	松子、向日葵籽、榧子等（忌炒、烤）
其他类	鸡蛋、牛奶、燕窝、银耳、蜂蜜、枸杞子、黄精、百合、鱼鳔、江瑶柱、蛤蟆油、玉竹、阿胶、火麻仁、郁李仁、胖大海等

【食谱举例】

（1）玉竹百合猪瘦肉汤：玉竹、百合、猪瘦肉，煮汤。用于阴虚质干咳、少痰者。

（2）蜂蜜银耳蒸百合：百合、蜂蜜、银耳，蒸熟。用于阴虚质者有习惯性便秘、虚烦失眠多梦者。

（3）冰糖炖梨：冰糖、梨，隔水炖食。用于阴虚内燥体质，口舌易干，大便偏干。

【饮食宜忌】

（1）宜甘寒滋补，以利滋补养阴。

（2）不宜食用辛热香燥煎炸类食物，以免动火伤阴。

第四节 气虚质判定及饮食养生

一、气虚质的概念及形成机制

气虚质是指元气不足，脏腑功能低下，抗病力不强的生理特征。

气虚质的形成：一是先天不足如父母有一方是气虚质，母亲怀孕时营养不足，妊娠反应强烈持久不能进食或早产；二是饮食不当，如人工喂养不当、偏食、厌食等；过劳过逸，如形或神过劳，过度安逸等；病后伤气，如大病、久病之后、元气大伤等。

二、气虚质特征

气虚质的人主要表现为气短懒言，语音无力，精神疲惫，倦怠乏力，动则自汗，毛发不华，不耐寒暑，遇寒尤甚，劳则加剧，易于感冒，舌质淡胖或有齿印，脉象虚缓。

三、气虚质的判定方法

气虚质的判定方法（表7），若转化分 ≥ 40 分，结果可判定为是气虚质；若转化分为 30 ~ 39 分，结果可判定为倾向是气虚质；若转化分 <30 分，结果可判定为不是气虚质。

表7　气虚质判定方法

请根据近一年的体验和感觉，回答以下问题	没有（根本不）	很少（有一点）	有时（有些）	经常（相当）	总是（非常）
（1）您容易疲乏吗？	1	2	3	4	5
（2）您容易气短（呼吸短促，接不上气）吗？	1	2	3	4	5

请根据近一年的体验和感觉，回答以下问题	没有（根本不）	很少（有一点）	有时（有些）	经常（相当）	总是（非常）
（3）您容易心慌吗？	1	2	3	4	5
（4）您容易头晕或站起来时晕眩吗？	1	2	3	4	5
（5）您比别人容易患感冒吗？	1	2	3	4	5
（6）您喜欢安静、懒得说话吗？	1	2	3	4	5
（7）您说话声音低弱无力吗？	1	2	3	4	5
（8）您活动量稍大就容易出虚汗吗？	1	2	3	4	5

判断结果：□是　□倾向是　□否　　原始分数：＿＿＿＿＿＿　转化分数：＿＿＿＿＿＿

（请根据您的真实情况在相应选项上打"√"，打"√"的分数直接相加就是"原始分"；转化分 =[（原始分—条目数）/（条目数 ×4）]×100）

注："条目数"就是您"回答的问题的个数"。

四、气虚质危害及发病倾向

易患感冒、内脏下垂等病；病后康复缓慢。气虚则人体的防御外邪、驱邪外出的能力不足，故易患感冒；气虚固摄脏器的作用减弱，故有肛门重坠、子宫下垂或内脏下垂感。由于元气不足，抗病修复能力减弱，故病后康复缓慢。

五、气虚质的饮食养生

【食养原则】宜培补元气，补气健脾。

【常用食物】宜选用性平偏温、健脾益气的食物（表8）。

表8　气虚质适宜食物举例

类别	食物
粮食类	粳米、糯米、小米、薏米、马铃薯、番薯等
蔬菜类	山药、豇豆、胡萝卜、南瓜、卷心菜、香菇等
水果类	苹果、荔枝、葡萄、桂圆等
肉类	牛肉、牛肚、鸡肉、猪肚、猪肾等
水产类	鳜鱼、鳝鱼、泥鳅、鲑鱼、鲫鱼等
豆类及其制品	黄豆、豆浆、白扁豆、豌豆、豆腐等
坚果类	核桃、榛子、腰果、栗子等
其他类	红枣、牛奶、蜂蜜、红糖、人参等

【食谱举例】

（1）山药粥：山药、粳米，煮粥。适合气虚质者，亦可用于肺、脾、肾偏虚者辅助调养食用。

（2）南瓜粳米粥：南瓜、粳米，煮粥。适合气虚质易体倦乏力、食欲不佳者食用。

（3）马铃薯烧牛肉：马铃薯、牛肉，调味烧食。用于气虚体弱，不耐寒暑。

【饮食宜忌】

（1）宜温补饮食，以利扶助正气。

（2）不宜苦寒太过，以免克伐元气。

（3）不宜食用辛烈类调味品，以免辛散耗气。

（4）不宜过食行气、破气类食品，以免损伤正气。

第五节　痰湿质判定及饮食养生

一、痰湿质的概念及形成机制

痰湿质是指水液代谢功能减退，痰湿停滞体内的生理特征。

痰湿质的形成：一是与先天禀赋有关系，如具有肥胖等家族病史；二是后天原因，主要是后天失养，脾胃功能运化欠佳造成的。暴饮暴食，饮食无规律，或厚腻食物吃得过多，伤及脾胃的运化功能，造成痰湿积聚。不良的生活习惯也是导致痰湿质的原因，如长期运动少、运动不规律；睡前吃高热量的食物；饮酒过多等。

二、痰湿质特征

痰湿质多见于肥胖丰溢者，主要表现为嗜食肥甘，神倦嗜睡，头昏不爽，身体困重，胸脘痞闷，口中黏腻，睡眠易鼾，喉中痰鸣，舌苔滑腻，脉象濡滑。

三、痰湿质的判定方法

痰湿质的判定方法（表9），若转化分 ≥ 40分，结果可判定为是痰湿质；若转化分为30～39分，结果可判定为倾向是痰湿质；若转化分 <30分，结果可判定为不是痰湿质。

表 9　痰湿质判定方法

请根据近一年的体验和感觉，回答以下问题	没有（根本不）	很少（有一点）	有时（有些）	经常（相当）	总是（非常）
（1）您感到胸闷或腹部胀满吗？	1	2	3	4	5
（2）您感到身体沉重不轻松或不爽快吗？	1	2	3	4	5
（3）您腹部肥满松软吗？	1	2	3	4	5
（4）您有额部油脂分泌多的现象吗？	1	2	3	4	5
（5）您上眼睑比别人肿（上眼睑有轻微隆起现象）吗？	1	2	3	4	5
（6）您嘴里有黏黏的感觉吗？	1	2	3	4	5
（7）您平时痰多，特别是咽喉总感到有痰堵着吗？	1	2	3	4	5
（8）您舌苔厚腻或有舌苔厚厚的感觉吗？	1	2	3	4	5

判断结果：□是　□倾向是　□否　　原始分数：_____　转化分数：_____

（请根据您的真实情况在相应选项上打"√"，打"√"的分数直接相加就是"原始分"；转化分 =[（原始分—条目数）/（条目数 ×4）] × 100）

注："条目数"就是您"回答的问题的个数"。

四、痰湿质危害及发病倾向

由于痰湿内阻，易患肥胖、眩晕、胸痹等病。

五、痰湿质的饮食养生

【食养原则】宜健脾化痰，利水渗湿。

【常用食物】痰湿质者宜选用健脾助运、祛湿化痰的食物（表 10）。

表 10　痰湿质适宜食物举例

类别	食物
粮食类	小麦、粳米、小米、玉米、燕麦、荞麦、薏苡仁、芡实等
蔬菜类	山药、丝瓜、黄瓜、苦瓜、芹菜、白萝卜、莲藕、荠菜、莴苣、黑木耳、香菇、芫荽、金针菜、荸荠、笋等

类别	食物
水果类	山楂、梨、香蕉、苹果、樱桃、沙棘、木瓜等
肉类	牛肉、鸡肉等
水产类	鲤鱼、鲫鱼、带鱼、泥鳅、河虾、海蜇、鲈鱼、文蛤、海带、紫菜等
豆类及其制品	黄豆、赤小豆、蚕豆、扁豆、红豆、豆浆等
坚果类	开心果、核桃、杏仁、冬瓜子等
香辛料	砂仁、白豆蔻、草豆蔻、草果、花椒、黑胡椒、山奈、紫苏、白芷、陈皮等
其他类	牛奶、茯苓、佛手、香橼、橘红、鸡内金、黄芥子、紫苏子、桔梗等

【食谱举例】

（1）赤小豆鲤鱼汤：活鲤鱼、赤小豆、陈皮煮汤，适合痰湿质常感胸闷痰多、眩晕、水肿者食用。

（2）赤豆薏苡仁粥：赤小豆、薏苡仁，煮粥。用于痰湿体质，形体肥胖。

（3）鲫鱼豆腐汤：鲫鱼、豆腐、生姜，煮汤。适用于痰湿质容易面部浮肿、水肿者。

【饮食宜忌】

（1）宜清淡素食，以利化痰去湿。

（2）不宜肥甘厚味，以免助湿生痰。

（3）不宜滋补饮食，以免助湿生痰。

第六节　湿热质判定及饮食养生

一、湿热质的概念及形成机制

湿热质是以湿热内蕴为主要特征的体质类型。

湿热质的形成可能与先天禀赋，久居湿地，感受湿热之邪，喜食辛热肥甘厚腻之品或嗜酒无度，酿成湿热，火热内蕴有关，最终导致脾胃、肝胆功能失调而形成湿浊湿热内蕴之体。

二、湿热质特征

湿热质者的常见表现为平素面垢油光，易生痤疮粉刺，舌质偏红，苔黄腻，容易口干口苦，身重困倦，心烦懈怠，眼筋红赤，大便黏滞不畅或燥结，小便短黄，男性易阴囊潮湿，女性易带下增多，舌质偏红，苔黄腻，脉象多见滑数。

三、湿热质的判定方法

湿热质的判定方法（表11），若转化分≥40分，结果可判定为是湿热质；若转化分为30～39分，结果可判定为倾向是湿热质；若转化分<30分，结果可判定为不是湿热质。

表11　湿热质判定方法

请根据近一年的体验和感觉，回答以下问题	没有（根本不）	很少（有一点）	有时（有些）	经常（相当）	总是（非常）
（1）您面部或鼻部有油腻感或者油亮发光吗?	1	2	3	4	5
（2）您容易生痤疮或疮疖吗?	1	2	3	4	5
（3）您感到口苦或嘴里有异味吗?	1	2	3	4	5
（4）您大便黏滞不爽、有解不尽的感觉吗?	1	2	3	4	5
（5）您小便时尿道有发热感、尿色浓（深）吗?	1	2	3	4	5
（6）您带下色黄(白带颜色发黄)吗?（限女性回答）	1	2	3	4	5
（7）您的阴囊部位潮湿吗?（限男性回答）	1	2	3	4	5

判断结果：□是　□倾向是　□否　　原始分数：_____　转化分数：_____

（请根据您的真实情况在相应选项上打"√"，打"√"的分数直接相加就是"原始分"；转化分=[（原始分－条目数）/（条目数×4）]×100）

注："条目数"就是您"回答的问题的个数"。

四、湿热质危害及发病倾向

易患皮肤湿疹、口疮、痤疮、胃肠炎、石淋、热淋、黄疸、胆囊结石等病。

五、湿热质的饮食养生

【食养原则】清热祛湿。

【常用食物】宜食用甘寒或苦寒的清热利湿食物（表12）。

表 12　湿热质适宜食物举例

类别	食物
粮食类	小麦、大麦、小米、薏苡仁等
蔬菜类	冬瓜、丝瓜、黄瓜、苦瓜、白菜、卷心菜、空心菜、马齿苋、芹菜、莲藕、荸荠、香椿、莼菜、苋菜、茭白、水芹等
水果类	梨、香蕉、哈密瓜、西瓜、甘蔗、橄榄、余甘子等
肉类	猪肉、鸭肉等
水产类	鲫鱼、泥鳅、田螺、海带、海蜇、河蚌等
豆类及其制品	黄豆、红豆、绿豆、蚕豆、赤小豆、白扁豆、豆浆、豆腐、豆腐皮、黄豆芽等
其他类	绿茶、莲子、金银花、茯苓、蒲公英、菊花、桑叶、薄荷、葛根、淡豆豉、决明子、罗汉果、郁李仁、鱼腥草、枳椇子、栀子、胖大海、香橼、夏枯草、粉葛、金银花、藿香、白茅根、槐花、菊苣、淡竹叶、莱菔子、荷叶、桔梗、橘红、松花粉、薜菜等

【食谱举例】

（1）绿豆藕：莲藕、绿豆，炖食。适合湿热质常感口苦口干并伴有口腔溃疡者食用。

（2）金银花水鸭汤：金银花、生地、水鸭、猪瘦肉、生姜，炖汤。适合湿热质易发痤疮，常感口苦口干者食用。

（3）凉拌马齿苋：鲜马齿苋，酱油、醋、盐、香油拌匀食用。适合湿热质出现小便热痛、皮肤疮疡者食用。

【饮食宜忌】

（1）宜多食新鲜水果，以利清热通便。

（2）不宜食用温热辛燥类食物，以免助热动火。

（3）不宜肥甘厚味，以免酿热动火。

第七节　血瘀质判定及饮食养生

一、血瘀质的概念及形成机制

血瘀质是指体内有血液运行不畅的潜在倾向或瘀血内阻的病理基础，以肤色晦暗、舌质紫暗为主要特征的体质类型。

血瘀质的形成：主要由于元气亏虚，气虚行血无力，血液运行减慢；跌仆损伤等外伤因素，导致血逸脉外形成瘀血；长期精神抑郁，情志不畅，致脏腑失调，气血阻滞；慢性病久治而迁延不愈，久病入络，影响血液运行；老年人喜静而不喜动，气血运行迟缓；先天禀赋不足等。

二、血瘀质特征

血瘀质主要表现为发易脱落，面色晦滞，眼眶暗黑，肌肤暗滞，唇色紫暗，舌有紫色或瘀斑，脉象细涩。

三、血瘀质的判定方法

血瘀质的判定方法（表13），若转化分≥40分，结果可判定为是血瘀质；若转化分为30～39分，结果可判定为倾向是血瘀质；若转化分<30分，结果可判定为不是血瘀质。

表 13　血瘀质判定方法

请根据近一年的体验和感觉，回答以下问题	没有（根本不）	很少（有一点）	有时（有些）	经常（相当）	总是（非常）
（1）您的皮肤在不知不觉中会出现青紫瘀斑（皮下出血）吗？	1	2	3	4	5
（2）您两颧部(脸颊)有细微红丝吗？	1	2	3	4	5
（3）您身体上哪里疼痛吗？	1	2	3	4	5
（4）您面色晦黯或容易出现褐斑吗？	1	2	3	4	5
（5）您容易有黑眼圈吗？	1	2	3	4	5
（6）您容易忘事吗（健忘）吗？	1	2	3	4	5
（7）您口唇颜色偏黯吗？	1	2	3	4	5

判断结果：□是　□倾向是　□否　　原始分数：_____　　转化分数：_____

（请根据您的真实情况在相应选项上打"√"，打"√"的分数直接相加就是"原始分"；转化分＝［（原始分—条目数）/（条目数 ×4）］×100）
注："条目数"就是您"回答的问题的个数"。

四、血瘀质危害及发病倾向

易患中风、筋瘤、健忘等病。瘀血阻滞，脑脉痹阻，或血不循经外溢，引起昏仆不遂，发为中风；瘀血阻滞经脉，筋脉纵横，血雍于下，结成筋瘤；瘀血阻痹，脑脉不通，蒙蔽清窍，则见健忘、痴呆等。

五、血瘀质的饮食养生

【食养原则】宜行气活血。

【常用食物】可多食具有活血化瘀功效的食物（表14）。血瘀体质者避免在寒冷的天气里食用寒凉、酸涩的食物，以免酸涩收引，寒性凝滞，进而加重血瘀。

表 14 血瘀质适宜食物举例

类别	食物
粮食类	粳米、小米、玉米、燕麦等
蔬菜类	芹菜、油菜、胡萝卜、洋葱、黑木耳、刀豆、莲藕、茄子、蕹菜、慈姑、山药等
水果类	山楂、柑橘、柠檬、柚子、桃子、番木瓜、荔枝、沙棘等
肉类	乌鸡、牛肉等
水产类	海参、海带、河蟹等
豆类及其制品	黑豆、豌豆等
坚果类	栗子、桃仁等
香辛料类	桂皮、砂仁、小茴香、八角、肉桂、姜、姜黄、陈皮等
其他类	红糖、玫瑰花茶、茉莉花茶、西红花、荠菜根、芸薹、醋、当归、三七、薤白等

【食谱举例】

（1）三七牛肉汤：三七粉、山药、牛肉，煮汤。适合血瘀质者食用。尤其适合胸痹、心痛者日常食用。

（2）延寿黑宝粥：黑豆、黑米、黑木耳、黑芝麻、糯米、大枣，煮粥。适合血瘀质兼见面部黄褐斑、须发早白者食用。

（3）通脉花果茶：山楂、玫瑰花、月季花、红花，泡水饮用。适合血瘀质兼见面部黄褐斑、情志不遂者饮用。

【饮食宜忌】

（1）宜清淡饮食，以利活血。

（2）不宜过食酸涩，以免涩滞血脉。

（3）不宜生冷寒凉类食物，以免凝滞血脉。

（4）不宜骤进大补，以免壅滞气血。

第八节 气郁质判定及饮食养生

一、气郁质的概念及形成机制

气郁质是由于长期情志不畅、气机郁滞而形成的以性格内向不稳定、忧郁脆弱、敏感多疑为主要表现的体质类型。

气郁质的形成：一是由于先天禀赋，如父母一方或双方为气郁质，可遗传给子女，或母亲在怀孕期受到强烈的惊吓，或遇到重大的心灵创伤，引起母亲的气机失调，进而引起腹中胎儿气机郁滞，形成先天性气郁质；二是后天失养，造成人体的气机受到阻滞、不顺畅而形成的，如长时间受到精神情感方面或其他方面的影响。

二、气郁质特征

气郁质以妇女为多，主要表现为郁郁寡欢，或性情急躁易怒，胸胁易于瘀闷，嗳气时作，时欲叹息，食欲不振，脉象弦细。

三、气郁质的判定方法

气郁质的判定方法（表15），若转化分≥40分，结果可判定为是气郁质；若转化分为30～39分，结果可判定为倾向是气郁质；若转化分<30分，结果可判定为不是气郁质。

表 15　气郁质判定方法

请根据近一年的体验和感觉，回答以下问题	没有（根本不）	很少（有一点）	有时（有些）	经常（相当）	总是（非常）
（1）您感到闷闷不乐、情绪低沉吗？	1	2	3	4	5
（2）您容易精神紧张、焦虑不安吗？	1	2	3	4	5
（3）您多愁善感、感情脆弱吗?	1	2	3	4	5
（4）您容易感到害怕或受到惊吓吗?	1	2	3	4	5
（5）您胁肋（胸胁）部或乳房胀痛吗？	1	2	3	4	5
（6）您无缘无故叹气吗？	1	2	3	4	5
（7）您咽喉部有异物感,且吐之不出、咽之不下吗？	1	2	3	4	5

判断结果：□是　□倾向是　□否　　原始分数：_____　　转化分数：_____

（请根据您的真实情况在相应选项上打"√"，打"√"的分数直接相加就是"原始分"；转化分 =[（原始分－条目数）/（条目数 ×4）] ×100）

注："条目数"就是您"回答的问题的个数"。

四、气郁质危害及发病倾向

易患郁证、不寐、梅核气、惊恐、百合病、脏躁等病证。

五、气郁质的饮食养生

【食养原则】宜行气达郁。

【常用食物】宜选用具有理气解郁作用的食物（表16）。

表 16　气郁质适宜食物举例

类别	食物
粮食类	燕麦、小麦、大麦、荞麦、高粱、玉米等
蔬菜类	白萝卜、洋葱、丝瓜、菠菜、芹菜、佛手瓜、茺蓁、刀豆、豌豆、黄花菜、芜青等
水果类	山楂、葡萄、柑橘、橙子、柚子等
肉类	猪肉、羊肉、牛肉、鸡肉等
水产类	黄花鱼、带鱼、鲈鱼、鲤鱼、鲫鱼等
豆类及其制品	黄豆、黑豆等
坚果类	开心果、核桃等
香辛料	肉豆蔻、紫苏、小茴香、山奈、姜黄、陈皮、薄荷等
其他类	茉莉花、牛奶、鸡蛋、代代花、龙眼肉、玫瑰花、莱菔子、香橼、木香、白梅花、薤白、紫苏子等

【食谱举例】

（1）陈皮粥：陈皮研末，粳米，煮粥。用于气郁体质，胸胁濡闷，食欲不振。

（2）楂麦佛手茶：佛手片、山楂、大麦，煮水饮用。适合气郁质者日常食用。兼有食欲不振、腹胀、咽部有痰者，更为适合。

（3）薄荷粥：鲜薄荷或干品、粳米，煮粥。适合气郁质见情绪低落、咽中不适、食欲不振者食用。

【饮食宜忌】

（1）宜清淡饮食，以利达郁。

（2）不宜过食酸涩，以免阻滞气机。

（3）不宜大补饮食，以免壅滞气机。

第九节　特禀质判定及饮食养生

一、特禀质的概念及形成机制

特禀质与现代医学"过敏质"类似，是指由于先天禀赋不足和禀赋遗传等因素造成的一种特殊体质。包括过敏体质，先天性、遗传性的生理缺陷与疾病。

特禀质的形成与先天禀赋不足、后天调养失当，或环境因素、药物因素等有关。

二、特禀质特征

形体上无特殊，或有畸形，或有先天生理缺陷。过敏体质者因对过敏原敏感，易产生紧张、焦虑、烦躁等情绪。呼吸系统方面，表现为鼻衄、打喷嚏、咽痒、咳嗽、哮喘；皮肤系统方面，表现为皮肤划痕征阳性、易起风团、瘾疹；胃肠道系统，表现为容易腹痛、腹泻。还有药物过敏等。

三、特禀质的判定方法

特禀质的判定方法（表 17），若转化分 ≥ 40 分，结果可判定为是特禀质；若转化分为 30 ~ 39 分，结果可判定为倾向是特禀质；若转化分 <30 分，结果可判定为不是特禀质。

表 17　特禀质判定方法

请根据近一年的体验和感觉，回答以下问题	没有（根本不）	很少（有一点）	有时（有些）	经常（相当）	总是（非常）
（1）您没有感冒时也会打喷嚏吗?	1	2	3	4	5
（2）您没有感冒时也会鼻塞、流鼻涕吗?	1	2	3	4	5
（3）您有因季节变化、温度变化或异味等原因而咳喘的现象吗?	1	2	3	4	5
（4）您容易过敏（对药物、食物、气味、花粉或在季节交替、气候变化时）吗?	1	2	3	4	5
（5）您的皮肤容易起荨麻疹（风团、风疹块、风疙瘩）吗?	1	2	3	4	5
（6）您的皮肤因过敏出现过紫癜（紫红色瘀点、瘀斑）吗?	1	2	3	4	5

续表

请根据近一年的体验和感觉，回答以下问题	没有（根本不）	很少（有一点）	有时（有些）	经常（相当）	总是（非常）
（7）您的皮肤一抓就红，并出现抓痕吗？	1	2	3	4	5

判断结果：□是　□倾向是　□否　　原始分数：＿＿＿＿＿＿　　转化分数：＿＿＿＿＿＿

（请根据您的真实情况在相应选项上打"√"，打"√"的分数直接相加就是"原始分"；转化分 =[（原始分－条目数）/（条目数 ×4）]×100）

注："条目数"就是您"回答的问题的个数"。

四、特禀质危害及发病倾向

过敏体质者易药物过敏，患过敏性疾病，如过敏性鼻炎、过敏性哮喘、变异型咳嗽、荨麻疹、湿疹、花粉症、过敏性结肠炎、过敏性紫癜等；遗传疾病如血友病、先天愚型及中医所称"五迟""五软""解颅"等；胎传疾病如胎寒、胎热、胎惊、胎弱等。

五、特禀质的饮食养生

【食养原则】宜调体脱敏。

【常用食物】应该多吃益气固表的食物（表18），增强体质。

表18　特禀质适宜食物举例

类别	食物
粮食类	大麦、小米、糯米、粳米、薏苡仁等
蔬菜类	马齿苋、菠菜、洋葱、胡萝卜、菜花、西兰花、山药等
肉类	猪瘦肉、鸡肉等
水果类	青梅、乌梅、金橘等
坚果类	核桃、杏仁、松子等
香辛类	甘草、白芷、葱白等
其他类	大枣、灵芝、黄芪、金银花、当归、人参、防风、白术、党参等

【食谱举例】

（1）灵芝黄芪炖猪瘦肉：灵芝、黄芪、猪瘦肉，炖汤。适合过敏体质者日常调体使用，尤其常有鼻衄问题者。

（2）葱白红枣鸡肉粥：粳米、红枣、鸡肉、葱白、煮粥。适合特禀质易发

321

鼻衄者食用，且对冷空气过敏者更宜。

（3）固表粥：乌梅、黄芪、当归、粳米，煮粥。适用于特禀质易发皮肤过敏者，如瘾疹等。

【饮食宜忌】

（1）宜均衡饮食、粗细粮搭配适当、合理配伍荤素。

（2）宜多食益气固表的食物。

（3）过敏质者宜多食能抗过敏的食物。

（4）少食辛辣、腥发食物，不应食用含致敏物质的食物。少食油腻、甜食，严禁冰冷食物。

✔ 总结

1.常人体质可分为平和质、气虚质、阳虚质、阴虚质、痰湿质、湿热质、血瘀质、气郁质及特禀质9种类型。

2.根据不同的体质，确定相应的食养原则，制定适宜的养生食谱和饮食宜忌。

✔ 思考题

1.常人体质一般可分为哪几种类型？

2.如何理解平和质的食养原则？

3.试述气虚质的饮食养生。

4.试述阳虚质的饮食养生。

5.试述阴虚质的饮食养生。

6.试述痰湿质的饮食养生。

7.试述湿热质的饮食养生。

8.试述血瘀质的饮食养生。

9.试述气郁质的饮食养生。

第十六章　四时与区域饮食养生与应用

本章内容： 四时饮食养生

区域饮食养生

教学时间： 2 课时

教学目的： 通过本章的教学，使学生了解四时与不同区域对人体的影响。掌握四时与不同区域饮食养生的方法。学会运用因时制宜和因地制宜法则指导饮食养生的实践。

教学要求： 1. 掌握四时饮食养生的具体原则、常用食物、常用食谱及饮食宜忌。

2. 掌握区域饮食养生的具体原则、常用食物、常用食谱及饮食宜忌。

3. 培养学生运用因时制宜和因地制宜法则指导饮食养生实践的能力。

第一节　四时饮食养生

四时饮食养生，也称四季饮食养生，简称四时食养或四季食养，是"因时制宜"养生法则的具体体现。主要内容有春季饮食养生、夏季饮食养生、秋季饮食养生以及冬季饮食养生。

一、春季饮食养生

《素问·四气调神大论》谓："春三月，此谓发陈，天地俱生，万物以荣。夜卧早起，广步于庭，被发缓形，以使志生，生而勿杀，予而勿夺，赏而勿罚，此春气之应，养生之道也。逆之则伤肝，夏为寒，奉长者少。"春属木，其气温，通于肝，主发泄，风邪当令，为四季之首。这一时期，阳气初升，天气由寒转暖，万物萌发生机，人体阳气得以升发，肝气得以疏泄，气血趋向于体表，积一冬之内热也将散发出来。人体的肠胃经过冬季的长期进补和正月的肥甘美食，积滞较重，且易酿生痰热。此外，由于风邪当令，人体易为风邪所伤。风为阳邪，具有升发、向上、向外的特点，易引动伏邪而发病。有旧病宿疾的人，特别是平素肝阳偏亢的人，此时易萌发目疾、眩晕、头痛等病。有肝炎病史者，也易感肝区胀痛。同时，时令性春季传染病也易流行。

《饮膳正要》谓："春气温，宜食麦以凉之，不可一於温也。禁温食及热衣服"。根据春温阳气升发、肠胃积滞较重、肝阳易亢以及春瘟易于流行的特点，春季饮食养生宜由冬季的温补和肥甘厚味转为清补养肝，通利肠胃。

【食养原则】宜清补养肝，通利肠胃。

【常用食物】

（1）清补养肝食物：春笋、芹菜、荠菜、菠菜、枸杞叶、荸荠、海带、鸡蛋、瘦猪肉、鲤鱼、山药等。

（2）通利肠胃食物：萝卜、海蜇、菠菜、黄瓜、香蕉、荞麦、马齿苋等。

【食谱举例】

（1）芹菜炒肉丝：芹菜、瘦猪肉，炒食。用于清补养肝。

（2）枸杞头炒鸡蛋：枸杞头、鸡蛋，炒食。用于清肝明目，养肝补血。

（3）萝卜粥：萝卜、粳米，煮粥。用于通利肠胃，清洁肠腑。

（4）荠菜粥：荠菜、粳米，煮粥食。用于清肝明目，健脾和胃（《本草纲目》）。

【饮食宜忌】

（1）宜清淡饮食，以顾护肠胃。

（2）不宜肥甘厚味，以免阻滞肠胃，酿生痰热。

（3）不宜食用温热类食物及辛辣类调味品，以免助热动火，触发肝阳上亢。

二、夏季饮食养生

《素问·四气调神大论》谓："夏三月，此谓蕃秀，天地气交，乃物华实。夜卧早起，无厌于日，使志无怒，使华英成秀，使气得泄，若所爱在外，此夏气之热，养生之道也。逆之则伤心，秋为痎疟，奉收者少，冬至重病。"夏属火，其气热，通于心，主长养，暑邪当令。这一时期，天气炎热，暑气迫人，人体阳热偏盛，腠理开泄，汗出过多，易耗气伤津。暑为阳邪，其性炎热，升散开泄，耗气伤津，体弱者易为暑邪所伤而致中暑。人体脾胃功能此时也趋于减弱，食欲普遍偏低。若饮食不节，贪凉饮冷，又易致脾阳损伤，出现腹痛、腹泻等脾胃病证；或饮食不洁，易致泄泻、痢疾等肠道疾病和食物中毒。又长夏属土，其气湿，通于脾，湿邪当令。此时每见阴雨连绵，湿邪充斥，人体易为湿邪所伤，或暑邪挟湿，易患暑湿病证。

《饮膳正要》谓："夏气热，宜食菽以寒之，不可一於热也。禁温饮饱食，湿地濡衣。"根据夏季暑热偏盛、汗多耗气伤津、脾胃功能减弱、易患肠胃疾病，以及长夏暑湿当令、易患暑湿病证的特点，夏季饮食养生宜清热解暑，益气生津，长夏并宜清暑利湿。

【食养原则】宜清热解暑，益气生津，长夏并宜清暑利湿。

【常用食物】

（1）清热解暑食物：金银花、菊花、绿豆、赤小豆、苦瓜、冬瓜、紫菜、西瓜等。

（2）益气生津食物：山药、甘蔗、西瓜、番茄、苹果、葡萄、菠萝、乌梅、鸭肉、咸鸭蛋、鸡蛋等。

（3）清暑利湿食物：薏苡仁、马齿苋、冬瓜、赤小豆、茯苓、砂仁等。

【食谱举例】

（1）金银花茶：金银花、白糖，沸水冲泡代茶饮。用于清热解暑。

（2）绿豆汤：绿豆，煮浓汤。用于清热解暑，泻火解毒。

（3）天生白虎汤：西瓜绞汁饮。用于清热解暑，生津止渴。

（4）马齿粥：马齿苋、粳米，煮粥。用于清暑利湿，防治肠道疾病。

【饮食宜忌】

（1）宜酸甘食物，以开胃生津。

（2）宜清淡易消化饮食，以顾护脾胃。

（3）宜食用新鲜洁净食物，以免损伤脾胃。

（4）宜多饮清凉饮料，如西瓜汁、银花晶、菊花晶、绿茶、刺梨汁、淡盐水等，以清热解暑，生津止渴。

（5）不宜过食生冷及冰镇饮料，以免损伤脾阳。

（6）不宜肥甘厚味，以免损伤脾胃。

（7）不宜食用热性食物，以免助热动火。

（8）不宜辛散开泄太过，以免耗气伤津。

三、秋季饮食养生

《素问·四气调神大论》谓："秋三月，此谓容平，天气以急，地气以明。早卧早起，与鸡俱兴，使志安宁，以缓秋刑，收敛神气，使秋气平，无外其志，使肺气清，此秋气之应，养收之道也。逆之则伤肺，冬为飧泄，奉藏者少。"秋属金，其气燥，通于肺，主收，燥邪当令。这一时期，秋高气爽，气候干燥，加之夏季余热未清，津液未复，人体偏于津亏体燥，容易出现皮肤干燥、口鼻咽干、干咳少痰、大便干结等症状。燥邪当令，最易伤肺，人体又易为燥邪所伤而致津伤肺燥。有肺痨病史者，也易在此时因燥邪伤肺而引发，或加重病情。

《饮膳正要》谓："秋气燥，宜食麻以润其燥，禁寒饮食，寒衣服。"根据秋季津亏体燥、易致津伤肺燥的特点，秋季饮食养生宜生津润燥，滋阴润肺。

【食养原则】宜生津润燥，滋阴润肺。

【常用食物】秋梨、甘蔗、银耳、百合、山药、瘦猪肉、鸭肉、牛乳、花生、甜杏仁、枇杷、蜂蜜等。

【食谱举例】

（1）天生甘露饮：秋梨绞汁饮。用于生津润燥，滋阴润肺。

（2）天生复脉汤：甘蔗榨浆饮。用于清燥润肺。

（3）冰糖炖银耳：冰糖、银耳，隔水炖。用于滋阴润肺，防治肺痨。

【饮食宜忌】

（1）宜甘寒滋润，以利生津养肺。

（2）不宜辛热香燥及炸、熏、烤、煎等食物，以免助燥伤津。

四、冬季饮食养生

《素问·四气调神大论》谓："冬三月，此谓闭藏，水冰地坼。无扰乎阳，早卧晚起，必待日光，使志若伏若匿，若有私意，若已有得，去寒就温，无泄皮肤，使气亟夺，此冬气之应，养藏之道也。逆之则伤肾，春为痿厥，奉生者少。"冬属水，其气寒，通于肾，主收藏，寒邪当令。这一时期，北风凛冽，大地冰封，万物收藏，人体阳气偏虚，阴寒偏盛，腠理密闭，阴精内藏。寒为阴邪，易伤阳气，其性收引，凝滞主痛。有寒湿痹证、胃脘痛，特别是咳嗽、哮喘等呼吸道疾病易被寒邪引发或加重病情。

《饮膳正要》谓："冬气寒，宜食黍以热性治其寒。"根据冬季属肾，主藏精的特点，为四季进补的最佳季节。有虚劳等慢性衰弱病证者，冬季也是一年四季中最有利于通过进补治愈衰弱病证的季节。又由于冬季阳气偏虚、阴寒偏盛以及脾胃运化功能较为强健，故冬季饮食养生宜温补助阳，补肾益精。

【食养原则】宜温补助阳，补肾益精。

【常用食物】羊肉、狗肉、鹿肉、鸡肉、牛肉、虾、海参、人参、冬虫夏草、山药、胡桃仁、甲鱼、猪蹄、蛇肉、牛乳等。

【食谱举例】

（1）羊肉海参汤：羊肉、海参，炖食。用于温补阳气，补肾益精。

（2）虫草炖鸡：冬虫夏草、鸡肉，炖食。用于补肾助阳，防治咳喘。

（3）蛇肉羹：蛇肉，煮作羹食。用于补肾益精，祛风除湿，防治风湿痹证。

（4）胡桃粥：胡桃仁、粳米，煮粥。用于温补肾阳，温肺平喘，防治冬季老年人咳喘。

【饮食宜忌】

（1）宜食血肉有情之品，以增强补益强壮的作用。

（2）宜用炖、焖、煨等加工方法，以利脾胃运化吸收。

（3）宜用热性食物，以利温补阳气。

（4）宜适量饮酒，如人参酒、枸杞子酒、三鞭酒等，以温补阳气，补益肾精。

（5）不宜食用生冷寒性及滑利性质的食物，以免损伤肾阳。

第二节　区域饮食养生

区域饮食养生是因地制宜养生法则的具体体现。根据我国地理环境，区域饮食养生可大致划分为北方和南方两区域。

一、北方饮食养生

我国北方地区，地势较高，气候寒冷，干燥少雨，人体阴寒偏盛，津液偏亏。有风湿痹证、咳喘等病者易为寒邪引发或加重，并易患燥证。

根据北方阴寒偏盛、人体津液偏亏的特点，北方在饮食养生上宜温补阳气，滋润生津。

【食养原则】温补阳气，滋润生津。

【常用食物】

（1）温补阳气食物：人参、胡桃仁、羊肉、狗肉、鹿肉、海参、麻雀肉、冬虫夏草等。

（2）滋润生津食物：银耳、黑芝麻、松子、蜂蜜、牛乳、甜杏仁、百合等。

【食谱举例】

（1）羊肉汤：羊肉、生姜、葱，炖汤。用于温补阳气，尤宜于形寒怕冷者。

（2）麻雀粥：麻雀肉、粳米，煮粥。用于温补阳气，尤宜于肾虚阳衰者。

（3）三仁膏：松子仁、胡桃仁、甜杏仁、白糖，制膏。用于滋阴润肺，防治咳喘、便秘。

（4）蜂蜜饮：蜂蜜冲饮。用于滋补润燥，尤宜于西北干燥地区。

【饮食宜忌】

（1）宜温补滋阴，以强壮身体。

（2）不宜过食寒性食物，以免损伤阳气。

（3）不宜食用油炸香燥类食物，以免损伤津液。

此外，在北方高山或干旱地区，由于水土条件的影响，还易发生地方性疾病，如瘿病（地方性甲状腺肿大）和地方性氟骨病。预防这些疾病也是区域饮食养生的重要内容。

二、南方饮食养生

我国南方地区，地势低洼，气候炎热，潮湿多雨。湿与热相挟，人体易为湿热所困，甚至引发湿热病证，且病势缠绵难愈。

根据南方气候湿热多雨、人体易为湿热所困的特点，南方在饮食养生上宜清热利湿。

【食养原则】 宜清热利湿。

【常用食物】 薏苡仁、赤小豆、绿豆、鲤鱼、金针菜、茯苓、砂仁、蛏肉、田螺等。

【食谱举例】

（1）薏米赤豆粥：薏米、赤小豆、粳米，煮粥。用于清热利湿。

（2）鲤鱼赤豆汤：鲤鱼、赤小豆，煮汤。用于利湿。

（3）金针菜粥：金针菜、粳米，煮粥。用于清热利湿，宽胸利膈。

【饮食宜忌】

（1）宜清淡饮食，以利清热利湿。

（2）不宜肥甘油腻及滋补太过，以免助生湿热。

（3）不宜食用过食热性食物，以免助热动火。

✔ **总结**

1. 四时饮食养生的主要内容包括春季饮食养生、夏季饮食养生、秋季饮食养生以及冬季饮食养生，是"因时制宜"养生法则的具体体现。各季节饮食养生的具体内容包括饮食养生的原则、常用食物、常用食谱及饮食宜忌。

2. 区域饮食养生的主要内容包括北方饮食养生和南方饮食养生，是因地制宜养生法则的具体体现。南、北方饮食养生的具体内容包括饮食养生的原则、常用食物、常用食谱及饮食宜忌。

✔ 思考题

1. 四时饮食养生的具体原则是什么？
2. 四时饮食养生应注意哪些饮食宜忌？
3. 试述区域饮食养生的主要内容。

第十七章　妇女饮食养生与应用

本章内容： 经期饮食养生
　　　　　　　孕期及临产饮食养生
　　　　　　　产后及哺乳期饮食养生

教学时间： 4 课时

教学目的： 通过本章的教学，使学生了解妇女在生理上的特点。掌握妇女经、孕、产、乳等不同时期饮食养生的方法。学会运用相关的方法指导妇女饮食养生的实践。

教学要求： 1. 掌握经期饮食养生的具体原则、常用食物、常用食谱及饮食宜忌。

2. 掌握孕期及临产饮食养生的具体原则、常用食物、常用食谱及饮食宜忌。

3. 掌握产后及哺乳期饮食养生的具体原则、常用食物、常用食谱及饮食宜忌。

4. 培养学生运用相关的方法指导妇女饮食养生实践的能力。

妇女在饮食养生上除应符合饮食养生的一般要求以外，还需根据妇女的生理特点，确定相应的饮食养生原则。根据妇女的生理特点进行饮食养生，不仅对于保护和提高妇女的健康水平，预防和减少妇女疾病的发生具有重要意义，而且孕期和哺乳期饮食养生还关系到下一代的健康水平，关系到人口质量的提高，关系到我国计划生育这一基本国策的贯彻实施。根据妇女经、孕、产、乳的生理特点，妇女饮食养生的主要内容有经期饮食养生、孕期及临产饮食养生、产后及哺乳期饮食养生。

第一节　经期饮食养生

月经是女性发育到成熟期出现的一种特殊的生理现象，主要表现为胞宫周期性的出血。健康女子，一般在 14 岁左右，月经开始来潮，称为"初潮"。初潮年龄可早自 11 ～ 12 岁，迟至 18 岁左右。除孕期、哺乳期不行经外，一般每月一次，按期来潮，前人谓："如月之盈亏，潮之有信"，故又称月信或月水。至 49 岁左右，月经即自行闭止，称为绝经或断经。正常的月经是妇女身体健康及生长发育正常的一个重要标志。它除有一定的周期外，经量基本衡定，平均 50 毫升左右。行经持续时间为 3 ～ 7 天，出血量以第二至第三天最多。经色开始时色淡，中间逐渐加深，以后又呈淡红色，不凝结，无血块，不稀不稠，无特殊气味。此外，在临经前或行经期间，有的可伴有轻微的小腹胀痛、腰酸肢软，两乳作胀、头晕纳差等现象，待行经过后，其症状自然消失，也属正常现象。

一、日常饮食养生

根据妇女月经的生理主要关系到肾、肝、脾三脏及其精、气、血，在日常饮食养生上宜以补肾益精、养肝疏肝、补脾益气为原则。

1. 补肾益精

由于肾中精气的充盛与否，是月经初潮及初潮以后月经是否正常的先决条件，故补肾益精对于女子保持正常的月经生理特征具有重要的作用。特别是青春期女子，肾中精气初盛，机体发育尚未完全成熟，初潮将至未至，或初潮已至但在一二年内常会出现月经异常，或先天禀赋薄弱，初潮偏迟者，尤宜补肾益精。

【常用食物】海参、麻雀肉、冬虫夏草、乌骨鸡、淡菜、乌贼鱼、鲍鱼、枸杞子、鱼鳔等。

【食谱举例】

（1）海参羊肉汤：海参、羊肉，炖汤。用于补肾阳，益肾精。

（2）枸杞炖乌鸡：枸杞子、乌骨鸡，炖汤。用于补肾阳，益肾精。

（3）淡菜炖麻雀：淡菜、麻雀肉，炖汤。用于补肝肾，益精血。

2. 养肝疏肝

养肝疏肝包括补养肝血和疏肝解郁两个方面。由于肝藏血，主疏泄，下注血海而为月经，故养肝疏肝对于维持妇女月经的正常也具有重要作用。特别是中年妇女，因经、孕、产、乳，数伤于血，血伤则肝失所养，肝气易于郁结，尤宜以养肝疏肝为主。此外，在月经周期过程中，经前宜疏肝为主，经后宜养肝为主。

【常用食物】

（1）补养肝血食物：乌贼鱼、阿胶、海参、枸杞子、猪肝、大枣、黑木耳、驴肉、黑芝麻等。

（2）疏肝解郁食物：陈皮、砂仁、玫瑰花、白梅花、茉莉花、麦芽、薄荷等。

【食谱举例】

（1）猪肝大枣汤：猪肝、大枣，煮汤。用于补养肝血。

（2）乌贼鱼粥：乌贼鱼、粳米，煮粥。用于补肝益肾，养血滋阴。

（3）陈皮粥：陈皮研末、粳米，煮粥。用于疏肝解郁。

（4）玫瑰茶：玫瑰花，开水冲泡代茶饮。用于疏肝解郁，和血调经。

3. 补脾益气

由于脾主运化，为气血生化之源，又主统血，故补脾益气对于保证月经生理的正常同样具有重要作用。特别是中年以后的妇女，肾气渐衰，气血皆虚，当益气血之源，补后天以充养先天，故尤宜补脾益气为主。

【常用食物】人参、山药、茯苓、大枣、莲子、牛肉、鸡肉、粳米、鳜鱼等。

【食谱举例】

（1）人参大枣汤：人参、大枣，煮汤。用于补脾益气，养血生血。

（2）返本汤：黄牛肉、山药、莲肉、白茯苓、小茴香、大枣，煮汤。用于补脾胃，益气血。

（3）香菇鳜鱼汤：香菇、鳜鱼，煮汤。用于补益脾胃。

二、经期饮食宜忌

《妇人良方》谓："若遇经行，最宜谨慎，否则与产后证相类。"月经虽属妇女的一种正常生理现象，但因经期全身及胞宫抗病力减弱，如不注意饮食宜忌，极易导致各种疾病的发生。特别是在青春期，月经初潮，生殖功能的发育尚未完全成熟，在初潮以后的一二年内易出现短期闭经或月经周期紊乱，尚属生理范围，若再因饮食失宜，则极易发展为月经疾病，影响女子身体健康，甚至对今后的生殖功能带来不良影响。所以，经期饮食宜忌对于保持女子月经生理的正常同样十分重要。

1. 宜甘淡不宜肥浓

行经期间，脾胃功能减弱，饮食宜于甘淡，以利脾胃运化。若嗜食肥浓油腻食物，则易致脾胃运化功能失调，甚至发生脾胃疾病。

2. 宜甘平不宜辛热或过寒

行经期间，经血下注，饮食宜于甘平。若饮食过于辛热，如辣椒、大葱、韭菜、肉桂、干姜等，一则易致血分蕴热，使热迫血行，导致经血过多。另一方面，易灼伤津液，使阴血暗耗，加重血虚。若过食寒性食物或生冷瓜果，如螃蟹、海螺、蚌肉、黄瓜、莴苣、西瓜、冰镇冷饮等，则血为寒凝，使经血排泄受阻，导致经血过少、痛经、闭经等，故《景岳全书》谓："凡经行之际，大忌寒凉之药，饮食亦然。"

3. 宜多饮水

行经期间，多饮开水有利于大便保持通畅，以减少盆腔充血。

4. 忌酸涩类食物

行经期间，经血排泄宜于流畅。若嗜食酸涩类食物，如乌梅、杏、莲子等，易使血行受阻，导致经血过少、痛经或闭经。

第二节　孕期及临产饮食养生

妇女从受孕到分娩，称为孕期。孕期一般为 10 个月（40 周），28 天为一个孕期月，足月后自然分娩，为足月顺产。孕期全过程又可分为三个时期，怀孕前 12 周称为早期妊娠，12 ~ 28 周称为中期妊娠，28 ~ 40 周称为晚期妊娠。临产则是指分娩前 2 周到分娩。

一、孕期饮食养生

《千金要方》谓："儿之在胎，与母同体，得热则俱热，得寒则俱寒，病则俱病，安则俱安，母之饮食起居，尤当慎密。"孕期饮食养生，不仅对于保护孕妇身体健康，预防孕期并发症，而且对于胎儿的正常生长发育，减少胎儿的死亡率，以及对临产分娩和产后哺乳的需要都具有重要的作用。根据妇女孕期肾气偏虚、脾胃偏虚及阴血偏虚的生理特点，孕期饮食养生宜以补肾安胎、补脾益胃、滋养阴血为原则。在具体应用时还应根据孕期的不同阶段及不同体质状况而有所侧重或变化。

1. 补肾安胎

肾为先天之本，主生殖功能。肾气充盛，胎有所系，是母体孕育胎儿的先决条件，故补肾安胎对于保护胎元及胎儿的生长发育具有重要作用。特别是怀孕早期，胎儿尚未成形，易致胎动而坠，尤以补肾安胎为重要。

【常用食物】海参、胡桃仁、山药、人参、栗子、鹌鹑、莲子、鸡肉等。

【食谱举例】

（1）海参炖肉：海参、猪肉，炖食。用于补肾益精，养血安胎。

（2）枸杞山药炖鸡：枸杞子、山药、鸡肉，炖食。用于补肾安胎。

（3）胡桃粥：胡桃仁，粳米、煮粥。用于补肾固胎。

2. 补脾益胃

脾胃为后天之本，气血生化之源，是母体和胎儿养生之本，故补脾益胃对于保证母体和胎儿营养具有重要作用。特别是怀孕中期和晚期，胎儿生长发育较快，营养需求不断增加，故补脾益胃尤为重要。此外，在怀孕早期，脾虚伴有胃失和降者，宜补脾兼以和胃降逆；在怀孕晚期，脾虚不能制水而兼有水肿者，宜补脾兼以利水。

【常用食物】

（1）补脾益胃食物：山药、大枣、茯苓、猪肚、鲫鱼、鳝鱼、莲子、蜂蜜、糯米等。

（2）和胃降逆食物：紫苏叶、生姜、陈皮、砂仁等。

（3）利水消肿食物：鲤鱼、茯苓、赤小豆、鲫鱼、冬瓜等。

【食谱举例】

（1）糯米大枣粥：糯米、大枣，煮粥。用于补脾益胃。

（2）茯苓牛乳饮：茯苓霜、牛乳，煮沸。用于补脾益胃，健脾安胎。

（3）生姜紫苏汤：生姜、紫苏叶，煮汤。用于和胃降逆安胎。

（4）鲤鱼汤：鲤鱼、煮汤。用于补脾利水。

（5）鲫鱼冬瓜汤：鲫鱼、冬瓜，煮汤。用于补脾益胃，利水消肿。

3. 滋养阴血

《妇人规》谓："妇人所重在血，血能构精，胎孕乃成。"《育婴家秘》又谓："儿在母腹之时，赖血以养。"胎孕形成，需赖精血，即成以后，母体和胎儿又赖血以养，故滋阴养血对于滋养母体和胎儿生长发育，对于为分娩及产后哺乳做好物质准备都具有积极意义。

【常用食物】牛乳、鸡蛋、猪肝、阿胶、乌贼鱼、胡萝卜、枸杞子、黑芝麻等。

【食谱举例】

（1）枸杞蛋汤：枸杞子、鸡蛋，煮汤。用于养血安胎。

（2）阿胶炖肉：阿胶、猪肉，炖食。用于滋阴养血。

二、孕期饮食宜忌

《罗谦甫·会约医镜》谓："妇女受孕之后，最宜调饮食，淡滋味，避寒暑，则胎元完固，生子无疾""若喜啖酸辛煎炒肥甘生冷之物，脾胃受损，胎则易堕，寒热交杂，子亦多疾。"妇女受孕以后，除应注意一般的饮食养生外，孕期饮食宜忌对于保证母体和胎儿的健康也具有重要的作用。孕期饮食宜忌在照顾一般养生特点的基础上，还要根据怀孕各期的生理变化特点加以注意。

1. 宜少食多餐

怀孕期间，脾胃运化功能偏虚。采用少食多餐既可照顾到脾胃偏虚的生理特点，又可满足母体和胎儿对营养的需求。

2. 宜甘平不宜辛热

怀孕期间，阴血偏虚，阴不制阳，易致阳热偏盛，故孕期饮食宜甘平，不宜辛热，前人谓之"产前一盆火，饮食不宜温。"

3. 宜粗细粮搭配

细粮虽美味可口，但尚难满足机体的需要，故应粗、细粮搭配，并尽量多食用粗粮，少食用细粮，以提高孕期养生质量。

4. 宜多饮水

怀孕期间，阴血偏虚，大便易干，故应多饮开水和多食水果、新鲜蔬菜，以保持大便通畅。但不宜多饮可乐型饮料，以免伤损胎儿。

5. 孕早期宜食清淡易消化饮食

怀孕早期，冲脉之气较盛，易致上逆犯胃，使胃失和降，出现恶心、呕吐、食欲不振等早孕反应，故饮食宜清淡并易消化，并应尽量符合孕妇口味和嗜好，以喜食为补，减轻早孕反应。

6. 孕中期宜加强滋补

怀孕中期以后，胎儿生长发育较快，故应加强滋补，尽可能地选用动物血肉有情之品，以满足胎儿日益生长发育的需要。

7. 孕晚期宜少盐

怀孕晚期，胎儿逐渐发育成熟，孕妇易见肢体浮肿，故应采用少盐或低盐饮食，控制食盐进量，以减轻水肿。

8. 孕期饮食禁忌

《医学心传全书》谓："怀胎忌香、忌活血。胎前忌热。"《时病论》又谓："清肠之槐花，去寒之姜、桂，利湿之米仁，……皆为犯胎之品，最易误投，医者不可不敬惧乎。"孕期饮食禁忌是指妇女怀孕期间，应尽量避免（不宜食用）或禁止食用对孕妇的健康或胎儿的生长发育带来不利影响的食物，又称"孕期禁口""忌食养胎""忌食护胎"。孕期饮食禁忌对孕妇养生同样重要。根据饮食物对胎儿的不同影响，归纳起来，孕期饮食禁忌主要有活血类食物、滑利类食物、大辛大热类食物、酒类饮料以及其他有关食物。

（1）忌活血类食物。活血类食物能活血通经，下血堕胎，故孕期应忌食。属于此类的食物主要有山楂、蟹爪、慈姑、桃仁等。如《本草纲目》谓蟹爪能"堕生胎，下死胎"，《千金要方》有"下胎蟹爪散"，《随息居饮食谱》谓"蟹爪可催生、堕胎"，《别录》谓蟹爪"主破胞堕胎"，《滇南本草》谓蟹爪"破血催生，治难产"，《胎产救急方》在胎前药忌歌中有"蟹甲爪催生以前切忌用"等；《随息居饮食谱》谓慈姑"功专破血、通淋、滑胎、利窍"，能催胎助产等。

（2）忌滑利类食物。滑利类食物能通利下焦，克伐肾气，使胎失所系，导致胎动不安或滑胎，故孕期应避免食用或忌食。属于此类食物主要有薏苡仁、马齿苋、冬葵叶、苋菜、茄子、荸荠等。如《妇人规》将薏苡仁列为妊娠药禁；《实用中医学》将薏苡仁列为忌食伤胎诸物；《随息居饮食谱》谓之"性专达下，孕妇忌之"；《本草经疏》谓之"妊妇禁用"等。近代实验研究也表明，薏苡仁油对兔与豚鼠离体子宫能增加其紧张度与收缩幅度。其他如《本草纲目》谓苋菜能"滑胎"；马齿苋能"利肠滑胎"；《生生编》谓茄子"女子多食伤子宫"等。

（3）忌大辛大热类食物。《医学心传全书》谓："胎前忌热"。大辛大热类食物不仅能助生胎热，令子多疾，并可助阳动火，旺盛血行，伤损胎元，甚则迫血堕胎，故孕期应避免食用或忌食。这类食物主要有肉桂、干姜、花椒、胡椒、辣椒、芥末，以及胡荽、大蒜、羊肉、雀肉、鳗鲡鱼等。如《名医别录》谓肉桂"能堕胎"；《本草丛新》谓"肉桂通经催生堕胎"；《胎产救急方》载催生以前切忌用"肉桂"；《得配本草》载肉桂"痰嗽咽痛、血虚内燥、孕期、产后血热，四者禁用"；《随息居饮食谱》谓桂皮"多食动火烁液，耗气伤阴，破血堕胎，故孕期忌之"等。近代药理研究也表明，大量的桂皮油可引起子宫充血，显示其具有通经作用。其他如《妇科卷》将干姜列为妊娠忌食有毒伤胎之物，《喻选古方》将干姜列为堕胎诸药须避之一；《随息居饮食谱》谓花椒"多食动火堕胎"，谓胡椒"多食动火燥液，耗气伤阴，破血堕胎，……故孕妇忌之"，鳗鲡鱼"多食助热发痛，孕妇及时病忌之"，雀肉"阴虚内热及孕妇忌食"；《调疾饮食辩》谓胡荽为"耗血伤气之物，虽无邪蒿，妊娠亦不宜食"；又谓"胞宫最不宜热"，故羊肉不宜食用等。此外，孕期不宜大辛大热类食物，还由于妇女孕期机体处于阴血偏虚、阳气偏盛的状态。大辛大热类食物不仅可以导致人体助热动火，而且还很容易损伤人体的津液，造成妇女孕期便秘。孕妇为了排便需要使用更大的力气，由此导致腹压增大，压迫子宫内的胎儿，亦可造成胎动不安，甚或自然流产、早产等不良后果

（4）忌酒类饮料。《妇人规》谓："凡饮食之类，则人之脏气各有所宜，似不必过多拘执。惟酒多者不宜。盖胎种先天之气，极宜清楚，极宜充实，而酒性淫热，非惟乱性，亦且乱精。精为酒乱，则湿热其半，真精其半耳。精不充实，则胎元不固，精多湿热，则他日痘疹、惊风、脾败之类，率已受造于此矣。故凡欲择期布种者，必宜先有所慎，与其多饮，不如少饮；与其少饮，犹不如不饮。"

酒味甘辛性温，烧酒性大热，虽能通经脉，御寒气，行药势，但因其辛热，特别是烈性白酒，为纯阳之物，能助火热，消胎气，影响胎儿的生长发育，甚则导致胎儿畸形，故孕期应忌饮酒类饮料。如《随息居饮食谱》谓"烧酒，性烈火热，遇火即燃。……孕妇饮之，能消胎气"；《沈氏女科辑要》谓"妇人善饮火酒者，每无生育，以酒性热烈，能消胎也"等。

（5）其他有关食物。除以上四类饮食物以外，属于孕期饮食禁忌的食物还有昆布、麦芽、槐花、鳖肉等。如昆布能软化坚块，《品汇精要》谓"妊娠亦不可服"；《日华子本草》谓麦芽："下气、消痰、破瘀结，能催生落胎。"故孕妇应避免食用或忌食；槐花性能堕胎，催生方中常用，故孕妇亦应忌食等。

三、临产饮食养生

孕妇进入临产期以后，将面临着分娩。分娩虽属于生理过程，但因产妇体力消耗大，生理负担重，受伤机会多，并易发生意外，危及母婴的生命安全和健康。因此，除了应做好产前的各种准备外，还应重视产前的饮食调养，这对于增强产妇体力，缩短分娩过程，减少分娩痛苦，防止难产及并发症，进而使胎儿顺利娩出，保护母婴安全具有积极的意义。根据孕妇正常分娩主要取决于产力、产窍（产道）和胎儿三方面的因素，在产窍及胎儿基本正常的情况下，临产饮食养生应以补气养血和利窍滑胎为原则。

1. 补气养血

孕妇分娩在产窍及胎儿基本正常的情况下，主要取决于产力的强弱，而产力又与饮食有着密切的关系。因此，在饮食养生上应采用补气养血的方法，对于增强产妇体质，增强产力，特别是对于体质虚弱者，又尤为重要。

【常用食物】西洋参、山药、大枣、茯苓、蜂蜜、海参、枸杞子、龙眼肉、黑芝麻、乌贼鱼、猪肉、鸡蛋白等。

【食谱举例】

（1）海参炖肉：海参、猪肉，炖食。用于补气养血。

（2）芝麻粥：芝麻九蒸九曝后研末，加粳米煮粥。用于补气血，益气力。

（3）玉灵膏：龙眼肉、西洋参、白糖，制膏。用于大补气血，特别是临产期，食之尤宜。

【饮食宜忌】

（1）宜食汤、粥，以利脾胃运化。

（2）忌寒凉类食物，以免克伐气血。

（3）忌辛热类食物，以免耗损气血。

2. 利窍滑胎

孕妇分娩是指胎儿自母体胞宫经产窍娩出的过程。在产窍大小和形状基本正常的情况下，分娩时产窍是否滑润通畅对于胎儿娩出的难易具有重要意义。根据"滑以养窍"的理论，孕妇进入临产阶段以后，在饮食调养上应采取利窍滑胎的方法，这对于促进分娩、缩短产程、减少产痛有积极的作用，特别是初产妇、胎体偏大或产窍涩滞者，又更为重要。

【常用食物】冬葵叶、苋菜、马齿苋、牛乳、蜂蜜、慈姑、兔脑、蕹菜等。

【食谱举例】

（1）马齿粥：马齿苋、粳米，煮粥。用于利窍滑胎。

（2）蜂蜜牛乳饮：蜂蜜、牛乳，煮沸。用于滋养阴液，利窍滑胎。

（3）蕹菜酒饮：蕹菜捣汁，酒，和匀饮用。用于利窍滑胎，治疗难产。

【饮食宜忌】

（1）宜滋润滑利类饮食，以养窍利窍。

（2）忌酸涩类食物，如乌梅、莲子等，以免涩滞产窍。

此外，具有滑胎催生作用的食物还有豆腐皮、赤小豆、海带、芋头、兔血、麦芽、薤白等。如《本草纲目拾遗》谓豆腐皮"养胃滑胎"；《本草纲目》谓赤小豆"治产难，下细衣"。

第三节　产后及哺乳期饮食养生

产后是指产妇自胎儿娩出后到生殖器官恢复至正常的一段时间，一般需 6 ~ 8 周，此阶段又称"新产后"，近代称为"产褥期"。在此阶段，同时开始哺乳，直至婴儿断乳，称为哺乳期，一般需 10 ~ 12 个月。产后及哺乳期饮食养生包括产后饮食养生、产后饮食宜忌及哺乳期饮食养生。

一、产后饮食养生

《产孕集》谓："产后调摄最宜详慎，盖产后气虚血少，脉络空乏，肢节懈怠，腠理开张，皮毛不实，营卫不固，血道易塞，故致疾之易，而去疾之难，莫甚于此。"产后饮食养生对于促进产妇身体的康复，预防产后疾病，保护产妇健康具有重要意义。根据产后气血虚弱、瘀血内阻，多虚多瘀的生理特点，产后饮食养生宜以补气养血、活血化瘀为原则。在具体应用时，可根据产妇的具体情况而有所侧重，或两者结合并用。

1. 补气养血

孕妇新产以后，气血虚弱，百节空虚，故补气养血对于增强产妇体质，促进产妇早日恢复具有重要作用。特别是平素气血虚弱体质，或产时气血耗损过大者，尤为重要。

【常用食物】人参、鸡肉、海参、淡菜、鳝鱼、羊肉、牛肉、鸡蛋、猪肝、牛乳、枸杞子、大枣、龙眼肉、粟米、藕粉等。

【食谱举例】

（1）海参羊肉汤：海参、羊肉，炖汤。用于温补气血。

（2）人参炖鸡：人参、鸡肉，炖汤。用于大补气血。

（3）小米鸡蛋粥：小米、鸡蛋、红糖，煮粥。用于补益气血。

2. 活血化瘀

新产以后，胞宫未复，瘀血内阻，故活血化瘀对于促使胞宫恢复和瘀血排尽，消除瘀血引起的小腹疼痛具有一定的作用，特别是胞宫恢复无力、恶露排泄不畅者。

【常用食物】 山楂、莙达菜、韭菜、菜薹、黑木耳、红糖、藕、甘薯等。

【食谱举例】

（1）山楂红糖汤：山楂煮汤，调以红糖，空腹进食。用于产后恶露不尽，腹中疼痛。

（2）菜薹粥：菜薹、粳米，煮粥。用于活血化瘀，治产后恶露不下。

（3）藕汁红糖饮：鲜藕汁，红糖，和匀饮用。用于产后活血化瘀。

二、产后饮食宜忌

妇女新产以后，除应注意饮食养生外，产后饮食宜忌对于促进产妇早日恢复，防止产后疾病也具有积极意义。

1. 宜温补不宜寒凉

《医学心传全书》说："产后忌寒。"孕妇产后，气血虚弱，偏于虚寒，故产后进补宜于温补，以利气血恢复。若产后进食生冷及寒凉食物，一则不利气血的恢复，二则易致脾胃阳气损伤，三则易致寒凝血滞，不利于恶露排泄和瘀血去除。正如前人所谓："产后一块冰，寒物要当心。"

2. 宜食血肉有情之品

孕妇新产以后，气血耗损较重，故宜食动物血肉有情之品，以增强补益养生作用，促进产妇早日恢复。

3. 宜食汤、羹、粥类食物，忌熏炸香燥类食物

汤、羹、粥类食物不仅有利于脾胃的运化吸收，且可提高养生效果。若进食熏炸香燥类食物，不仅不利于脾胃的运化吸收，反易耗伤气血，加重产后气血虚弱。

4. 新产宜清淡不宜肥腻

孕妇新产，主要是产后三天以内，脾胃运化功能较弱，饮食宜于清淡，以顾护脾胃。若采用肥腻骤补，反会欲速则不达。

5. 宜少食多餐

孕妇产后，气血大虚，补益气血宜少食多餐，每日进食 5~6 次，既可顾护

脾胃的运化功能，又尽可能地满足补益机体气血的需要。

6. 忌酸涩收敛类食物

孕妇产后，瘀血内停，不宜进食酸涩收敛类食物，如乌梅、莲子、芡实、柿子、南瓜等，以免阻滞血行，不利恶露排出。

7. 忌辛辣发散类食物

孕妇产后，气血虚弱，若进食辛辣发散类食物，可致发汗，不仅耗气，并可伤津损血，加重产后气血虚弱，甚则变生危证。

8. 忌渗利小便类食物

小便为津液所化，津液又为血液的组成部分。孕妇产后，气血虚弱，百节空虚，若再进食渗利小便类食物，则可加重产后气血虚弱。

三、哺乳期饮食养生（附：回乳）

哺乳期饮食养生对于提供充足的乳汁，保证新生儿的正常生长发育十分重要。根据乳汁为血所化生、赖肝气疏泄以排泄的生理特点，哺乳期饮食养生宜以养血增乳和疏肝通乳为原则。

1. 养血增乳

乳汁为血所化生，故养血增乳对于保证充足的乳汁具有重要作用。特别是血虚体质，或分娩失血过多者，又尤为重要。

【常用食物】猪蹄、黑芝麻、牛乳、鲫鱼、胡萝卜、大枣、落花生等。

【食谱举例】

（1）清炖猪蹄：母猪蹄调味清炖。用于养血增乳。

（2）鲫鱼汤：鲫鱼调味煮汤。用于补气养血，助生乳汁。

（3）黑芝麻粥：黑芝麻、粳米，煮粥。用于益精血，生乳汁。

【饮食宜忌】

（1）宜作汤粥食，以促进乳汁化生。

（2）不宜生冷及寒凉类食物，以免克伐气血。

2. 疏肝通乳

乳汁排泄需赖肝气疏泄以推动，故疏肝理气有利于乳汁的排泄。特别是平素肝郁体质者，又尤为重要。

【常用食物】陈皮、玫瑰花、白梅花、丝瓜、桔梗、鲤鱼、葱白等。

【食谱举例】

（1）陈皮粥：陈皮研末，加粳米煮粥。用于疏肝通乳。

（2）丝瓜汤：丝瓜煮汤。用于乳汁不通。

（3）鲤鱼汤：鲤鱼调味煮汤。用于通行乳汁。

【饮食宜忌】

（1）宜食辛散行气类食物，以助通乳。

（2）忌酸涩及寒性食物，以免壅滞气机。

（3）忌食麦芽、花椒、啤酒等回乳食物。

附：

回乳：哺乳期已到，或因病不能哺乳时，可选用回乳食物。

【常用食物】麦芽、花椒、豆豉、食醋等

【食谱举例】

（1）麦芽回乳汤：麦芽炒焦煮汤。用于回乳。

（2）花椒红糖汤：花椒、红糖，煮汤。用于回乳。

（3）豆豉汤：豆豉煮汤。用于断乳乳胀。

✓ 总结

1.妇女饮食养生的主要内容包括经期饮食养生、孕期及临产饮食养生、产后及哺乳期饮食养生。饮食养生的具体内容包括饮食养生的原则、常用食物、常用食谱及饮食宜忌。

2.经期、孕期及产后饮食宜忌是妇女饮食养生的重要内容。

✓ 思考题

1.妇女经期在饮食宜忌上应注意哪些方面？

2.妇女孕期在饮食养生上应注意哪些饮食宜忌？

3.试述产后饮食养生及饮食宜忌的主要内容。

4.试述哺乳期饮食养生的主要内容。

第十八章　小儿饮食养生与应用

本章内容： 小儿年龄分期

小儿饮食养生

小儿饮食宜忌

教学时间： 2 课时

教学目的： 通过本章的教学，使学生了解小儿在生理上的特点。掌握小儿饮食养生的方法。学会运用相关的方法指导小儿饮食养生的实践。

教学要求： 1. 掌握小儿饮食养生的具体原则、常用食物及常用食谱。

2. 掌握小儿养生的饮食宜忌。

3. 培养学生运用相关的方法指导小儿饮食养生实践的能力。

《小儿卫生总微方论》谓："当以十四岁以下为小儿治，其十五以上者，天癸已行，……则为大人治耳。"儿童的年龄界限，一般以十四岁为限。在这以前，小儿始终处于不断的生长发育过程中，无论在形态上，还是在功能上，都与成人有着明显的不同，而且年龄越小越显著，由此构成了小儿时期不同于成人的最根本的生理特点。小儿的这一生理特点，与饮食保健有着十分密切的关系。小儿饮食养生就是指根据小儿的生理特点，确定相应的饮食养生方法。这对于保证小儿正常的生长发育，预防和减少小儿发病率，特别是营养不良性疾病及其引起的生长发育障碍，都具有十分重要的意义。小儿饮食养生的应用主要包括小儿饮食养生和小儿饮食宜忌。

第一节　小儿年龄分期

小儿在生长发育过程中，根据其形体和生理功能上的特点，又可进一步划分为初生儿、乳儿、幼儿、幼童、学童五个阶段。

一、初生儿

从出生到满月为初生儿，又称新生儿。这一时期，小儿初离母体，开始依靠自身的能力适应外界新的环境。在生长发育上，形体增长迅速，肺、脾、肾等脏腑功能初具，但适应外界环境的能力较差，极易受外界环境及乳食的影响而发病，且发病以后，变化较快，死亡率较高。因此在饮食等方面需精心护理。

二、乳儿

从满月到1周岁为乳儿，又称婴儿。这一时期，生机蓬勃，生长迅速，到周岁时小儿体重已增至出生时的3倍，身长为1.5倍。但由于脏腑娇嫩，形气未充，抗病力较低，故极易患病。饮食以母乳或牛乳为主，可逐渐添加辅助食品，以满足生长发育的需要。此时，若饮食不能满足机体的需要，易患佝偻病和贫血；若喂养不当，加之脾胃运化能力较弱，易为乳食所伤而发生呕吐、腹泻等脾胃疾病。又小儿脏腑娇嫩，即病以后，不耐高热，易致惊厥发生。

三、幼儿

从1周岁到3周岁为幼儿。这一时期，机体对外界环境逐渐适应。在生长发育上，形体增长较前减慢，各种生理功能逐渐完善，语言、动作及思维活动发展迅速。饮食上已从乳食转为普通饮食。由于小儿脾常不足，从断乳转为普通饮食，易致吐泻、疳证等脾胃疾病。又由于接触感染机会增多，各种小儿急性传染性疾病的发病率最高，应做好预防保健工作。

四、幼童

从 3 周岁以上到 7 周岁为幼童，又称学龄前儿童。这一时期，小儿继续处于生长发育过程中，并随着机体的生长发育，抗病能力较前增强。饮食上，从喂养转为自己进食。此时，由于小儿饮食不知自节，或挑食偏食，极易损伤脾胃，或导致营养不良性疾病。因此，应培养良好的饮食习惯，并注意小儿误食引起中毒等意外事故的发生。

五、学童

从 7 周岁到 14 周岁为学童，又称儿童、学龄儿童。14 岁以后到 20 岁左右为青春期，故小儿年龄界限一般划到 14 周岁。这一时期，小儿形体增长加快，更换乳牙，各种生理功能逐渐接近成人，适应外界环境的能力和抗病力增强。饮食上，食量逐步增加，以适应生长发育和学习的需要。此后，性发育开始，进入青春期。

第二节　小儿饮食养生

《育婴家秘》谓："鞠养以慎其疾"。《古今医统》又谓："四时欲得小儿安，常要三分饥与寒，但愿人皆依此法，自然诸病不相干。"第一，根据小儿脏腑娇嫩、形气未充，以及生机蓬勃、发育迅速的生理特点，除乳儿期应以母乳喂养为主，辅以添加食品外，在饮食养生上，总以补益为主，选择优质食物和足够的数量以满足小儿迅速生长发育的需要。第二，在补益、优质和足量总原则的指导下，根据小儿脾常不足、肾常亏虚及肺常不足的生理特点，重在补气健脾和补肾益精。至于小儿生理上的肺常不足，因其关系到脾，故主要通过补气健脾以"培土生金"。第三，由于小儿饮食不知洁净，极易发生肠道寄生虫病，故饮食养生还应重视防治肠道寄生虫病。

一、补气健脾

脾胃主运化水谷和输布精微物质，为后天之本，是小儿生长发育所需营养物质的根本，故补气健脾对于保护和增强脾胃功能，保证小儿生长发育的营养供给具有重要的作用。特别是脾胃虚弱、脾运不健的小儿，尤为重要。

【常用食物】山药、茯苓、大枣、莲子、芡实、豇豆、扁豆、猪肚、鲫鱼、粳米等。

【食谱举例】

（1）山药粥：山药研末，煮粥。用于补气健脾，涩肠止泻。

（2）八珍糕：人参、茯苓、白术、大枣、扁豆等，作糕食。用于补气健脾。

（3）茯苓饼干：用于健脾止泻，养心安神。

二、补肾益精

肾为先天之本，藏精气，主生长发育，故补肾益精对于促进小儿生长发育具有重要作用。特别是先天禀赋不足、肾虚精亏的小儿，尤为重要。

【常用食物】 海参、淡菜、牡蛎肉、鳗鱼、黄精、牛乳、鸡蛋、猪肉、胡桃仁、黑芝麻等。

【食谱举例】

（1）海参炖蛋：海参、鸡蛋，炖食。用于补肾益精，益气养血。

（2）牡蛎粥：鲜牡蛎肉、粳米、猪肉末，煮粥。用于补肾气，益精血。

（3）黄精粥：黄精切碎，粳米，煮粥。用于补肾益脾。

三、防治肠道寄生虫病

由于小儿饮食不知洁净，极易发生肠道寄生虫病。病后，不仅给小儿带来病痛，并且窃取营养，耗伤气血，妨碍脾胃运化功能，对小儿健康和生长发育带来较大影响，严重者可危及生命。因此，防治肠道寄生虫病对于保护小儿身体健康和正常生长发育也是十分重要的。

【常用食物】

（1）防治蛔虫食物：槟榔、榧子、花椒等。

（2）防治钩虫食物：榧子、槟榔、乌梅、大蒜等。

（3）防治绦虫食物：南瓜子、槟榔等。

（4）防治姜片虫食物：槟榔、椰子、石榴皮等。

（5）防治蛲虫食物：葵花子、榧子等。

【食谱举例】

（1）槟榔茶：槟榔，煮汤代茶饮。用于防治蛔虫、钩虫、绦虫等多种肠道寄生虫病。

（2）南瓜子乳剂：新鲜南瓜子，研烂，加水制成乳剂，调入冰糖。用于防治绦虫病。

（3）炒榧子：香榧子，炒食。用于防治钩虫病和绦虫病。

第三节　小儿饮食宜忌

《幼科发挥》说："人以脾胃为本，所当调理。小儿脾常不足，尤不可不调理也。调理之法，不专在医，唯调乳母，节饮食，慎医药，使脾胃无伤，则根本常固也"。由于小儿脏腑娇嫩，脾常不足，以及饮食不知自节，在饮食养生上，除补益养生外，还应注重小儿饮食宜忌。

一、注重合理烹饪

由于小儿在生理上存在着脾常不足的特点，咀嚼和运化功能均未臻成熟。因此，在烹饪加工上应重视合理烹饪，以适应小儿脾胃运化功能为原则。在原料选择上，宜细不宜粗，应选用易于消化的食物，不宜选用质硬、粗糙、过于油腻及刺激性食物，如螃蟹、辣椒以及芥菜、金针菜、甘蓝菜等含粗纤维多的食物；在原料加工上，宜碎不宜大，应以泥、碎为原则，对于带有骨刺的动物性原料和带核的植物性原料，应尽可能剔除，以免损伤小儿的消化器官；在烹饪方法上，宜多水少油，选用煮、蒸、煨、炖等以水为传热介质的烹饪方法，各种原料应加热至熟透，以利小儿脾胃的运化吸收；少用或不用炸、煎等以油为传热介质的烹饪方法，以免加重或损伤脾胃功能；在调味上，宜于五味调和，不宜过甜、过咸、过酸及过辣；在食品种类上，宜多样不宜单调，突出食品的色、香、味、形，以促进小儿食欲，增强脾胃运化功能。

二、宜用血肉有情之品

小儿时期，由于生长发育迅速，对食物质量的要求较高，故应选用血肉有情之品，以提高补益养生的作用。

三、宜少食多餐

小儿时期，在生理上既存在着脾常不足的特点，同时又生长发育迅速，需要更多的饮食精微物质。因此在饮食上宜少食多餐，每日进餐次数可增至 5 ~ 6 次。这样，既可照顾到小儿脾常不足的特点，又尽可能地满足机体生长发育的需要。此外，由于小儿饥饱不能自主，寒热不知自调，脾胃常易为饮食所伤，出现积滞、厌食等病证，故少食以控制每餐食量，前人谓之"食贵有节"。

四、不宜生冷寒凉

小儿脾常不足，进食生冷或寒凉类食物，极易克伐脾气，损伤脾阳，出现腹痛、腹泻、痢疾等脾胃病证，特别是夏秋季节，肠胃疾病易于流行，更应避免进食生冷或寒凉食物。

五、不宜辛热苦伐

小儿脏腑娇嫩，形气未充，不耐饮食过偏。若进食大辛、大热或苦味食物，极易克伐小儿生发之气，耗损小儿气血，故饮食不宜辛热苦伐。

✓ 总结

　　1. 小儿饮食养生的 3 个原则。
　　2. 小儿饮食养生的 6 项饮食宜忌。

✓ 思考题

　　1. 试述小儿饮食养生的 3 个原则及其主要内容。
　　2. 小儿在饮食养生上应注意哪些饮食宜忌？

第十九章　老年饮食养生与应用

本章内容： 人类的天年

　　　　　　延年益寿饮食

　　　　　　老年人饮食宜忌

　　　　　　饮酒与饮茶宜忌

教学时间： 2 课时

教学目的： 通过本章的教学，使学生了解人们对天年的认识。掌握老年饮食养生的方法。学会运用相关的方法指导老年饮食养生的实践。

教学要求： 1. 掌握延年益寿饮食的具体原则、常用食物及常用食谱。

　　　　　　2. 掌握老年人养生的饮食宜忌。

　　　　　　3. 掌握老年人饮酒与饮茶宜忌。

　　　　　　4. 培养学生运用相关的方法指导老年人饮食养生实践的能力。

生、长、壮、老、已，是人类生命发展过程中的自然规律。人不可能长生不老或返老还童，但通过努力推迟衰老、延长寿命、"尽终天年"则是可以实现的，这也是人类的共同愿望。《曾子》谓："饮食节，则身利而寿命益，……饮食不节，则形累而寿命损。"在延年益寿的诸多方法中，通过饮食延年益寿占有十分重要的地位。老年饮食养生就是根据老年人衰老的生理特点，确定相应的饮食养生方法，以达到减少疾病、延年益寿的目的。老年饮食养生主要包括延年益寿饮食、老年人饮食宜忌及饮酒与饮茶宜忌等。

第一节　人类的天年

世界上各种生物都有其特有的寿命。"天年"是我国古代对人的寿命提出的一个有意义的命题。天年，就是天赋的年寿，即自然寿命。由于人的寿数是受自然规律支配的，其生命是有一定期限的，故又称之为"定分""定数"等。

一、天年的寿数

关于人类天年的寿数，我国古代有很多论述。如《灵枢·天年篇》谓"人之寿百岁而死""百岁乃得终"；《素问·上古天真论》谓"尽终其天年，度百岁乃去"；《尚书·洪范篇》谓"一曰寿，百二十岁也"；《左传》则进一步把人类的寿命划分为上、中、下三等，指出"上寿百二十年，中寿百岁，下寿八十"等。上述记载，虽不尽一致，但都认为人类天年的寿数一般应在百岁以上。能尽享天年，度百岁以上，无疾而终的才能称为正常寿命，即所谓"尽终其天年"或"寿终正寝"。不及天年，早衰而终者则为"早衰夭寿"。现代科学研究也与我国古代"天年学说"相似。如"寿命系数学说"，认为哺乳类动物的寿命应为生长期的 5 ~ 7 倍。人的生长期大约为 20 年，其天年期限应为 100 ~ 140 岁。

事实上，古今中外寿命达百岁以上者不乏其人。如我国唐代著名医学家孙思邈就活到 102 岁。1982 年，在全国第三次人口普查中，在我国大陆 29 个省、市、自治区共登记的百岁老人就有 3765 位，其中最高年龄为 130 岁。当前，随着生活水平的提高和医疗卫生保健事业的发展，全世界居民寿命都有增长趋势，长寿者将会日益增多，百岁老人将会不断增加。

此外，有关老年的分期，目前一般以 60 ~ 79 岁为老年；80 ~ 89 岁为高龄；90 岁以上为长寿老人。

二、饮食与天年

如前所述，人类天年的寿数应在百岁以上。但真正尽终其天年，达到自然衰老而死亡的人，目前还是极少一部分，更多的则是早衰而终。究其原因，除与先天禀赋有关以外，还和后天养生保健有着密切的关系。《素问·上古天真论》谓："余闻上古之人，春秋皆度百岁，而动作不衰。今时之人，年半百而动作衰者，时世异耶？人将失之耶？岐伯对曰：上古之人，其知道者，法于阴阳，和于术数，食饮有节，起居有常，不妄作劳，故能形与神俱，而尽终其天年，度百岁乃去。今时之人不然也，以酒为浆，以妄为常，醉以入房，以欲竭其精，以耗散其真，不知持满，不时御神，务快其心，逆于生乐，起居无节，故半百而衰也。"认为只有掌握了养生之道，才能形体健壮，精神充沛，因而能达百岁以尽终其天年。反之，不注重养生保健者，则虽半百而早衰。《类经》更进一步分析了先、后天的关系，谓："夫人生器质即禀于有生之初，则具有一定之数，似不可以人力强者。第禀得其全而养能合道，必将更寿；禀失其全而养复违和，能无更夭。"既强调了先天禀赋的重要作用，又指出了后天养生在实现人类天年上的重要性。

《备急千金要方·食治》谓："安身之本，必资于食，……不知食宜者，不足以生存也。"老年人养生保健涉及到许多方面，诸如精神调摄、起居有常、劳逸结合、气功导引、饮食有节等，但饮食有节即饮食养生保健不仅是最重要的，而且也是最根本的养生保健，其他养生保健方法都是建立在饮食养生保健基础之上的。在原始社会，由于生产力极度低下，食物来源严重不足，人们"茹毛饮血"，饥不择食，饮食也极不卫生，加之生存环境的恶劣，从而导致了人类寿命早衰夭折。据考古学家从古代人的头颅、骨骼、牙齿鉴定，中国猿人的化石，50岁以上的仅占5%，说明当时的猿人多早衰而死。近代资料表明，解放以前，我国平均寿命也很低。据1935年部分资料统计，农民平均寿命为34.8岁，南京市居民平均寿命男子为39.8岁，女子为38.2岁。内蒙古1939—1940年平均寿命只有19.6岁，根本谈不上健康长寿，尽终其天年。这其中的主要原因之一，不能不说是饮食因素。近年来，随着社会的发展，传统的"温饱型"饮食已转向"保健型"饮食，这对当前人们寿命的不断提高起到了十分重要的作用。根据国家卫生健康委员会提供的数据，中华人民共和国成立之初，中国人的人均预期寿命只有35岁。2018年，我国人均预期寿命已经达到77岁，是过去的2倍多。在《"健康中国2030"规划纲要》中进一步提出，到2030年，我国主要健康指标进入高收入国家行列，人均预期寿命再增加，达到79岁。

第二节　延年益寿饮食

《养老奉亲书》说："高年之人，真气耗竭，五脏衰弱，全赖饮食以资气血。若生冷无节，饥饱失宜，调停无度，动成疾患。"根据老年人五脏虚衰而以肾衰、肝衰、脾衰为主的生理特点，延年益寿饮食总以补益养生为主，其中又尤以补肾、养肝和健脾为主要。

一、补肾

肾藏精气，肾中精气的盛衰决定着人体的生、长、壮、老、已。中年以后，由于肾中精气虚衰是导致衰老的根本原因，故补肾在延年益寿饮食中占有十分重要的地位。特别是由于先天禀赋不足，或后天调养失当，机体出现早衰者，更是如此。补肾根据肾精虚衰和肾气虚衰的不同，又可分为补肾益精和补肾益气。

1. 补肾益精

补肾益精有利于延缓或减轻肾精虚衰，特别是以肾精虚衰为主的老年人。

【常用食物】海参、牡蛎肉、淡菜、鳖肉、鳗鱼、鱼鳔、黑芝麻、桑葚、牛乳等。

【食谱举例】

（1）淡菜汤：淡菜，煮汤。用于补肾精，助肾阳，乌须发，强腰膝。

（2）芝麻粥：芝麻九蒸九曝后研末，加入粳米煮粥。用于补肝肾，益精血，明耳目，乌须发。

2. 补肾益气

补肾益气能延缓或减轻肾气虚衰，特别是以肾气虚衰为主的老年人。

【常用食物】海参、胡桃仁、冬虫夏草、莲子、猪肾、人参、鹿肉等。

【食谱举例】

（1）桃仁酒：胡桃仁浸米酒饮用。用于补肾气、强腰膝、固牙齿、乌须发、益颜色。

（2）火腿煨海参：海参、火腿，调味煨煮。用于衰老，形体瘦弱。

二、养肝

肝藏血，主筋，开窍于目。肾藏精，精血同源。中年以后，由于肾衰肝虚是导致老年人衰老的主要原因之一，故补养肝血对于推迟或减轻肝脏虚衰、推迟衰老、延年益寿也具有重要作用，特别是以肝脏虚衰为主的老年人。

【常用食物】枸杞子、何首乌、藕粉、胡萝卜、松子、桑葚、黑芝麻、葡萄、乌贼鱼等。

【食谱举例】

（1）杞圆膏：枸杞子、桂圆肉，煎制成膏。用于补养肝血、强健筋骨、润泽肌肤、驻颜色。

（2）首乌粥：何首乌粉、粳米，煮粥。用于补肝肾、益精血。

三、健脾

脾主运化，赖脾气以健运，为后天之本，气血生化之源。中年以后，脾胃虚衰，不能充养先天之精气而致衰老，故补气健脾对于充养先天之精气以推迟衰老、延年益寿具有积极的作用，即所谓"补后天以养先天"，特别是以脾胃虚衰为主的老年人。

【常用食物】 山药、茯苓、大枣、莲子、芡实、扁豆、豇豆、香菇、蜂蜜等。

【食谱举例】

（1）茯苓桃仁粥：茯苓、胡桃仁、粳米，煮粥。用于健脾补肾。

（2）豇豆汤：豇豆，调味煮汤。用于健脾补肾。

附：其他常用延年益寿食物

在日常饮食生活中，还有一些具有轻身耐老、聪耳明目、乌须发、强筋骨等延年益寿作用的食物。这些食物对于延缓或改善某些衰老现象具有积极的作用。使用时可根据老年人衰老的不同情况进行选择。

（1）苦菜：用于轻身耐老。

（2）薤白：用于轻身耐老。

（3）冬瓜：用于益气耐老。

（4）冬瓜子：用于轻身耐老，好颜色。

（5）柏子仁：用于聪耳明目，美色不老，轻身延年。

（6）苹果：用于好颜色，祛风湿，抗衰老。

（7）洋葱：用于轻身延年。

（8）何首乌：用于乌须发，强腰膝。

（9）猪蹄：用于填肾精，强筋骨，滑肌肤。

（10）藕：用于轻身耐老，不饥延年。

第三节　老年人饮食宜忌

《寿亲养老新书》谓："老人之食，大抵宜其温热熟饮，忌其黏硬生冷。"老年人饮食养生除应补其偏衰以外，还应注意饮食宜忌。

一、烹调宜煮不宜炸

《医学入门·保养说》谓："人至中年，肾气日衰，……戒一切煎炒、炙博、酒酢、糟酱、火导热之物，恐火导血也。"老年人脾胃虚衰，运化功能减弱，不耐油炸、熏烤等食物，因其不仅性偏燥热，且坚硬难化，故老年人在烹饪加工上，宜用煮、炖、煨、蒸等以水为传热介质的加工方法，少用或不用炸、煎、熏、烤等以油为传热介质或直接加热的加工方法。

二、饮食宜软不宜硬

老年人脾胃虚衰，运化功能减弱。在饮食上，宜软嫩易于消化，不宜坚硬及纤维太多太老的食物，以适应老年人的脾胃特点。

三、调味宜清淡不宜过偏

《医学入门·保养说》谓："能甘淡薄则五味之本，自足以养脏。养老慈幼皆然"。老年人五脏虚衰，不耐五味过偏，宜清淡突出本味，以补养五脏。五味不宜过偏，尤忌过辛、过咸和过甜。过辛则助火生热，耗气动血；过咸则凝滞血脉，伤肾动水；过甜则滞气满中，助湿生痰。

四、老年宜用粥养

食粥养生在老年人食养中占有重要地位。这不仅因其加工方便，宜于烹制，而且可减轻咀嚼和脾胃运化的负担，有利于脾胃的消化和吸收。历代养生家对老年人食粥养生都给予了很高的评价。如陆游在《食粥》诗中说："世人个个学长年，不悟长年在眼前，我得宛邱平易法，只将食粥致神仙。"老年人食粥养生，尤以晨起食粥为宜，因为此时肠胃空虚，最宜粥养。

五、进食宜少荤多素

《千金要方》谓："善养性者，常须少食肉，多食饭。"朱丹溪更著有《茹淡论》，主张素食为主，认为"谷菽菜果，自然冲和之味"，与老年人有益。特别是近年来，由于肉食的增多，肥胖症、糖尿病、心血管疾病等日渐增多，严重威胁着老年人的健康。所以，老年人在饮食上宜少荤多素，尤应多食新鲜蔬菜和水果，以保护机体的健康。

六、食性宜少寒多温

老年人五脏虚衰，脾胃衰弱，不耐寒凉克伐，故在饮食上应以平补或温补为主，尤忌大寒类食品。

七、进食宜少食多餐

《抱扑子》谓："若要衍生，肠胃要清。"《老老恒言》又谓："凡食总以少为有益，脾易磨运，乃化清液，否则极易之物，多食反易致受伤，故曰少食以安脾也。"老年人五脏虚衰，对饮食物量的需求减少。同时，脾胃虚衰，运化功能减退，故饮食在总量控制的前提下，宜少食多餐，以每日四餐为宜。若每餐进食过多，不仅脾胃难以运化，而且还可变生他患。如《东谷赘言》所说："多食之人有五患，一者大便数，二者小便数，三者扰睡眠，四者身垂不堪修养，五者多患食不消化。"老年人晚餐进食过多，还易诱发心脏病。近代研究还表明，在总热量相等的情况下，每日两餐者心血管病的发病率高于每日五餐者，说明少食多餐有益于防止心血管疾病。

第四节　饮酒与饮茶宜忌

酒与茶在老年人的日常饮食生活中占有十分重要的地位，与老年人的健康长寿有着密切的关系。老年人若饮用不当，反而会对身体带来危害，故老年人应注意饮酒与饮茶宜忌。

一、饮酒宜忌

《养生要集》谓："酒者，能益人，亦能损人。"中医饮食保健学十分重视酒对人体的养生保健作用，认为酒对人体具有活血通脉、宣助药力、辛散风寒、温暖肠胃、旺盛阳气、消除疲劳等作用。但饮用不当，也会危害健康。老年人五脏虚衰，在饮酒上更应重视饮酒宜忌。

1. 宜少不宜多

《本草求真》谓："少饮未至有损，多饮自必见害。"《素问·上古天真论》又谓："以酒为浆，以妄为常，醉以入房，……故半百而衰也。"老年人五脏虚衰，不耐酒力，故饮酒尤应重视节制。宜少饮、慢饮，以三分为宜；不宜暴饮、久饮、滥饮。若饮酒过多，则可伤神损寿。《本草纲目》谓："痛饮则伤神耗血，损胃之精，生痰动火。"《千金要方》载扁鹊云："久饮酒者，腐肠烂胃，溃髓蒸筋，伤神损寿。"由此可知，老年人在饮酒上宜少不宜多。

2. 宜低度不宜高度

老年人五脏虚衰，肾精耗损，不耐酒性辛烈，故在饮酒上宜低度平和之酒，不宜高度猛烈之酒。此外，老年人还可选用葡萄酒。葡萄酒性质平和，能养血通脉，益气生津，有补无泻，且对心脏有保护作用，故老年人尤宜选用。

3. 宜佐茶饮

酒为纯阳之物，单饮易致内热。茶叶性寒，功能清热利尿，故饮酒可辅之以茶，一热一寒，阴阳并调，有利于健康长寿。

4. 不宜空腹饮

人体空腹时，肠胃空虚，不耐纯阳烈酒，更加之老年人脾气虚衰，尤易为酒所伤，为酒所醉，故老年人尤不宜空腹饮酒。

5. 不宜佐辛热类食物

酒为纯阳之物，其性辛热，遇寒不冰，若再佐以辛热类食物，则易致阳热偏盛，甚则迫血妄行，或变生它患。《本草纲目》谓："酒与姜蒜同饮，即生痔也，生痔即便血也"，故老年人饮酒不宜佐食辛热类物。

6. 保健酒

保健酒是指根据不同养生保健的需要专门配制的酒。老年人可根据自己不同的生理特点选择饮用。

（1）人参酒：用于补气抗衰，延年益寿。

（2）何首乌酒：用于补肝肾，益精血。

（3）枸杞子酒：用于补肾益精，养肝明目。

（4）冬虫夏草酒：用于补肾强腰。

（5）桑葚酒：用于补肝肾，聪耳目。

（6）黄精酒：用于补肾强筋。

（7）菊花酒：用于头风眩晕，明目。

（8）五加皮酒：用于风湿痿痹，壮筋骨。

（9）茯苓酒：用于头风虚眩，暖腰膝，主五劳七伤。

7. 忌酒之人

酒为纯阳之物，其性辛热，饮之易生湿热，故老年人具有以下情况者，应禁忌饮酒。

（1）阴虚体质：阴虚之人，多生内热，酒为纯阳之物，其性辛热，饮之易伤阴动火，故老年人属阴虚体质者应忌饮。

（2）失血体质：酒性辛热，能旺盛血脉，迫血妄行，故老年人有出血倾向者应忌饮。

（3）湿热体质：酒为水饮，其性辛热，饮之易生湿热，故老年人属湿热体质者应忌饮。

二、饮茶宜忌

茶叶作为日常生活中的饮料，具有轻身益思、降火明目、消食解腻、收敛止泻以及防治高血压病、冠心病、糖尿病、癌症等多种养生保健作用，深得老年人喜爱。更有甚者，每嗜茶成癖，日必取浓茶数杯。殊不知老年人在生理上的变化和茶叶的苦寒偏性，饮之不当，反于身体有害。李时珍在晚年谈及饮茶体会时说："早年气盛，每饮新茗，必至数碗，轻汗发而肌骨清，颇觉痛快。中年胃气稍损，饮之即觉为害。"中年尚且如此，老年人更应注意饮茶宜忌。

1. 不宜过浓

茶叶为苦寒之品，饮茶过浓则易克伐脾气，伤损脾阳。老年人脾胃虚衰，更不易过浓。此外，饮用浓茶还易致维生素 B_1 及铁质吸收障碍。

2. 不宜过频

茶为水饮。饮茶过多，易致水饮内停，或变生痰饮病证，特别是有痰饮咳喘的老年人，更应注意。

3. 不宜空腹饮

茶叶苦寒滑利。空腹饮茶，每直入肾经，克伐肾气。同时，肠胃空虚，又极易克伐脾气，伤损脾阳。老年人脾肾虚衰，更不耐茶叶克伐，故不宜空腹饮茶。此外，茶叶具有兴奋提神的作用，若空腹饮茶，特别是空腹时间较长，肠胃空虚，谷气未充，虚不耐泻，过度兴奋提神之后，每易致气衰神昏，甚则危及生命。近代研究也表明，在空腹血糖偏低的情况下饮茶，不仅易致低血糖发生，而且容易诱发冠心病心绞痛的发作。

4. 不宜冷饮

《本草拾遗》谓："食之宜热，冷即聚痰。"茶为水饮，其性苦寒，若饮用冷茶，则更易致伤损脾肾阳气，聚生痰饮。老年人脾肾虚衰，尤不宜冷饮。

5. 忌茶之人

茶叶苦寒滑利，虽对人体具有一定的养生保健作用，但毕竟属苦寒克伐之品，故老年人具有以下情况者，应禁忌饮茶。

（1）阳痿早泄。《本经蓬原》谓："精气寒滑，触之易泄者勿食"。茶叶苦寒滑利，易伤损肾气，滑利精窍。老年人肾气虚衰，性机能减退，表现为阳痿早泄者应忌饮。特别是早晨空腹饮茶，每直入肾经，加重其害。

（2）脾胃虚寒。茶叶苦寒，能克伐脾气，伤损脾阳。故老年人脾胃虚寒者应忌饮。

（3）血虚。茶叶苦寒滑利，能暗耗阴血，故老年人表现为血虚者应忌饮。

（4）失眠少寐。茶叶能兴奋提神，使人少睡，故老年人有失眠少寐者应忌饮。

（5）大便秘结。茶叶能收敛大肠，减少大便次数，故老年人有便秘者应忌饮。

✓ **总结**

1. 延年益寿饮食的 3 个原则。
2. 老年饮食养生的 7 项饮食宜忌。
3. 老年人饮酒宜忌与饮茶宜忌。

✓ 思考题

1. 试述老年延年益寿饮食的主要内容。
2. 老年人在饮食养生上应注意哪些饮食宜忌?
3. 老年人在饮酒上应注意哪些宜忌?
4. 老年人在饮茶上应注意哪些宜忌?